基于工作过程的眼视光教材

眼科学基础

主编　闫锡秋　杨　林　马　宇

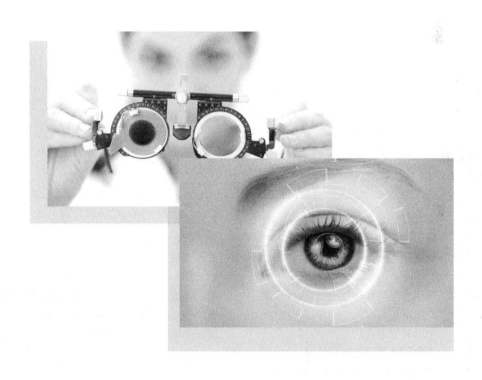

郑州大学出版社

图书在版编目(CIP)数据

眼科学基础／闫锡秋，杨林，马宇主编. -- 郑州：
郑州大学出版社,2024. 11. --（基于工作过程的眼视光
教材）. -- ISBN 978-7-5773-0558-5

Ⅰ. R77

中国国家版本馆 CIP 数据核字第 2024WC1137 号

眼科学基础
YANKEXUE JICHU

策划编辑	李龙传		封面设计	曾耀东
责任编辑	薛　晗		版式设计	苏永生
责任校对	张彦勤		责任监制	朱亚君

出版发行	郑州大学出版社		地　　址	郑州市大学路 40 号(450052)
出 版 人	卢纪富		网　　址	http://www.zzup.cn
经　　销	全国新华书店		发行电话	0371-66966070
印　　刷	河南印之星印务有限公司			
开　　本	787 mm×1 092 mm　1／16			
印　　张	19.25		字　　数	447 千字
版　　次	2024 年 11 月第 1 版		印　　次	2024 年 11 月第 1 次印刷

书　　号	ISBN 978-7-5773-0558-5		定　　价	59.00 元

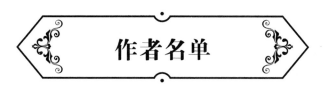

作者名单

主　编　闫锡秋　杨　林　马　宇

副主编　李　爽　郑建奇

编　委　（以姓氏笔画为序）

马　宇　郑州大学第五附属医院

王　雪　商丘医学高等专科学校

闫锡秋　南阳医学高等专科学校

李　爽　新乡医学院

李颖艳　河南宝视达眼镜有限公司

杨　林　郑州铁路职业技术学院

郑建奇　益阳医学高等专科学校

赵小蕊　南阳医学高等专科学校

耿若君　南阳医学高等专科学校

董　茗　河南省医药卫生学校

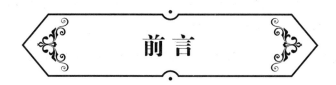

前言

　　高等职业教育按照职业分类,根据一定职业岗位(群)实际业务活动范围的要求,重在培养生产建设管理与社会服务第一线实用型人才,强调对职业的针对性和职业技能能力的培训,是以社会人才市场需求为导向的就业教育。为适应职业发展的需要,我国职业教育正在大力推行现代学徒制,坚持校企双主体育人、学校教师和企业师傅双导师教学,明确学徒的企业员工和职业院校学生双重身份,形成学校和企业联合招生、联合培养、一体化育人的长效机制,切实提高人才培养的针对性和实效性,为合作企业培养高素质的技术技能人才。现代学徒制培养模式在发展的同时需要相应教材建设的改革,为此,我们组织了高职高专眼视光技术专业一线专任教师、医院视光学医生和眼镜企业职教培训教师,针对眼视光技术工作的职业岗位特点和工作内容,为普及眼视光技术工作人员的眼科学基本技能和知识,合作编写了这本面向高职高专眼视光技术专业的《眼科学基础》教材。

　　本教材以学校为主体,结合校企资源及师资力量,根据国家职业标准教材开发要求及现代学徒制专业人才培养方案进行编写,目的是培养高职高专眼视光技术类人才。根据医院眼视光专科、眼镜企业眼视光技术专业服务一线工作岗位的调查研究结果,基于岗位工作过程中学生能力培养所需确定教材知识架构,以眼视光技术专业服务的职业行为为导向,以培养德能兼备的社会主义专业技术人才为目标,以切身体验育人的困苦引领课程思政教育,育人先育德,充分挖掘眼视光技术服务职业行为中的思想政治育人元素,遵循"教学做一体化"的职业教育规律,按照"够用、实用"的职业教育原则,依职业岗位工作任务需求精选教材内容,并设置了视光学链接和数字化教材内容,使学生学习更有针对性、直观性和专业性,为其终身学习打下了坚实的基础,更好地提高人文和职业素养。

眼视光技术既是眼科学的起点,也是眼科学的终点。眼视光专业技术人员是分布最广泛、最基层的眼健康与保健工作者,主要从事医学验光与配镜、视力保健与宣教、视觉训练与康复等视光学产品和视功能技术工作。视觉质量与眼的健康状况密切相关,眼视光师具备一定的眼科知识有利于正确评估被检者视觉质量与眼部病变的关系,及早发现眼科疾病,指导其就医,并对可预防性疾病进行健康保健宣教,提高大众的眼健康保健水平。

全书依眼视光技术服务工作中所涉及的眼科学疾病诊断和防治能力共设 23 个学习项目,102 个学习任务,包括眼科导诊与接诊、眼病常见体征、眼科常用检查设备、眼科疾病诊查方法、眼部疾病的常见病因、眼科常用药物及作用、眼睑病、泪器病、眼表疾病、结膜病、角膜病、巩膜病、晶状体病、青光眼、葡萄膜疾病、玻璃体疾病、视网膜疾病、视神经及视路疾病、眼眶疾病、全身疾病的眼部表现、眼外伤、眼科治疗技术、眼保健与防盲治盲。教学内容参考了眼镜验光员(验光技师)国家职业标准和国家卫生健康委员会眼视光师职称考试大纲要求,着重于眼保健与眼病预防宣教、眼科基本检查技能和常用检查设备使用能力培养,以"必需、够用"为原则适度普及常见眼病诊治基本知识,便于在眼视光工作中及时发现眼病隐患,体现了眼视光师的职业特色和职业教育"学以致用"的教学特色。

本教材主要供高职高专眼视光技术类专业教学使用,也可供眼视光一线技术服务人员工作参考。编写过程中得到了南阳医学高等专科学校、郑州铁路职业技术学院、郑州大学第五附属医院、河南宝视达眼镜有限公司等单位的大力支持,在此一并表示感谢。书中初步探索了眼镜行业国家职业标准和眼视光师职称考试大纲与高职高专眼视光技术专业教育的有机融合,难免有不足之处,恳请同道给予批评指正,以便再版时进一步修正!

编　者

2024 年 4 月

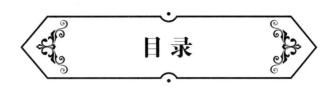

目录

导　言

眼科学在眼视光技术服务工作中的
价值和意义

随着眼科学的发展,眼科学又进一步分为玻璃体和视网膜、青光眼、白内障、眼外伤、角膜病、葡萄膜病、斜视与小儿眼病、屈光、眼整形等亚专业,其中屈光专业主要从事屈光不正的诊断和矫正,是眼科学的重要内容之一,是眼科专业技术人员应当掌握的知识和具有的工作能力。

眼视光学(optometry)源于物理学的分支光学(optics),属于理学学科,主要研究眼的光学特性,从事屈光不正的检测和矫治,包括应用框架眼镜、角膜接触镜等来矫正屈光不正。在一些国家中,眼视光学还提供初级眼保健服务,包括视力测量和常见眼病的筛查和诊治。由于眼视光学和眼科学发展轨迹的不同、人才培养途径的差别,以及服务对象的重叠,两个学科之间存在着一定的冲突。在我国,作为高等专业技术人才的眼视光学的培养目标是具备屈光学知识和屈光不正矫治能力的眼视光师(optometrist),而不是培养眼科医师。他们与眼科医师共同为屈光不正的患者提供服务。

眼视光学作为一门以保护人眼视觉健康为主要内容的医学领域学科,是以眼科学和视光学为主,结合现代医学、生理光学、应用光学、生物医学工程等知识所构成的一门专业性强、涉及面广的交叉学科。眼视光学是眼科学的起点也是眼科学的终点,它通过光学器具、药物、功能训练,以及手术等方式,来达到改善和促进清晰舒适视觉的目标,达到理想的视觉状态,即达到最佳视力、最舒服用眼和最持久阅读。

眼视光学在发达国家已成为医学领域眼保健方面的重要组成部分,我国的眼视光学在医学和理工学科之间架起了一座桥梁,把眼科学和眼视光学有机地结合起来。眼视光不仅仅着眼于眼科疾病的诊断与治疗,更重视视觉问题的矫正和治疗,其职责是通过给患者提供全程、全面的眼睛保健、医疗和康复等服务,使患者获得清晰、舒适、持久的视觉。所以,学习好眼科学的基础知识对进一步学习和掌握眼视光专业技术具有非常重要的意义。

高职高专眼视光技术专业的学生目前主要的就业单位是眼镜店、视光门诊、各类视力保健中心,以及眼镜光学相关企业等,从事的工作主要是医学验光、配镜、视力保健、视觉训练、低视力康复指导、眼镜光学产品销售、眼科导诊等与眼健康相关的技术工作,掌握一定的眼科学知识对其从事的工作具有非常重要的意义。首先,眼睛作为视觉器官既是人体一个重要的感觉器官,也是一个复杂而精密的光学器官。学习眼科学知识,了解视觉器官的解剖、生理及病理知识,不仅为进一步学习相关的专业课打下基础,而且对今后的工作有重要的指导意义。从光学角度来看,眼睛的结构和功能与照相机类似,它既有相当于照相机镜头的屈光传导系统,也有相当于照相机底片的感光成像系统。但它又有别于照相机,它在记录外界图像信息的同时,还对这些信息进行加工和分析整合,进而做出正确的反应,这是人类最高级的认知过程。视觉形成的过程涵盖了解剖、生理、心理、物理和化学等诸多方面内容,大大超过了单纯的光学信息加工过程,它是一个复杂的心理物理学过程。其次,视觉器官与全身其他系统关系密切,相互影响。许多全身疾病会引起相应的眼部表现,引起视功能改变,一些眼病引起的视功能减退是无法通过验光配镜来解决的。同时,临床上一些疾病的首发症状出现在眼部,根据眼部的一些体征可以协助其他临床学科做出正确的诊断和预后估计。所以,眼视光技术专业的学生要学好眼科学知识,提高眼科学与眼视光疾病的诊断与鉴别诊断水平,提高眼病防治与眼视光医疗保健水平,在今后的工作中,细心检查和了解患者或顾客,全面分析,综合判断,得出正确的诊断与处理意见,才能给自己的服务对象提供最优质的服务。

现代学徒制高职高专眼视光技术专业的学生学习眼科学的基本要求是:掌握眼科学的基本理论知识、基本的眼部检查方法;熟悉常见眼病的诊断、治疗及预防方法;了解常见眼科急症的处理原则和常用眼药的使用方法,了解眼外伤的处理原则及职业性眼病的防护。充分认识视觉器官与全身其他系统的密切关系,知道哪些视功能障碍的患者应当及时介绍给眼科专科医生或其他专科医生处理。由于眼科学是一门非常注重实践的临床学科,因此除了理论学习以外,还应加强实践训练,不断提高认识和处理实际问题的能力和水平。

（杨　林）

项目一

眼科导诊与接诊

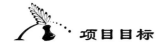 **项目目标**

①能接待眼病患者,引导患者就医。②熟悉眼病常见症状。③养成规范的礼仪习惯。

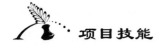 **项目技能**

远视力检查法

针孔视力检查法

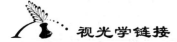 **视光学链接**

视功能异常是许多器质性眼病的首发症状,是患者到眼科求医的主要原因;屈光异常也可以导致眼的器质性病变,高度近视既是屈光不正也是器质性眼病。眼视光学是眼科学的一个重要分支学科,视光中心的出现是为了将眼科疾病中与视光方面有关的疾病单独地分开,来进行更专业的诊治。

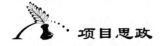 **项目思政**

盲人生活体验——蒙上眼睛行走 500～1 000 m,体验盲人生活不易,树立职业责任感和良好的品德。

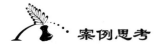

案例思考

某眼科医院门诊简介:眼科医院专业齐全,能为各种眼病患者提供专业眼科诊疗服务,现有15个眼科临床专科及辅助科室:小儿眼科、斜视专科、低视力康复中心、视功能训练中心、视光学专科(准分子、低视力、验光配镜、角膜接触镜)、眼表病专科、结膜病专科、白内障专科、眼眶眼整形专科、玻璃体视网膜疾病治疗中心、激光治疗中心、角膜病专科、青光眼专科、中西医结合眼科、眼医疗美容专科。医院现有职工400多人,卫生技术人员占72%,其中,高级职称70余人,医生中研究生学历占66%,技术力量雄厚。思考:初诊患者该去哪个专科诊室就诊?

任务一 | 接待、导诊与分诊

随着医学的发展,各科的亚专业越来越细,尤其是眼科已分出的亚专业,如白内障、青光眼、斜弱视、视光等,患者在患病就诊时,第一站便是门诊部,特别是初诊患者对医院环境陌生,缺乏眼科方面的知识,大部分眼科患者不管发病是急是慢,对视力都不同程度地产生损害。患者视力不佳,心理负担过重,心理焦躁,不知该看哪个科或找不到相应的科室,需要进行多项检查的也不能选择最快的检查程序,来回往返,耽误就诊时间,甚至延误其病情,严重的还会造成不可挽回的损失。所以,正确地进行疾病预检和导诊分诊十分必要,在患者就诊前,通过与患者接触、沟通和预检,分析其病情,为患者提供正确的就医信息,使其能够及时、准确地挂号和得到有效的诊断及治疗,促进疾病早日康复。因此,预检、导诊分诊已经成为眼科门诊患者就诊的一个重要环节。

一、门诊导诊接待要求与技巧

导诊要有足够的耐心及良好的沟通技巧,眼科门诊患者以老人和小孩居多,在咨询问题时常重复多遍,要求必须做到知无不言、言无不尽。导诊主要工作内容包括迎候患者、初步了解病情、分诊挂号、关注候诊患者、划价、引导患者和送别。每一步工作环环相扣,不能脱节,特别是与医生进行交接阶段。在一个环节结束之时应告知患者下一步该做什么及将要做什么,让患者有一个清晰的认识和心理有准备,尽量避免患者具有不确定性的心理。

(一)准备

1.心理准备 集中精力,精神饱满,意气风发,迎接工作。

2.行动准备 对照行为规范自我检查,身着统一工作服,整洁有序,佩戴胸牌;头发梳理整齐,戴好工作帽;充满热情、面带微笑。站姿应精神饱满、两眼平视前方、挺胸、收腹、肩平、不依不靠、两脚呈"丁"字形,两手在小腹不相握。

3. 工作区准备 检查所在工作区是否干净整洁,保持工作区间的干净、排列整齐,并核实每件物品性能和工作状态。

4. 资料准备 备好有关资料和文件,日志本、分诊本、挂号本/登记本放在显眼、易拿到的桌面上,翻到填写页,准备专用笔。随时可以填写,以利于及时记录。

(二)迎候的重要意义

体现"真诚关爱瞬间",患者初次接触服务人员,会建立第一印象,这对确定专业服务形象有重要作用,也为后续工作定下基调。

1. 岗位位置 站在导诊台内左侧,双手叠放于腹前。在患者进门后,站在患者的右侧。

2. 表情 当患者走近时微笑,目光迎接患者,主动点头示意。

3. 动作 当患者进入门诊时,主动迎上前。如果从门外朝医院进来,则应走到门前,左手开门迎候,右手做出请进动作,动作不宜过大。

(三)问候确认

一般询问两个问题,第一个问题:"您好! 您是第一次过来吗?"是区分初诊和复诊的。如果是来复查或复诊的:"您挂复诊号就可以了,请直接到医生诊室,好吗?"如果是初诊患者:"请问您贵姓?""请问怎么称呼您?"体现"以人为本"的服务理念,并注意在随后招呼患者"好的,请跟我来,我帮您挂号登记一下"。

(四)分诊挂号

1. 问候语"您好"给患者以亲切感,缓解患者紧张情绪。

2. 了解情况:"请问您怎么不舒服?"

3. 待回答之后根据症状简单判断病情,非急诊先建议检查视力预检。

4. 推荐分诊医生。

(五)导诊注意事项

1. 当你正在为患者服务时,若有其他需要紧急处理的事,招呼一声"对不起,请稍等一下,我需要……"表示歉意以获得患者理解。

2. 当多个患者同时进来时办理,做好安抚,并招呼:"您好,请等我解答完这位(叔叔/阿姨)再回答您,好嘛? 请稍候!"对其他患者点头示意打招呼。

3. 当患者有不满情绪时,耐心安抚,不要和患者争辩。

4. 引领患者就诊时走在患者前方两侧,时时注意患者是否跟上,拐弯处应回身配合手势作引导状,一般应中速行走,狭窄或拥挤的地方应适当减缓步速。行走路线选择空旷地带靠边行走,过道走廊行走应靠两侧。迎面走来患者时应侧身礼让、微笑或问候"您好",不近身或超越同行的患者;感到后面来的患者行速较快时应避让。因工作需要超越患者时,应礼貌致歉。在引领过程中,可以对患者进一步了解,适当介绍医院、医生和服务流程等。

(六)指引

为患者指路时,应拇指并靠四指展开,热情礼貌地指给对方,不能用示指指引。取药时要交代药房的地点,并告诉患者取完药要回医生那里,也许医生还有事要交代。

(七)交接

待医生接诊完上一位患者后,请下一位患者进入诊室时,把和患者接触中发现的比较重要的信息传递给首诊医生。导诊走到患者跟前:"您好!现在该您就诊了,请跟我来。"领患者走到诊室,对患者介绍说:"这位是××医生。"并把相关资料转交给医生。

(八)归位

交接完成之后,即刻回到自己岗位,及时记录刚才所得信息及下一步在什么时间需要做的工作。等候下一位患者的到来或离开。

(九)送别患者

建立最后的印象。一般情况下,第一印象和最后印象患者记忆是最深的,最后印象如果做得好,可以缓解或消除不满情绪。当患者结束诊疗并准备离开时,主动问候患者。如遇患者行动不便,主动上前搀扶,送患者出门,并帮助患者叫车等。

分诊、导医要掌握一定的理论基础知识,还要具备良好的心理素质和医德修养。用爱心来尊重、关心患者,耐心热情地讲解卫生保健知识和眼科视力检查的方法、目的、意义;对认知能力差的患者要教会准确识别视力表图形以确保检查的准确性;在楼道设卫生知识宣传栏、服务台备健康教育小册子供患者阅读、电视滚动播放就诊流程等方法,让患者了解眼科知识,在就诊流程缓解候诊时的焦躁情绪,减轻心理负担和疾苦。

二、预检

所谓预检,就是患者来诊时,导医根据患者病情进行合理的预先检查,首先要建立病例本,正确填写患者姓名、性别、年龄、既往史、发病时间,检查和记录双眼视力,然后根据患者病例病种再分诊到各个诊查室。眼科患者视力方面的症状居多,要把视力检查作为非急诊初诊的必检项目。视力检查是眼科的桥头堡和排头兵,通过初步的视力检查可以初步区分患者视力障碍的原因是屈光因素或眼病因素,为分诊提供依据,也为眼科医生诊断眼病提供第一手资料。

验光试片箱中的针孔镜是中间带有一直径为 $0.5 \sim 1.0$ cm 的圆孔的黑色镜片,它使眼屈光系统在视网膜上成像的焦深增加,增加物像在视网膜上的清晰度。检查时遮盖一眼,将针孔镜放于被检眼之前,如视力提高,即证明该眼有屈光不正,故在眼科临床检查及验光配镜中有特殊的作用,能很快鉴别视力低下是由屈光不正或是其他眼病引起的,是眼科进行屈光和其他眼病预检分诊的重要工具。

三、眼病门诊与视光门诊分诊

眼科的全称是"眼病专科",是研究发生在视觉系统,包括眼球及与其相关联的组织有关疾病的学科,一般研究视网膜疾病、青光眼和视神经病变、白内障等多种眼科疾病。眼视光学是眼科学的一个重要的分支学科,视光中心的出现是为了将眼科疾病中有关于视光方面的疾病单独地分开,来进行更好的诊治。眼科门诊侧重于诊断和治疗眼部器质性病变;而视光门诊是指以注重眼睛的健康保健为主,为广大市民提供视觉检查、屈光矫正眼镜的验配,同时提供视觉训练、近视控制、低视力保健、公众视觉保健普及和咨询等服务,主要涉及的范围包括验光学、眼镜学、屈光手术、斜视弱视、隐形眼镜学、低视力的矫正,关注的是视觉功能的改善和优化,侧重于用物理方法矫正视力、改善视功能,凡是涉及以上视功能方面的疾病,都可以到视光门诊就诊。所以眼科门诊和视光中心既相互依存又相互独立。

任务二 | 眼科常见症状

　　症状是疾病过程中机体内的一系列功能、代谢和形态结构异常变化所引起的患者主观上的异常感觉,眼部疾病的症状突出表现为视觉症状,也常伴随其他感觉症状或只有其他感觉症状。

一、视觉症状

(一)视力下降

1. 视力突然下降

(1)一过性视力突然下降见于体位突变、视网膜动脉痉挛等。

(2)持久性视力突然下降见于视网膜动脉栓塞、中毒、伪盲等。

2. 视力逐渐下降

(1)单眼视力逐渐下降:①屈光不正(近视、远视、散光)、屈光参差。②器质性眼病,如角膜疾病、巩膜炎与巩膜外层炎、晶状体疾病、葡萄膜疾病、青光眼、玻璃体病变、视网膜病变、视网膜血管性病变、黄斑病变、视网膜脱离、视神经病变、慢性眼内炎、全眼球炎、眼外病变。

(2)双眼视力的逐渐丧失。

3. 静止性视力低下　先天性眼发育异常、陈旧性眼病或外伤的后遗症,如角膜白斑、外伤性白内障、视网膜脉络膜萎缩等。

(二)视野缺损

1. 局限性视野缺损　暗点、不规则视野缺损、象限性视野缺损、偏盲。

2. 向心性视野收缩　视野周边部呈均一的缩小,严重者极度缩小至10°以内,呈管状视野,常伴有夜盲。癔症也可出现向心性视野收缩,表现为管状视野、螺旋形视野、色视野颠倒。

3. 普遍敏感性下降　多为青光眼的早期视野改变,但也可能为年龄、瞳孔缩小、屈光间质混浊等因素影响。

4. 生理盲点扩大　生理盲点的纵径大于9.5°、横径大于7.5°时应考虑为生理盲点的扩大。一般各个方向均扩大,有时仅向上、下方作翼状突出。

（三）色觉异常

色盲、色弱、色视、色视力疲劳、色觉加重等。

（四）夜盲

夜盲表现为暗视力和暗适应的下降。

（五）昼盲

昼盲表现为亮光视觉下降。

（六）视物变形

所见物像形态发生扭曲、变大或变小等。

（七）闪光感与幻视

1. 闪光感　见于玻璃体液化和后脱离、视网膜脱离、出血性眼底病、葡萄膜视网膜炎症、视网膜格子样变性、先天性视网膜皱襞、偏头痛及任何作用于眼的钝性力量等。

2. 幻视　易见于精神障碍者、中毒等。

（八）飞蚊症

飞蚊症见于玻璃体混浊、后葡萄膜炎、玻璃体后脱离、眼胆固醇沉着症、各种原因引起的少量玻璃体积血、视网膜脱离等。

（九）虹视

虹视见于青光眼、角膜水肿等。

（十）复视

一个物体被看成两个分开的影像，病理性者多见于脑卒中引起的麻痹性斜视等。

（十一）重影

一个物体被看成两个重叠的影像，多见于散光。

（十二）立体视觉障碍

立体视觉障碍表现为不能精确的判断物体的深浅、高低和远近。

二、感觉异常

1. 异物感、摩擦感　见于角结膜炎症或异物、倒睫、干眼症等。

2. 烧灼感、刺痛　见于眼表炎症、过敏性反应、轻度化学伤、干眼症、视疲劳等，亦可见于发热、困乏、烟酒过量等。

3. 疼痛　见于眼球病变、眼附属器的病变、视神经病变、眼邻近器官组织或全身性疾患、癔症。

4. 痒　见于睑缘炎、结膜炎等，过敏性炎症痒感尤为明显，如春季角结膜炎、巨乳头结膜炎等；伤口的愈合过程和干眼症也会痒的感觉。

5. 畏光　见于各类眼前节炎症、外伤异物、瞳孔散大、先天性或外伤性虹膜缺损、先天性青光眼、视疲劳、偏头痛、脑膜炎，以及奎宁、砷剂、碘剂等中毒，麻疹、流感等传染病。

6. 干眼　多见于结膜炎、干眼症、老年性干眼等。

7.流泪　暂时性眼泪过多,常见原因如下:①情感因素或外界理化因素,如喜、怒、哀、乐,强光、冷风、烟尘等。②前节炎症或异物刺激。③干眼症。④泪腺的炎症或肿瘤。⑤药物作用。⑥全身疾病,如麻疹、百日咳等。⑦Bogorad 综合征(鳄泪综合征)表现,进食时流泪。

8.溢泪　持久性眼泪过多,是泪液经泪道排出受阻而导致的泪液流出结膜囊之外的流泪,见于泪点的缺如或闭塞、泪点位置和(或)虹吸功能异常,泪道管腔的狭窄、阻塞或者闭锁及泪道瘘管。

9.眼疲劳　见于视觉系统缺陷、全身及精神心理因素影响、环境影响等。

10.眼睑沉重感　正常人疲倦、困乏或长时间用眼后,亦可见上睑下垂或眼睑水肿。

11.眼睑纤颤　其原因不明,可能与神经紧张、视疲劳相关。

12.眼睑痉挛　眼表刺激性病变引起的一种反射性瞬目、精神因素引起的睑痉挛、特发性睑痉挛等。

任务三　接　诊

一、接诊准备

1.诊室环境　打扫好卫生,合理摆放桌椅。

2.诊疗工具准备　办公用品、各种检查工具,必要时准备演示挂图、资料和模型。

3.仪表规范　按照行为规范整理衣着,保持整洁。

4.心态调整　保持心情舒畅,保持热情的态度。

5.调整姿势和微笑　坐姿端正放松,面带自信的微笑。

二、接诊过程

1.交接和初步了解情况　从导诊和接诊导医获取患者的基本信息和有价值信息。

2.微笑接诊　医生微笑能很好地缓解患者的压力,"您好!请坐"招呼患者。

3.检查病历　一般项目的完整性,要求尽量获得完整资料。如果患者还没填写完整,请患者坐下并完成病历本一般项目。根据病历上的资料,医生还可以大概判断患者的综合素质,进而推测患者对疾病的认知,从而为制定个性化诊疗方案打下基础。

三、诊断与治疗的沟通技巧

多数眼病患者在经历视物不清、视力下降,甚至永久视觉损伤时,都会表现出不同程度的焦虑和抑郁情绪。研究表明30%的低视力患者都表现出抑郁症状,在老年人群中,低视力患者的抑郁比例可达到60%。对丧失视力的难以接受和感到无助是导致患者抑郁症状的主要原因。因此关注患者的情绪变化对于疾病治疗的开展具有重要意义。

如何与患者更好地沟通,给予他们支持和帮助,帮助他们接受病情,更好地配合疾病的治疗,对于患者的眼病预后和心理状态的恢复具有重要的意义。和患者沟通要注意以下技巧。

1. 有同情心　对患者给予同情和心理安慰,安抚他们的情绪。

2. 真诚　患者有权利知道疾病的真实情况,医生应该如实地告诉他们。

3. 简明　和患者清楚地解释疾病的病因、检查结果,以及治疗方法。

4. 让他们提问　耐心地解答患者的问题,帮他们消除疑问。

5. 倾听　倾听患者的情绪和顾虑,解决他们的问题。

6. 不要轻视他们　尊重每一位患者,平等地对待他们。

7. 支持他们　支持患者每一个决定,让他们知道医生是他们坚强的后盾。

此外,在工作中通过语言和行动支持他们,帮助他们获得更专业的医疗服务、社会保障和经济补助,从而渡过难关,获得更好治疗效果和生活质量。

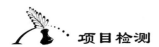 项目检测

扫一扫、练一练

（杨　林）

项目二

眼病常见体征

眼病常见体
征彩图

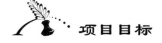 **项目目标**

①能识别眼前段结构。②熟悉眼部常见体征。③培养认真求实的工作精神。

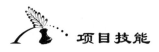 **项目技能**

瞳孔直接对光　　　瞳孔间接对光　　　瞳孔的近反射　　　色觉检查
反应检查法　　　　反应检查法　　　　检查

 视光学链接

角膜、房水、晶状体、玻璃体组成眼的屈光系统,完成外界物体在眼内视网膜上成像的屈光过程;视网膜将感受到的光信息转变为神经信息,经视神经、视路传输到大脑视觉中枢形式视觉。

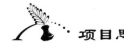 **项目思政**

体征检查时最能体现"医者仁心"的人文关怀。当我们谈论最好的医生的时候,他往往拥有很高深的医术,但是在医术之外,他一定有很多让人感动的人文色彩。2006年"感动中国"年度人物,著名肿瘤专家华益慰从来没让患者接触过冰凉的听诊器。每天早晨查房之前,老先生都把听诊器放在自己的肚子或者胳膊上焐热,用手攥着它。没有一个华大夫的患者接触过冰凉的听诊器,而这个习惯伴随了他几十年的行医历程。查房的时候,面对病情较重的患者,他都是快步走过去,扶住患者,不让患者起身与他打招呼。

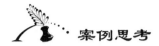

案例思考

一位中年男性早上起床后发现眼球发红来眼科门诊求诊。思考:该患者的病变部位在哪?

任务一 | 眼的应用解剖结构与功能概要

一、眼的应用解剖结构

(一)眼球

眼球分眼球壁和眼内容物两部分(图2-1-1)。

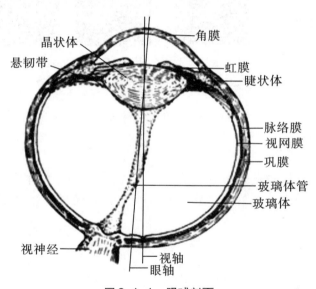

图 2-1-1　眼球剖面

1.眼球壁

(1)外层纤维膜:分角膜和巩膜两部分,两者移行区域称为角膜缘。

1)角膜:位于眼球正前方,略呈横椭圆形,稍向前突出,横径为 11.5 ~ 12 mm,垂直径为 10.5 ~ 11 mm。周边厚度约为 1 mm,中央稍薄约为 0.6 mm。其前表面的曲率半径为 7.8 mm,后表面为 6.8 mm。组织学上,角膜由外向内分为 5 层:上皮细胞层、前弹力层、实质层(基质层)、后弹力层、内皮细胞层(图2-1-2)。

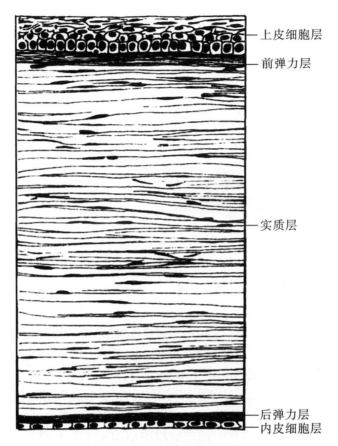

上皮细胞层

前弹力层

实质层

后弹力层
内皮细胞层

图2-1-2 角膜的组织结构

除上述5层外,在角膜表面还有一层泪液膜,具有防止角膜干燥和维持角膜平滑以及光学性能的作用。泪液膜由外到内由脂质层、泪液层、黏液层3层构成。

角膜的生理特点:透明性、屈光性、无血管、感觉神经丰富。

角膜与结膜、巩膜、虹膜在组织学上有密切联系,一些疾病常互相影响。

2)巩膜:眼球后5/6外层为巩膜。质地坚韧、不透明呈瓷白色,厚度为0.3～1 mm。组织学上,巩膜分为表层、基质层、棕黑层3层。

巩膜的生理特点:除表层富有血管外,深层血管、神经极少,代谢缓慢,故炎症时不如其他组织急剧,但病程迁延;巩膜各处厚度不同;由于巩膜致密、坚韧、透明,故对维护眼球形状、保护眼球不受损伤及遮光等具有重要作用。

3)角膜缘和前房角(图2-1-3):角膜缘是指从透明的角膜到不透明的巩膜之间灰白色的连接区。前房角位于前房的边缘部内,由角膜缘、睫状体及虹膜根部围绕而成,其前壁为角膜缘,后壁为虹膜根部,两壁在睫状体前面相遇,构成房角隐窝。

临床上角膜缘、前房角的重要性在于:后弹力层止端与巩膜突之间有巩膜静脉窦、小梁网等前房角结构,是眼内液循环房水排出的主要通道,与各种类型青光眼的发病和治疗有关;角膜缘是内眼手术切口的重要进路;此处组织结构薄弱,眼球受外伤时,容易破裂。

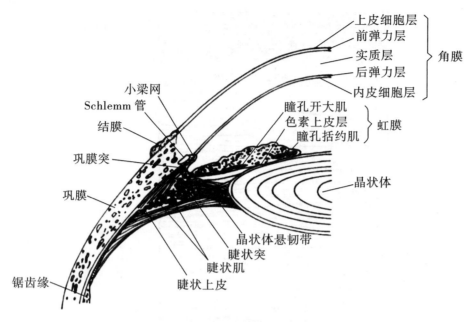

图 2-1-3　角膜缘和前房角

（2）中层葡萄膜：由于此层颜色近似紫色葡萄，故称葡萄膜，也称色素膜和血管膜。具有遮光、供给眼球营养的功能。自前向后分为虹膜、睫状体和脉络膜三部分。

1）虹膜：葡萄膜最前部分，位于晶体前，周边与睫状体相连续，形如圆盘状，中央有一直径为 2.5~4 mm 的圆孔，称瞳孔。虹膜的组织结构主要分为两层，即虹膜基质层和色素上皮层。虹膜基质层由疏松结缔组织、血管、神经和色素细胞构成，内有瞳孔括约肌；内层为色素上皮层，其前面有瞳孔开大肌。

虹膜的生理特点：调节进入眼内的光线，由于密布第 V 对颅神经纤维网，在炎症时反应重，有剧烈的眼痛。

2）睫状体：主要由睫状肌构成。

睫状体的生理特点：睫状突的上皮细胞产生房水，与眼压及眼球内部组织营养代谢有关；调节晶状体的屈光力，当睫状肌收缩时（主要是环行肌），悬韧带松弛，晶状体借助于本身的弹性变凸，屈光力增加，可看清近处的物体；睫状体也富有三叉神经末梢，在炎症时，眼痛明显。

3）脉络膜：组织结构上由外向内主要分为脉络膜上组织（构成脉络膜上腔）、血管层、玻璃膜（Bruch 膜）。

脉络膜的生理特点：富有血管，起着营养视网膜外层、晶状体和玻璃体等的作用；含有丰富的色素，有遮光作用；炎症时有淋巴细胞、浆细胞渗出。

（3）内层视网膜：由视网膜色素上皮层和感觉层。组织学上，视网膜一共分为 10 层结构（图 2-1-4），从内朝外依次为内界膜、神经纤维层、神经节细胞层、内丛状层、内核层、外丛状层、外核层、内外感光层接连、外界膜视锥视杆细胞层、色素上皮层，起着传递光信号转变为电信号的作用。

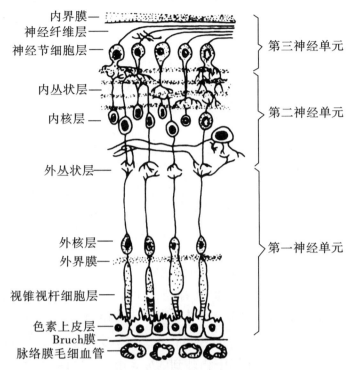

内界膜——
神经纤维层——
神经节细胞层——
}第三神经单元

内丛状层——

内核层——
}第二神经单元

外丛状层——

外核层——
外界膜——

视锥视杆细胞层——
}第一神经单元

色素上皮层——
Bruch膜
脉络膜毛细血管

图2-1-4 视网膜的组织结构和三级神经元

1)视网膜色素上皮层：主要由色素上皮细胞构成，主要作用有支持光感受器细胞,贮存并传递视觉活动必需的物质如维生素 A；吞噬、消化光感受器外节盘膜以及视网膜代谢产生的一些物质；作为血-视网膜外屏障,维持视网膜内环境的稳定；从脉络膜毛细血管输送营养给视网膜外层；遮光、散热作用；再生和修复作用等。视网膜色素上皮细胞的异常总是引起光感受器细胞的病变及坏死。

2)视网膜神经感觉层：感觉层视网膜由三级神经元、神经胶质细胞和血管组成。最外层为第一级神经元,主要由视细胞构成,是光信号转变为电信号的关键结构；居于内层的为第三级神经元,是传导神经冲动的神经节细胞,其轴突汇集一起形成视神经；第二级神经元为双极细胞,位于第一、第三级神经元之间,起信息传递作用。

视细胞亦称"光感受细胞",位于视网膜内,能把光刺激转变成神经冲动的细胞。

视细胞根据树突形状的不同分为视杆细胞和视锥细胞。视杆细胞的外段与内段呈细杆状,称视杆；视锥细胞为圆锥状,称视锥,它们是感光的特殊结构。

视锥细胞主司昼光觉,有色觉,光敏感性差,但视敏度高。视锥细胞功能的重要特点是它有辨别颜色的能力,视杆细胞有视紫红质不能辨色但可以感光。

视盘,也称视乳头,位于眼球后极稍偏鼻侧,直径约 1.5 mm,是视神经纤维汇集穿出眼球的部位。视盘无感光细胞,故无视觉。黄斑位于视网膜内面正对视轴处,距视盘 3 ~ 4 mm 的颞侧稍偏下方一椭圆形凹陷区,是视锥细胞最密集之处。

锯齿缘,为视网膜感觉部前端的终止处,距角巩膜缘 6.6~7.9 mm,眼杯之潜在间隙在此处吻合闭锁。

2.眼内容物

眼内容分房水、晶状体、玻璃体三部分,充满眼内腔。

(1)房水:房水由睫状突上皮细胞产生,主要功能有以下几点。①供给眼内组织,尤其是角膜、晶状体的营养和氧气,并排出其新陈代谢产物;②维持眼内压;③是屈光间质之一。

(2)晶状体:晶状体是一个双凸透镜状的富于弹性的透明体。位于虹膜、瞳孔之后,玻璃体之前,借晶状体悬韧带与睫状体联系。晶状体后表面的凸度大于前表面,是重要的屈光间质之一。后表面中央叫后极,前表面中央叫前极,显露于瞳孔中央。前后两面交界处叫赤道。成人晶状体直径 9~10 mm,厚 4~5 mm(见二维码彩图 2-1-1)

晶状体的生理特点:①透明、无血管;②具有弹性作用。随年龄的增加,晶状体变硬、弹性减弱而导致调节作用减退,出现老视。

(3)玻璃体:充满眼球后空腔内的无色透明胶质体。

玻璃体生理特点:①玻璃体无血管、无神经、透明,具有屈光作用;②玻璃体充满眼球后 4/5 的玻璃体腔内,起着支撑视网膜和维持眼内压的作用。

(二)眼附属器

1.眼睑　主要起保护眼球的作用,由外到内分 5 层(图 2-1-5)。

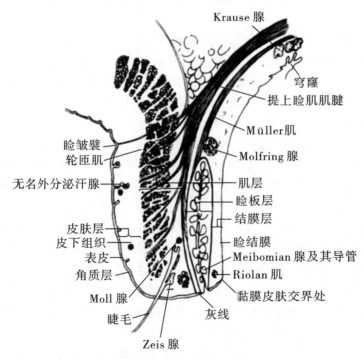

图 2-1-5　眼睑的组织结构

（1）皮肤层：是人体最薄的皮肤之一。

（2）皮下组织：为疏松结缔组织和少量的脂肪，是人体最松软的组织。

（3）肌肉层：此层包含眼轮匝肌、上睑提肌、Müller 肌 3 种肌肉，眼轮匝肌、上睑提肌系横纹肌，而 Müller 肌是平滑肌。

（4）纤维层：由睑板和眶隔两部分组成，睑板主要有睑板腺构成，分泌油脂物，构成泪液膜脂质层。

（5）睑结膜：眼睑最里面的一层黏膜，与睑板牢固黏附，不能被推动。

眼睑的血管：眼睑血液供应丰富。动脉血供有两个来源，一是来自颈外动脉的分支，包括面动脉、颞浅动脉和眶下动脉。二是来自颈内动脉的眼动脉分支。

2. 结膜 是一层光滑透明的黏膜，起保护眼球和润滑作用，按部位分睑结膜、球结膜、穹窿部结膜三部分，三部分延续连接围成结膜囊（图 2-1-6）。

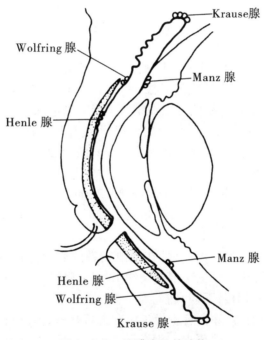

图 2-1-6 结膜囊及其腺体

（1）睑结膜：覆贴于睑板之后，在距下睑缘后唇 2 mm 处，有一与睑缘平行的浅沟，叫睑板下沟，常为细小异物存留之处。

（2）球结膜：覆盖于眼球前部的巩膜表面与巩膜表面的球筋膜疏松相联，富于弹性，易推动，球结膜下注射即在此部位进行。在角膜缘处结膜上皮细胞移行为角膜上皮细胞，因而结膜病可累及角膜。

（3）穹窿部结膜：为球结膜和睑结膜的移行部分，多皱襞，便于眼球转动。

3. 泪器 与泪液相关的结构，分分泌部和导流部两部分（图 2-1-7）。

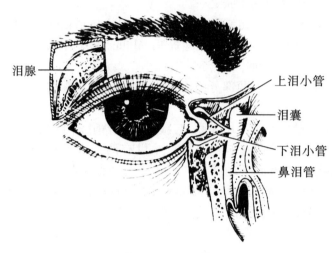

图 2-1-7　泪器

（1）分泌部：包括泪腺和副泪腺。泪腺位于眼眶前部外上方的泪腺窝内，被上睑提肌肌腱分隔为较大的眶部和较小的睑部泪腺，两部在后面由桥样腺组织相连接。其排泄导管 10～20 根，开口于外上穹隆结膜处。在结膜上尚有副泪腺。

（2）导流部：司排泄泪液，包括泪点、泪小管、泪囊和鼻泪管。

1）泪点：为泪道的起始部，位于距内眦约 6 mm 的睑缘上。上下各一个，分别称上泪点和下泪点，泪点开口面向泪湖。

2）泪小管：始于泪点，开始时垂直于睑缘，1～2 mm。然后再转水平向鼻侧进行，最后上、下泪小管连合成总泪小管，再与泪囊相接。有时上、下泪小管不会合而直接与泪囊连接。

3）泪囊：位于泪骨的泪囊窝内，上部在内眦韧带的后面，为一囊状结构，其顶端闭合成一盲端，下端与鼻泪管相接。正常泪囊长约 12 mm，管径 4～7 mm。

4）鼻泪管：上与泪囊相接，下通鼻腔。

泪液为弱碱性透明液体，除含有少量蛋白和无机盐外，尚含有溶菌酶、免疫球蛋白 A（IgA）、补体系统、β 溶素和乳铁蛋白。泪液除具有湿润眼球作用外，还具有清洁和灭菌作用。当有刺激时，大量泪液分泌可冲洗和排除微小异物。在正常情况下，16 h 内分泌泪液 0.5～0.6 mL。在睡眠状态下，泪液的分泌基本停止，在疼痛和情绪激动时则大量分泌。

4. 眼外肌　眼外肌是司眼球运动的横纹肌，每眼各有 6 条，按其走行方向分直肌和斜肌。直肌 4 条即上、下、内、外直肌；斜肌两条即上斜肌和下斜肌。4 条直肌均起始于眶尖部视神经孔周围的总腱环。各肌的肌纤维自成一束，包围视神经分别向前展开，附着在眼球赤道前方，距角膜缘不同距离的巩膜上。内、下、外、上直肌分别附着于角膜缘后 5.5 mm、6.5 mm、6.9 mm、7.7 mm 处；上斜肌也起始于总腱环，沿眶上壁与眶内壁交角处前行，在接近眶内上缘处变为肌腱，穿过滑车的纤维环，然后转向后外方经过上直肌的下面，到眼球赤道部后方，附着于眼球后外上部；下斜肌起源于眶壁的内下侧，然后经下直

肌与眶下壁之间,向外伸展至眼球赤道部后方,附着于眼球的后外侧。(见二维码彩图2-1-2)

5. 眼眶　眼眶是容纳眼球等组织的类似四边锥形的骨腔,左右各一,互相对称。成人眶深4~5 cm。眼眶除外侧壁比较坚固外,其他三壁骨质均菲薄,上壁与前颅凹、额窦,下壁与上颌窦,内侧壁与筛窦、鼻腔,后方与蝶窦相邻。

眼眶内容物有眼球、视神经、眼外肌、泪腺、脂肪、血管、神经等(图2-1-8)。

眼眶壁上有许多孔、裂、缝隙、窝,重要的有以下几处:视神经孔、眶上裂、眶下裂、眶上切迹、眶下孔、泪腺窝、泪囊窝,孔、裂、缝隙穿行有与眼相关的神经和血管。

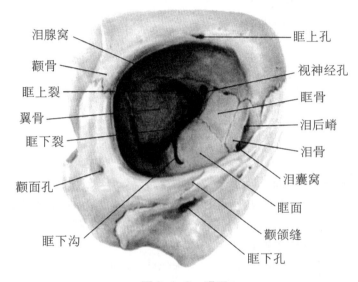

图 2-1-8　眼眶

(三)视觉神经

1. 视神经　传递视觉信号,按所在部位分4段。

(1)球内段:由视盘起到巩膜脉络膜管为止,包括视盘和筛板部分,长约1 mm是整个视路中唯一可用肉眼看到的部分。

(2)眶内段:是从眼球至视神经管的眶口部分。全长25~35 mm,在眶内呈"S"状弯曲,以保证眼球转动自如不受牵制。

(3)管内段:为通过骨性视神经管部分。

(4)颅内段:此段指颅腔入口到视交叉部分,长约10 mm。两侧视神经越向后,越向中央接近,最后进入视交叉前部的左右两侧角。

视神经的外面有神经鞘膜包裹,是由3层脑膜(硬脑膜、蛛网膜、软脑膜)延续而来。

视神经的血液供应:在眼内段,视盘表面的神经纤维层,由视网膜中央动脉来的毛细血管供应,而视盘筛板及筛板前的血供,则由来自睫状后动脉的分支供应,二者之间有沟通。

2. 视路　视觉信号向大脑视觉中枢传递的通路(图2-1-9)。

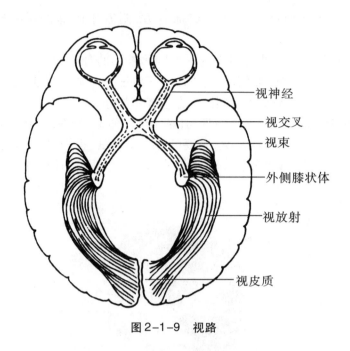

视神经

视交叉

视束

外侧膝状体

视放射

视皮质

图 2-1-9　视路

视觉纤维在视路上的分布如下：

（1）视网膜黄斑区：发出的（盘斑束）纤维呈弧形排列到达视盘颞侧，颞侧周边部纤维以水平线为界，分别由上、下方绕过黄斑纤维而到达视盘颞侧盘斑束纤维所在的上、下方，鼻侧纤维则直接向视盘鼻侧汇集。

（2）视神经：上述排列情况在视神经中一直保持到球后 10～15 mm 处。

（3）视交叉：位于蝶鞍之上，是两侧视神经交叉接合膨大部，略呈扁平的长方形，横径较大，外被软脑膜包围。

（4）视束：由视交叉向后到外侧膝状体间的视路纤维叫视束。

（5）外侧膝状体：为视觉的皮质下中枢，位于大脑脚的外侧，视丘枕的下外面为间脑（后丘脑）的一部分。

（6）视放射：自外侧膝状体节细胞发出的纤维呈扇形分散形成视放射。

（7）纹状区：位于枕叶后部，主要在内侧面，外侧面也有所分布，为大脑皮质的 Brodmann 第 17 区。

3. 瞳孔反射

（1）对光反射：光线入眼引起瞳孔缩小，称对光反射。分直接、间接对光反射两种。

（2）近反射：当两眼同时注视一个近处目标时，两眼同时产生瞳孔缩小，晶体变凸（调节）及两眼向内侧集合运动，这 3 种联合反射称为近反射。

（四）视神经外的神经支配

1. 运动神经

（1）动眼神经支配上直肌、下直肌、内直肌、下斜肌、上睑提肌。动眼神经副交感纤维睫状神经节、睫状短神经支配睫状肌和瞳孔括约肌的运动。

（2）滑车神经支配上斜肌。

（3）外展神经支配外直肌。

（4）面神经的颞支和颧支支配眼轮匝肌以完成闭睑动作。

2. 感觉神经

（1）三叉神经第一支（眼神经）司眼球、上睑、泪腺等部感觉。

（2）三叉神经第二支（上颌神经）司下睑感觉。

（五）眼的血管

眼球的血液来自眼动脉分出的视网膜中央血管系统和睫状血管系统。

1. 视网膜 中央动脉为眼动脉眶内段的分支，在眼球后 10～12 mm 处穿入视神经中央，前行至视乳头穿出，分为鼻上、鼻下、颞上、颞下动脉，然后又分成若干小支，分布于视网膜，直达锯齿缘，以营养视网膜内 5 层组织，黄斑部中心凹无血管分布，而由脉络膜毛细血管网供应营养。视网膜中央动脉属终末动脉，没有侧支吻合，临床上视网膜动脉阻塞的患者，即造成相应区域的视网膜缺血，以致视功能丧失。视网膜静脉与动脉分布一致，动脉颜色较红，管径较细；静脉颜色较暗，管径较粗，二者之比约为 2∶3。

视网膜血管是人体唯一用检眼镜即可直视观察到的血管，常用于临床诊断和病情的判定。

2. 睫状动脉 营养除视网膜内 5 层与部分视神经以外的整个眼球，睫状动脉包括以下内容。

（1）睫状后短动脉：自视神经周围穿入巩膜，在脉络膜内逐级分支，营养脉络膜与视网膜的外 5 层组织。

（2）睫状后长动脉：于视神经的鼻侧与颞侧穿入巩膜，在巩膜上与脉络膜之间到达睫状体部，与睫状前动脉吻合，形成虹膜大环，营养虹膜与睫状体，并有返支向后，与后短动脉吻合，营养脉络膜的前部。

（3）睫状前动脉：由眼直肌的动脉在肌腱止端处分支。其中较小的巩膜上支，前行至角膜缘，组成角膜缘血管网，并发出小支至前部球结膜，称为结膜前动脉；小的巩膜内支，穿过巩膜，终止在输淋氏（Schlemm）管周围；大的穿通支，距角膜缘 3～5 mm，垂直穿过巩膜的脉络膜上腔，到达睫状体，参与组成虹膜大环。

3. 静脉系统

（1）视网膜中央静脉与视网膜中央动脉伴行，收集视网膜内层的静脉血液回流至眼上静脉，经眶上裂入海绵窦。少数可不经眼上静脉直接进入海绵窦。

（2）涡静脉 4～6 条，收集部分虹膜、睫状体和全部脉络膜血液，于眼球赤道部后方穿出巩膜，经眼上、下静脉进入海绵窦。

（3）睫状前静脉收集虹膜、睫状体和巩膜的血液，经眼上、下静脉进入海绵窦。

二、眼的视觉生理

由屈光过程和感光过程把光信号转变为电信号，被大脑视觉中枢感知。眼的适宜刺激是波长 370～740 nm 的电磁波。

（一）眼的屈光系统及其调节

1. 眼内物像的形成　光线入眼后，通过 4 种折射率不同的介质和 4 个屈光度不同的折射面（角膜前、后表面，晶状体前、后表面），在调节静止状态下，其后主焦点恰好就在视网膜上（见二维码彩图 2-1-3）。

2. 眼的调节

（1）晶状体的调节：看近物时睫状肌收缩，睫状小带松弛，晶状体变凸，屈光力增加，聚焦在视网膜上。

（2）瞳孔的调节：视近物时，双侧瞳孔缩小，减少入眼光量，减少球面像差与色像差，使成像更清晰。弱光下瞳孔变大、强光下瞳孔缩小的反射称为瞳孔对光反射。

（3）双眼球会聚（集合）：使双眼看近物时，物像落在两侧视网膜的对应点上，形成清晰的单一视觉，不出现复视。

3. 眼的屈光与调节能力　眼的屈光能力异常或者眼球形态异常，平行光线在眼未调节时不能聚焦于视网膜上，称为非正视眼，也称为屈光不正，包括近视、远视和散光眼。

（二）眼的感光系统

视网膜的两种感光换能系统及光化学反应如下。

1. 视锥细胞的光化学反应　视网膜有 3 种视锥细胞，吸收峰值分别在 570 nm、540 nm 和 440 nm 处，相当于红、绿、蓝三色光的波长。

2. 视杆细胞的光化学反应

（1）视紫红质：视紫红质分解和合成，需维生素 A，若长期摄入不足，会影响暗视力，称为夜盲症。

（2）视杆细胞的感受器电位：其静息电位仅有 -40 ~ -30 mV。

（三）与视觉有关的生理现象

1. 视力又称视敏度，是指眼对物体细小结构的分辨能力。正常视力可达 1.0 ~ 1.5。

2. 视野是单眼固定注视前方一点时，该眼所能看到的范围。

3. 暗适应和明适应

（1）暗适应指从明亮处进入暗处时，初看不清，一段时间后，视敏度逐渐增高。

（2）明适应指长时间在暗处突然进入明亮处时，最初看不清任何物体，1 min 左右恢复。

任务二　眼病常见体征

体征是在患者体表或者身体内部被检查出来的异常的变化，患者可以自行发现，或者是在医生检查时发现。眼病常见体征如下。

一、眼红

眼红是一个模糊的概念,患者主诉眼红可能为眼睑和眼周的发红或者眼球发红。因为其位置表浅,患者易于发现,常成为就医主诉。

眼睑和眼周皮肤的发红主要见于炎症、过敏等,如睑缘炎、睑腺炎、眼睑或眼眶蜂窝织炎、电光性眼炎等。而眼球发红则可能为眼前节的充血、出血或者新生血管形成。

(一)充血

充血多为炎症反应性的血管扩张,通常伴有眼部的炎症刺激症状,如眼痛、痒等。可见于各类结膜炎、角膜炎、巩膜炎、葡萄膜炎、青光眼,以及眼外伤等;亦可见于局限性组织增生如翼状胬肉、Bowen 病、角膜结膜上皮癌等;并可见于麻疹、水痘、猩红热、传染性单核细胞增多症等全身性疾病;某些药物或化学物质亦可引起结膜充血,如过度饮酒、滴用表面麻醉药丁卡因等。眼部充血一般可分为以下几种。

1. 结膜充血　以近穹窿部为主的来自结膜血管系统的充血。多为弥漫性,可见于大多数的结膜炎,以及全身疾病反应性结膜充血、刺激性气体、过度用眼等;局限性的结膜充血可见于泡性角膜炎、浅层巩膜炎、睑裂斑炎、结膜浆细胞瘤、结膜淀粉样变性等,呈现轻重不一的局限性充血(见二维码彩图 2-2-1、彩图 2-2-2)。

2. 睫状充血　以角膜缘为主的来自睫状血管系统的深层血管充血,可见于角膜炎、巩膜炎、虹膜睫状体炎、青光眼和眼外伤等(见二维码彩图 2-2-3)。

3. 混合充血　结膜充血和睫状充血二者同时存在,见于各种可引起睫状充血的疾病,一般提示病情严重。

4. 巩膜血管的充血　比较少见,通常伴明显的眼痛,可见于巩膜炎。

(二)出血

出血往往会引起患者的恐慌,一般分为以下两种。

1. 结膜下出血　多表现为斑片状(见二维码彩图 2-2-4)、块状,严重时可为弥漫性,一般 2 周内可自行吸收。新鲜出血颜色鲜红,边界较清,进而颜色变暗,逐渐趋橙黄,边界不清,而后完全吸收。结膜下出血可发生于任何年龄,常在轻微的外伤、疲劳、喷嚏或咳嗽后出现,偶为自发性出血。较常见于老年人毛细血管脆性增加、高血压、动脉硬化、糖尿病、维生素 C 缺乏症,各种出血性血液病如白血病、败血病、血友病、恶性贫血、紫癜及流行性出血热等。结膜下出血多无自觉不适感,却往往引起患者的惊慌,但除少数因伴有血液病外,一般并无病理意义。

2. 前房积血　积血量的多少可有不同程度的视力下降,多见于外伤或手术,亦可见于眼肿瘤、血液病等(见二维码彩图 2-2-5)。

(三)新生血管

角膜或结膜在炎症或外伤后均可有新生血管形成,出现"眼红",角膜新生血管形成尤为明显,可见于各类慢性角膜炎、结膜炎、外伤或手术损伤等,如沙眼可引起表浅且排列整齐的角膜血管翳,角结膜干燥症发生的新生血管弥漫而不规则。

二、分泌物异常

眼分泌物异常多见于眼表的炎症,大多为结膜的病变,亦可能为眼睑、泪器等的病变。分泌物的主要成分为泪液、睑板腺分泌物、黏液、脱落的上皮细胞、病原体,以及血管的渗出物,其性质常可提示病原体的类型。

(一)水样或浆液性分泌物

水样或浆液性分泌物多见于病毒感染,如腺病毒性角结膜炎、流行性出血性结膜炎等,常伴有耳前淋巴结肿大。

(二)黏稠线状或丝状的黏液-蛋白性分泌物

黏液-蛋白性分泌物多见于过敏反应,如春季卡他性结膜炎等。黏丝状分泌物合并眼角糜烂系由 Morax-Axenfeld 杆菌引起的眦部睑缘炎。

(三)成片的无定形的黏液、脓性分泌物

黏液、脓性分泌物可见于病毒、Kock-Weeks 杆菌、葡萄球菌、链球菌和衣原体的感染,患者常在晨起时发现睫毛被分泌物黏结而睁眼困难,可见于各类细菌性结膜炎、睑缘炎、泪腺炎等。大量脓性分泌物则可见于淋球菌感染,又称为"脓漏眼"。

分泌物增加亦可见于一些非炎症性病变,如白色泡沫状分泌物可能由干燥杆菌引起,也可能为睑板腺分泌亢进所致;而在角膜缘的三角形泡沫状物则多为维生素 A 缺乏症引起的上皮角化斑(Bitot 斑)。

三、泪液异常

正常的泪液对维持角膜和结膜组织的生理功能有着重要的作用,泪液的异常可以为泪液量或者性质的异常,均可引起患者的种种不适,常见的症状有流泪、溢泪等。

流泪患者常常主诉眼睛总是不停流泪或者"眼泪汪汪",根据其原因可分为流泪和溢泪。

1.流泪 指泪液分泌过多引起的流眼泪。泪腺受交感神经和副交感神经的双重支配,任何影响泪液分泌神经反射弧的各种理化和情感因素或病变均可引起流泪,可见于以下情况。

(1)情感因素的刺激,如喜、怒、哀、思等。

(2)外界理化因素的刺激,如强光、毒剂、冷风、飞虫、烟尘或刺激性化学物质(如接触有机农药和强化学剂碘、汞、磷、砷剂等)。

(3)全身疾病,如麻疹、百日咳、流感、支气管哮喘、甲状腺功能亢进、Charlin 综合征(鼻睫神经炎)、面神经痛、三叉神经痛等疼痛剧烈刺激的反应性流泪、脑皮质与脑膜病变。

(4)药物全身应用:作用强烈的副交感神经兴奋剂如胆碱类药物、新斯的明等。

(5)眼前节炎症或刺激:角结膜炎、虹膜睫状体炎、巩膜炎等眼部炎症,结膜结石或睑板腺阻塞突出刺激角膜、结膜角膜外伤及异物存留、角结膜手术缝线存留、倒睫等造成的刺激,以及过敏性反应等均可引起流泪,特别是角膜的病变,由于角膜神经分布密集,轻度的刺激即可引起大量的泪液分泌。

（6）泪腺的炎症或肿瘤：见于急性泪腺炎早期、Mikulicz 病的早期及泪腺肿瘤的刺激阶段。

（7）Bogorad 综合征（鳄鱼泪综合征）：表现为进食时流泪，常发生在面神经麻痹之后，如特发性面神经麻痹（Bell 麻痹）、亨特综合征（Hunt 综合征）、颅底骨折、岩浅大神经切除后、先天性外直肌麻痹等具有面瘫的患者。本病原因可能为支配腮腺的神经纤维与泪腺之间发生异常联系所致。

2. 溢泪 指泪液经泪道排出受阻而导致的泪液流出结膜囊之外的流泪。泪道系统的任何影响泪液正常引流的结构和（或）功能的异常均可导致溢泪，可见于以下情况。

（1）泪点的缺如或闭塞：如先天性泪点缺如、泪点结石、泪点炎性闭塞。

（2）泪点位置和（或）虹吸功能异常：可见于眼睑位置异常，如睑外翻引起泪点外翻，而眼睑张力下降或者眼轮匝肌的麻痹或瘫痪可引起瞬目时泪点外翻或者泪泵功能失调，可见于老年人、面神经麻痹患者。

（3）泪道管腔的狭窄、阻塞或者闭锁：可以是先天性的，通常为鼻泪管鼻侧末端的 Hasner 瓣发生膜性阻塞；也可以是获得性的，获得性的泪道管道的异常可由炎症性肿胀或瘢痕形成、肿瘤压迫或阻塞，以及外伤等原因引起。

（4）泪道瘘管：泪液自瘘管流出，可见于先天性皮肤泪道瘘管，以及由炎症、结核或外伤引起的泪道瘘管。

四、眼球位置异常

不同个体的眼球和眼眶的解剖存在变异，因而眼球突出度（角膜顶点突出眶外缘的垂直距离）具有个体差异，可能受种族、家族、屈光等因素的影响。一般而言，平视正前方时，眼球突出外侧眶缘 12～14 mm，两眼间差值不超过 2 mm。

1. 眼球突出 眼球突出是一侧或双侧眼球的异常突出。通常将眼球突出度大于 22 mm，或两眼间差值大于 2 mm 视为病理性眼球突出。眼球突出一般为眶内容积的增大引起，是眼眶疾病最常见的临床特征，亦可见于一些全身疾病，例如甲状腺相关性免疫眼眶病、肌炎、淋巴瘤、白血病。

2. 眼球内陷 一眼或双眼向眶内凹陷。

五、眼球运动异常

1. 眼球震颤 眼球震颤以眼球的不自主运动为特征，常可引起视力下降或伴有其他导致视力低下的更为严重的病变。

2. 眼球运动障碍 一般为运动范围、速度受限和双眼运动协调性减弱，可表现为非共同性斜视。

六、眼睑异常

1. 眼睑肿胀 多为皮下水肿，主要由毛细血管通透性增加，局部静脉、淋巴回流受阻和血浆胶体渗透压降低所致。少数情况亦可为鼻窦的眶壁骨折引起的皮下气肿。

2. 眼睑纤颤 指眼睑的突发性轻微颤动，是一种眼轮匝肌的纤颤，可称为多发性纤维性肌痉挛。多单眼出现,且通常在同一眼反复发生,其原因不明,可能与神经紧张、视疲劳相关,偶尔可能与眼表的轻度刺激性疾病或服用抗交感神经药物有关,这种情况往往引起明显的不适,却多无重要的病理意义。

3.**眼睑痉挛**　是一种夸张的瞬目动作,常表现为强迫性的瞬目伴瞬目频率的增加或瞬目时闭目期的延长。

4.**眼睑缺损**　一般为眼睑发育异常所致的先天性眼睑全层或部分组织缺损,亦可为外伤或手术引起的眼睑组织的缺失。

5.**眼睑色泽异常**　眼睑色素缺乏、色素沉着,眼睑瘀斑、眼睑血管瘤、黄疸;失眠、神经衰弱、遗精等,有时表现眼睑色调灰暗。

6.**上睑下垂**　指上睑部分或全部不能提起所呈现的下垂状态,即水平注视前方时上睑缘遮盖角膜上部超过角膜1/5。上睑下垂轻者不遮盖瞳孔,仅引起外观异常;重者可部分或全部遮盖瞳孔,影响视力。患者常喜仰头视物,额纹明显。

7.**眼睑闭合不全**　又称兔眼,指睡眠或企图闭眼时,部分角膜、结膜不能被眼睑覆盖而暴露在外。

8.**睑内翻**　眼睑特别是睑缘部朝向眼球方向卷曲的一种眼睑位置异常。

9.**睑外翻**　睑缘向外翻转离开眼球的一种眼睑位置异常。

10.**眼睑赘皮**　上睑皮肤向下延伸到内眦部的垂直性皮肤皱襞。

七、其他

1.**睑裂异常**　睑裂狭窄、睑裂增大。

2.**白瞳症**　表现为瞳孔区呈现白色或黄白色反光("猫眼样反光"),主要因瞳孔后屈光间质的混浊或眼内异常病变从瞳孔后产生白色或黄白色反光,常有严重的视力障碍。

3.**巩膜异色**　巩膜厚度变薄呈青蓝色或灰蓝色、巩膜色素斑、巩膜黄染等。

4.**眯眼**　眯眼是一种半闭眼动作,正常情况下人眼可在强光下眯眼以减少光线的进入,减弱强光的刺激并获得更好的视力。非强光下的眯眼常常提示未矫正的屈光不正,患者通过缩小睑裂达到一种小孔效应以获得更好的视力。

5.**斜视**　表现为双眼平视正前方时,双眼视轴不能维持平行而发生偏斜。

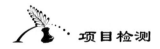

扫一扫、练一练

（杨　林）

项目三

眼科常用检查设备

眼科常用检查设备彩图

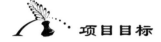 **项目目标**

①能说出眼科常用检查设备名称与用途。②熟悉眼科常用检查设备基本结构。③养成规范使用和爱惜仪器设备的职业素养。

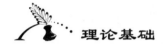 **理论基础**

一、眼科常用检查设备使用中安全问题

（一）安全的重要性

安全无小事，安全关系着人的性命。所有设备的安全操作技术要求必须严格遵守。为此，必须经常进行安全教育和安全检查，提高对安全生产的认识、学习安全知识，提高设备使用人的安全技术水平，防止在设备使用过程中发生人身、设备事故，遵守安全生产规章制度，实现安全生产。

（二）设备的安全检查和试验

对设备进行安全检查和试验是保障安全的一项重要工作，其目的是尽早发现事故的隐患，解决安全生产上存在的问题。要定期地对电气系统做绝缘电阻测量、绝缘耐压试验，对各种安全防护装置和仪器仪表等都要做相应的性能试验。

（三）遵守安全技术规程

设备的安全操作技术要求必须严格遵守，必须进行定期安全检查。

1.检查有关安全生产规章制度的贯彻执行情况。

2.分析研究故障发生的原因，在接受教训后要及时提出防范措施。

3.接受有关安全技术方面的知识教育。眼科检查设备牵涉的重要的安全技术主要是电气装置的安全技术，设备使用者上岗前要接受电气装置的安全技术教育培训。

（四）注意事项

1.严格遵守眼科检查设备安全操作规程，不得超负荷运行和违章操作。

2.电气安全要有专人负责，眼科检查设备操作人员不得检修电气故障，要有电工操作证的人检修。

3.不得私自动用明火,须申请得到批准后做好防火措施,配备适用的消防器材,才能动用明火。

二、眼科常用检查设备的保养与维护

眼科检查设备保养是设备使用者的主要工作内容之一,通过保养,可使设备经常处于良好的工作状态。

(一)设备保养的目的

1.保持设备的精度性能。

2.保持眼科检查设备操作系统正常、灵敏、可靠。

3.保持设备润滑良好、油路畅通。

4.保护眼科检查设备电气系统线路完整。

5.保持设备各滑动面无拉、碰、划伤痕。

6.保持设备内外整洁。

7.保证设备无"四漏",即"漏水、漏电、漏气、漏油"。

8.保持设备完整安全可靠。

(二)设备保养的要求

眼科检查设备保养必须达到以下四项规定要求。

1.整齐　眼科检查设备和附件放置整齐,设备零部件及安全防护装置齐全,各种标牌应完整、清晰;线路安全可靠。

2.清洁　设备内外清洁,无油垢、锈蚀,各部位不漏油、不漏水、不漏气、不漏电;设备周围地面经常保持清洁。

3.润滑　按时按质按量加油和换油,各部位轴承润滑良好。

4.安全　实行定人定机和交接班制度;熟悉设备结构,遵守操作维护规程,合理使用,精心保养,监测异状,不出事故。

(三)设备日常保养的操作工作步骤

眼科检查设备日常保养包括每班保养和周末保养两种,由设备使用人负责进行。

1.每班保养　要求设备使用人在每班生产中必须做到。

(1)班前对设备各部位进行检查,按规定进行加油润滑,确认正常后才能使用设备。

(2)班中要严格按操作维护规程使用设备,时刻注意其运行情况,发现异常要及时处理。

(3)不能排除的故障应通知维修工人进行检修,维修工人应在"故障修理单"作好检修记录。

(4)下班前应对设备进行认真清扫擦拭,并将设备状况记录在交接班记录簿上,办理交接班手续。

2.周末保养　主要是在周末和节假日前对设备进行较彻底的清扫、擦拭和加油。可以利用较长的假期,对设备进行检修。

3.日常保养　设备日常保养的基本功——"三好""四会"。

(1)"三好"要求

1)管好设备:操作者应负责保管好自己使用的设备,未经领导同意,不准其他人操作使用。

2)用好设备:严格贯彻操作规程和工艺规程,不超负荷使用设备,杜绝不文明的操作。

3)修好设备:设备使用人要配合维修工人修理设备,及时排除设备故障,按计划交修设备。

(2)"四会"要求

1)会使用:操作者应先学习设备操作维护规程,熟悉设备性能、原理,正确使用设备。

2)会维护:学习和执行设备维护、润滑规定,上班加油,下班清扫,经常保持设备内外清洁、完好。

3)会检查:了解自己所用设备的结构、性能及易损零件的部位,熟悉日常安检、掌握检查的项目、标准和方法。

4)会排除故障:熟悉所用设备特点,懂得拆装注意事项及鉴别设备正常与异常现象;会做一般的调整和简单故障的排除;自己不能解决的问题及时报告,并协同维修人员进行排除。

(四)注意事项

1.日常保养是设备保养的基础工作,因此必须做到经常化、制度化和规范化。

2.认真做好日常保养工作,发现有异常应立即停机,通知检修人员,绝不允许带病运转。

3.在日常保养中一般不允许拆卸,尤其是光学部件,必要时应由专职修理工进行。

4.润滑油料、擦拭材料及清洗剂必须严格按说明书的规定使用,不得随意代用。

5.非工作时间应加防护罩,如长期停歇,应定期进行擦拭、润滑、空运转。

6.附件和专用工具应有专用柜架搁置,保持清洁,妥善保管,不得损坏、外借和丢失。

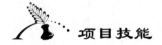

眼科检查室及眼科
光电设备使用规范

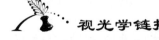

1.眼科裂隙灯显微镜是评估眼部健康和角膜接触镜配适状况的基本检查设备。

2.角膜地形图检查是评估角膜塑形镜塑形效果的基本手段。

3.角膜地形图及波前像差引导的个性化角膜切削术是矫正屈光问题的主要方法之一。

4.眼科 A/B 超声仪测量眼轴长度是评估屈光状况及发展的基本方法。

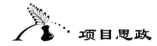

项目思政

"工欲善其事,必先利其器",眼科检查设备是诊治眼科疾病的良好助手,助推了现代眼科学的快速发展和眼科疾病诊治水平的提高。眼科检查设备多为精密的光电设备,结构精细,价格昂贵,我们要有像爱护自己的眼睛一样爱护眼科检查设备的职业责任感,使用时动作要轻柔缓慢,避免粗暴操作损坏设备,做好日常保养和维护,保证设备的检查精度,延长使用寿命,方能使眼科检查设备成为工作的好帮手。

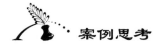

案例思考

一青年女性,21 岁,主诉"眼酸痛、流泪 2 h"。追问病史:普通软性角膜接触镜连续配戴 48 h。思考:应首先进行什么检查?

任务一 裂隙灯显微镜

裂隙灯显微镜是眼科常用的光学检查仪器之一,它是以裂隙状或斑状照明光源照射检查部位,通过双目显微镜进行观察,具有高倍放大功能,适用于眼部各个透明界面的检测,如泪膜、角膜、结膜、前房、晶状体等。除了眼前节各界面检测外,裂隙灯显微镜在接触镜配戴评价方面也有很重要的价值。此外,配上一些附件还可以检查前房角、眼压、眼底等(见二维码彩图 3-1-1)。

裂隙灯显微镜于 1911 年由 Gullstrand 发明,1920 年 Vogt Henker 加以改进,引入了 Kohler 照明。1950 年 Littmann 增加了带有放大倍率转换装置的立体望远镜系统。目前世界各国的裂隙灯显微镜都采用 Vogt 的基本原理。瑞士 900 型裂隙灯显微镜于 1958 年开始成批生产,是一种比较典型的优质结构设计;德国自 1950 年开始成批生产裂隙灯显微镜以来,已形成系列产品,性能良好;日本多家企业生产各有特色的裂隙灯显微镜;我国于 1967 年试制成功裂隙灯显微镜,并投入批量生产,现在国产裂隙灯显微镜已广泛使用。

激光和电脑技术的发明和发展大大推动了裂隙灯显微镜技术的进步,裂隙灯显微镜已从原来只有光学和机械两种技术组成的光学仪器,向光学、机械、电子、电脑四门技术一体化的方向发展,在功能上从原来的只有检查功能向同时具有检查、诊断、治疗的多功能发展。

(一)裂隙灯显微镜的基本工作原理

将具有高亮度的裂隙形强光(裂隙光带)成一定角度照射眼的被检部位,从而获得活体透明组织的光学切片通过双目立体显微镜进行观察,就可看清被检组织的细节。

（二）裂隙灯显微镜的基本结构

（1）光学系统。

（2）显微镜系统。

（3）机械系统。

（4）附属部件含照相系统、前置凹面镜、房角镜、角膜厚度计、激光光凝装置、视网膜视力计等。

任务二　视野计

视野(visual field)是指眼正向前方固视某一点时所见的空间范围。相对于中心视锐度而言,视野反映的是周边视力,即视网膜黄斑部注视点以外的视力。视网膜的视敏感度以黄斑中心凹为最高,距黄斑部越远则敏感度越低。一般将距注视点30°以内的范围称为中心视野;30°以外的范围称为周边视野。视野内的景物在眼底视网膜上的投射方位是相反的,即视野上部的景物投影在下方视网膜上,鼻侧视野的景物投影在颞侧视网膜上,以此类推。

（一）视野检查的意义

视野检查是视功能检查的基本内容。有些疾病如晚期视网膜色素变性、青光眼,尽管中心视力尚可,但若视野小于10°范围,仍被列为盲的范围。一些眼病可以导致视野缺损,它们可以表现为孤立的光敏感度下降的区域。

（二）视野计

使用视野计(perimeter)主要的目的是检查出视野变化。视野检查对视路疾病的定位诊断,对青光眼、眼底病等疾病的鉴别诊断有重要价值,定期视野检查还能用以判断某些疾病的发展,指导治疗。

视野计的发展大致可分为3个阶段:早期是以1856年Albrecht von Graefe的平面视野计和1869年Forter的弓形视野计为代表。第二阶段始于1945年,以Goldmann半球形视野计的产生为标志。它仍属于手工操作的动态视野计,其特点是有严格的背景光和刺激光的亮度标准,为以后视野计的定量检查提供了依据。第三阶段即20世纪70年代才问世的自动视野计。它是利用计算机程序控制的静态定量视野计,具有很多检查程序供选择。检查中无须问答,被检者看见刺激只要按反应键,计算机根据反应情况自动调整刺激亮度及变换刺激位置,自动记录并打印结果。

视野计在设计上的发展:一是背景屏的设计,由平面、弧形到半球形。但是有些30°的视野计仍采用平面的背景屏。二是刺激视标的光阶,由等量递增到倍数递增,即对数等级,采用分贝(dB)为单位。三是刺激视标的种类,为检测不同视网膜神经节细胞功能,除标准的白光刺激外,还有单色光、条栅光、闪烁光、运动光标等刺激。四是对检测中固视的监测,从人工的观测镜,到自动的生理盲点监测法(随机的对生理盲点进行光刺激,正常情况下受试者没有反应,如果受试者有反应,说明其固视偏移)、计算机的角膜反光点监测,甚至计算机还可监测刺激时是否眨眼,眨眼时的刺激是无效的。五是操作方面,由早期的人工控制,到计算机的自动及智能控制,其意义不仅是减轻了操作者的工作强度,更重要的是实现了检查过程的标准化,避免了操作者先入为主、人为的诱导作用。一些快速阈值检测程序,可以智能地根据被检者以前的视野情况或此次检查每一步骤的检查反应,预测下一个刺激应给的最佳刺激强度。

目前自动视野计已基本取代了手动视野计,现代的视野检查法不但实现了标准化、自动化,而且与其他视功能检查如蓝黄色的短波视野检查、高通视野检查、运动觉视野检查、频闪光栅刺激的倍频视野检查相结合。在现代视野计的发展中,了解软件的功能比硬件的性能更重要,因为需要应对不同的被检者、根据不同的检查目的选择不同的检查策略,同时应学会自动视野图的检查结果的分析。视野计大致有以下几种。

1. 平面视野计 平面视野计(tangent perimeter)是简单的中心 30° 动态视野计,一般用黑色绒布制成的无反光布屏,屏的背面为白布,并用黑线标记出 6 个相间 5° 的同心圆和 4 条径线,视野屏中心有一白色固视点,屏两侧水平径线 15°~20°,用黑线各缝一竖圆示生理盲点。以黑色无反光长杆前端装有不同大小的圆盘作为视标,最小视标直径为 1 mm,常用 2 mm 白色视标来检查。视屏与受检眼的距离为 1 m,检查时用不同大小的视标绘出各自的等视线。

2. 弧形视野计 弧形视野计(arc perimeter)是简单的动态周边视野计,其底板为 180° 的弧形板,半径为 33 cm。弧形视野计多为白色背景,以手持视标或投射光作为刺激物,旋转弧形板,于不同角度可测定视野的不同径线。在视野表上将各径线开始看见视标的角度连接画线,即为受检眼的视野范围,将各方向视标消失及重现的各点连接起来,则可显示视野中的暗点。弧形视野计操作简便,用于测定周边等视线(见二维码彩图 3-2-1、彩图 3-2-2)。

3. Amsler 方格 Amsler 方格(Amsler grid)为黑色(或白色)背景上均匀描绘的白色(或黑色)正方格线条(图 3-2-1),划分为 400 个小方格,每小格长宽均为 5 mm,线条均匀笔直,检查距离 30 cm 时,Amsler 方格表相当于 10° 视野。被检者固视于中心固视点,回答是否有直线扭曲、方格大小不等、方格模糊或消失现象。结果可让被检者自己标记在记录图上。Amsler 方格检查除用检测表格外,不须任何设备,是极为简单、迅速和灵敏的定性检查,主要用于中心大约 10° 范围视野检查,对检查黄斑部极有价值。黄斑病变患者自备 Amsler 方格可自己掌握病变进展情况。

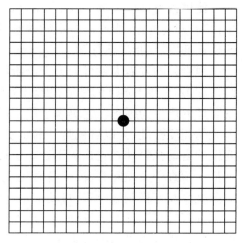

图 3-2-1　Amsler 方格

4. Goldmann 视野计　Goldmann 视野计为半球形视屏投光式视野计,半球屏的半径为 30 cm,内面为均匀白色背景,背景光亮度固定,光标刺激强度和投射部位可以调节,在视野计后面有 3 个横槽,其中 2 个控制光标的亮度、1 个控制光标的大小,光标的大小和亮度都以对数梯度变化。Goldmann 视野计的背景照明、光标大小和亮度均可标准化,检查中还可监视受检眼的固视情况,提高了检查结果的可重复性。该视野计为以后各式视野计的发展提供了刺激光的标准指标。Goldmann 视野计可用于中心视野和周边视野检查,主要用于动态等视线检查,虽然也可做静态阈值定量检查,但因耗时太长而较少应用。

5. Fridmann 视野计　Fridmann 视野计属静态、多刺激点、平面半自动定量视野计。这种视野计优点是检查速度快,但需要被检者密切配合准确描述,不适用于老年患者检测。因闪烁光刺激难以实现刺激视标标准化,这种视野计临床上已不使用。

6. 自动视野计　自动视野计(automated perimeter)是由计算机控制的静态定量视野计,它有针对青光眼、黄斑疾病、神经系统疾病的特殊检查程序,能自动监控被检者的固视情况,能对多次随诊的视野进行统计学分析,提示视野缺损是改善或者恶化。具有代表性的是 Humphrey 和 Octopus 视野计。应强调指出的是,自动视野计仍是一种主观的心理物理学检查。它能排除操作者方面的人为干扰,有利于被检者的随诊观察。但是对被检者精神或生理上的变化因素,它是不能完全排除的。比较好的自动视野计能提供这方面信息,如视网膜阈值的短期波动、假阳性或假阴性反应等,可以帮助判断某些轻微的视野变化是属生理性的,还是早期的病理改变(见二维码彩图 3-2-3、彩图 3-2-4)。

（三）视野计的基本结构

1. 平面视野计　平面视野计检查的是视野的中心部分,最常用的是 Bjerrum 氏屏幕。此视野计为 1 m 见方的黑色屏,在它上面以不明显的条纹按照视角的正切。检查时患者坐在视野计前 1 m 处,受检眼注视视野计中央的固视目标,另一眼遮以眼罩。

2. 弧形视野计　视标投影系统、弧弓、双环定位投影系统、头靠、工作台。

3. 电子视野计　视野刺激器、计算机系统、打印机。

任务三　角膜曲率计

（一）角膜形态

角膜具有中央接近球形而向周边逐渐平坦的光学结构特征。根据 Gullstrand 模型眼,角膜前表面中心曲率半径为 7.8 mm,后表面中央曲率半径为 6.8 mm,折射率为 1.367,等效角膜屈光力为 43.05D,折合眼睛总屈光力为 2/3。

角膜的表面具有非球面性,非球面是指中心到周边的曲率存在差异性变化,角膜的子午线截痕形态呈椭圆形,一般为长椭圆形(prolate),即角膜顶点曲率最大或曲率半径最短,从角膜顶点向周边的曲率半径逐渐增大,其变化呈连续性。

(二)角膜形态的测量意义

(1)估计屈光不正。

(2)评估角膜的病理变化。

(3)预测或评价角膜接触镜的验配。

(4)评估角膜接触镜的佩戴效果。

(5)评估屈光手术的效果。

(6)为特殊角膜接触镜设计提供参数。

(三)角膜形态测量主要方法

(1)角膜盘和照相角膜镜。

(2)角膜曲率计。

(3)角膜地形分析系统。

(4)其他。

(四)角膜曲率计

角膜曲率计主要有如下几种。

1.JaualSchiötz 角膜曲率计　JaualSchiötz 角膜曲率计是一种双像系统固定而改变光标大小的二位角膜曲率计(见二维码彩图 3-3-1)。

2.Bausch and Lomb 角膜曲率计　Bausch and Lomb 型设计原理是双像系统可变的一位角膜曲率计(见二维码彩图 3-3-2)。

3.Zeiss 角膜曲率计　Zeiss 角膜曲率计是一个双棱镜可变、两位的角膜曲率计,其光学设计能减少对焦而造成的误差。

4.Humphrey 自动角膜曲率计　Humphrey 自动角膜曲率计沿水平子午线测量角膜曲率半径,让患者盯视仪器做中心角膜测量,让患者分别偏鼻侧 13.5°和颞侧 13.5°测周边角膜,借助计算机输入系统,计算角膜顶点位置,给出一个相似系数,该相似系数能告诉检测者被测角膜与理论角膜如何匹配,所有的匹配参数都存在仪器里,如果被测角膜与理论角膜极不匹配,则说明该角膜形状不规则。

(五)角膜曲率计的测量区域

角膜曲率计测量的是角膜中央区域的曲率或屈光度,但角膜曲率计不是准确测量角膜几何中心的曲率,而是测量中心两边 1.2～1.8 mm 距离的角膜曲率作为近似值。靠近角膜中心的角膜曲率变化较小,变化的差异是不显著的,该中心区域可以假定为球性表面并且在每条径线上的曲率相同。

由于不同的角膜曲率计光标反射的角膜区域不同,所以用两个不同的角膜曲率计测同一角膜时常会有两个不同的曲率度数。

由于角膜曲率计仅仅表达角膜的小区域曲率形态,在患者随访检查时要特别注意的是:有时候角膜的不规则部分可能位于被测区域之外,这时仅看角膜曲率计上的度数可能会得出正常的结果,这一点必须引起重视。

（六）角膜曲率计的结构

（1）主机。

（2）投射系统。透镜、测试光标、光源、反光镜、光阑、分离棱镜、物镜等。

（3）观察系统。目镜、像散补偿器、角膜测量盘,读数放大器、光标调整旋钮升降台。

（4）头托颌托、额靠、遮眼板。

任务四 | 角膜地形图仪

地形图是地质学的一个名词,其定义为:对一个地区的天然的和人工的地势的描绘。而角膜地形图,即将角膜表面作为一个局部地势,用不同的方法进行记录和分析。随着计算机分析、彩色标识的问世,角膜表面形态得到更为直观而确切的表达,逐步形成两大类:①以表达角膜前表面的计算机辅助角膜地形图分析系统;②综合角膜前后表面形态的 Orbscan 系统及一些新近开发的精密仪器。

（一）角膜地形图的特性

角膜地形图不同于角膜曲率计,角膜曲率计仅能测量角膜表面 3 mm 直径范围的两点间的平均角膜屈光力和曲率半径,并不反映角膜表面的整个形状;而角膜地形图是对整个角膜表面进行分析,其中每一投射环上均有 256 点计入处理系统,因此,整个角膜就有约 7 000 个数据点计入分析系统。角膜地形图有如下特点。

1. 获取的信息量大 角膜曲率计仅能测量角膜总面积的 8%,12 环的角膜镜可测 70%,而角膜模型化装置（CMS）在角膜表面的测量面积达 95% 以上。一个典型的角膜地形图可包括 14 000 个数据点,还可利用人工智能技术将 12 000 个数据点显示成角膜厚度的多重剖面,检查者可根据需要加以选择。

2. 精确度高 常规的角膜曲率计只能测出角膜表面大约相距 3 mm 两点之间的平均角膜曲率半径值,即使在所测的 3 mm 范围内也不能肯定度数相同。而角膜地形图对角膜表面 8 mm 范围内测量精确度达 99.03%~100%,CMS 系统在人类的误差值在±0.25 D范围。

3. 易于建立数字模型 以相对和绝对高度标志的球面减数图,以及角膜子午线曲率标志图,采用光栅摄像测量技术用高度点而非曲率来解释角膜表面的变化。

角膜地形图仪显示的角膜地形图主要有轴向图和正切图两种,分别提供角膜前表面的弧矢曲率半径和正切曲率半径的分布,用数学的方法处理这些数据,推算出角膜前表面各子午线截痕的 Q 值以表示角膜表面的非球面特性。

4. 受角膜病变影响较小 以往的检查仪器（如角膜曲率计）很易受角膜病变影响,导致检查结果不准确或者无法检查。最近问世的角膜地形图仪 PAR、CTS 不仅可对上皮缺损、溃疡及瘢痕的角膜进行检查,而且其检查结果很少受到角膜病变影响,因此检查结果具有重要参考价值。

（二）角膜形态相关参数

角膜地形图以彩色屈光力图表示角膜表面形态，此外，还可以进行相关数据计算分析，以参数表达角膜的形态如下。

1. 表面规则指数（surface regularity index，SRI） 反映角膜瞳孔区 4.5 mm 范围内角膜表面规则性的一个参数，即对 256 条子午线屈光力的分布频率的评价，正常值为 0.05±0.03。

2. 表面非对称性指数（surface asymmetry index，SAI） 反映角膜中央区对称性的一个参数，即对分布于角膜表面 128 条相等距离子午线相隔 180° 对应点的屈光力进行计算，正常值为 0.12±0.01。理论上，一个屈光力相对称的曲面的 SAI 应为 0。

3. 模拟角膜镜读数（simulated keratoscope reading，SimK） 指模拟角膜镜影像第 6、7、8 环的读数最大子午线的平均屈光力及与之相垂直子午线的平均屈光力，正常值为（43.2±1.3）D。

4. 最小角膜镜读数（minimum keratoscope reading，MinK） 指角膜镜影像第 6、7、8 环读数最小子午线的平均屈光力及其子午线。

5. 潜视力（potential visual acuity，PVA） 是根据角膜地形图反映的角膜表面性状所推测出的预测性角膜视力，表明与 SRI 和 SAI 的关系，在一定程度上反映了角膜形态的优劣。

6. 不规则形 占 7.1%，角膜屈光力分布不规则，提示角膜表面形状欠规则。

（三）角膜地形图临床应用

（1）用于角膜屈光手术的术前检查和术后疗效评价，术前根据角膜地形图充分了解角膜形态，尤其是角膜散光、圆锥角膜及接触镜诱发的角膜扭曲等，术后可根据角膜地形图评价疗效。

（2）现代白内障手术可通过手术切口中和术前散光，因此可根据手术前检查的角膜地形图来指导手术切口设计。

（3）对角膜移植术后角膜散光做出准确的判断，从而指导矫正角膜移植术后的散光。

（4）计算角膜表面的屈光力，指导角膜接触镜的验配，提高准确性。

（四）角膜地形图仪构成

现代的角膜地形图仪大多基于以下 3 部分构成。

1. Placido 盘投射系统 将 16～34 个同心圆环均匀地投射到从中心到周边的角膜表面上，中心环直径可小至 0.4 mm，圆环可覆盖整个角膜。

2. 即时图像摄像系统 投射在角膜表面的环形图像可通过即时图像摄像系统进行即时观察、监测和调整，使角膜图像处于最佳状态下，然后用数码视频照相机进行摄影，并将其储存于计算机内以备分析处理。

3. 计算机图像处理系统 计算机先将储存的图像数码化，然后应用事先设定好的计算公式和程序进行分析，再将不同的分析结果用不同色的彩色图像（彩色）显示在显示幕上，同时分析统计的资料也一并显示出来，并可通过连接的彩色打印机进行打印。

（五）角膜地形图分析

正常角膜常见彩色屈光力图形态：从角膜地形图上可以看出角膜前表面的形态，角膜中央一般均较陡峭，向周边逐渐变扁平，多数角膜大致变平约 4.00D。

正常角膜的角膜地形图有以下几种常见类型：圆形、椭圆形、对称或不对称的蝴蝶结形（或称 8 字形）和不规则形。

1. 圆形　占 22.6%，角膜屈光力分布均匀，从中央到周边逐渐递减（见二维码彩图 3-4-1）。

2. 椭圆形　占 20.8%，角膜中央屈光力分布较均匀，但周边部呈对称性不均匀分布，表明有周边部散光。

3. 蝴蝶结形　分为规则蝴蝶结形和不规则蝴蝶结形。

（1）规则蝴蝶结形：占 17.5%，角膜屈光力分布呈对称领结形，提示存在对称性角膜散光，领结所在子午线的角膜屈光力最强（见二维码彩图 3-4-2）。

（2）不规则蝴蝶结形：占 32.1%，角膜屈光力分布呈非对称领结形，提示存在非对称性角膜散光。

4. 不规则形　占 7%，角膜屈光力分布不规则，提示角膜表面形状欠规则。

任务五　检眼镜

检眼镜是检查眼屈光介质和视网膜的仪器，是眼科一种重要的常用仪器。检眼镜分为直接检眼镜和间接检眼镜两类。应用直接检眼镜看眼底，检查者观察到的是视网膜本身，是没有立体感的正像；而应用间接检眼镜，检查者观察到的是由检眼镜形成的视网膜立体倒像。直接检眼镜的视场角范围为 10°～12°；而间接检眼镜观察到的视场角范围可扩大到 60°。两类检眼镜的眼底像放大倍数也不相同，直接检眼镜的放大倍数约为 15 倍左右，而间接检眼镜的放大倍数仅 2～3 倍。目前，临床上一般同时使用两类检眼镜进行检查：首先用间接检眼镜观察较大视野下有无病变，然后再用直接检眼镜在高倍率下检查眼底特定区域细微结构改变和形态特征。

（一）直接检眼镜

1850 年 Helmholtz 在柏林的物理学术报告会上展示了世界上第一台眼底检查设备，该设备采用一个镜片将照明光源发射出来的光线折射到被检查者的眼底，眼底的反射光线通过观察孔进入检查者眼中，使人类第一次看清活体人眼的视网膜。现代的直接检眼镜外形各异，但基本采用了梅氏检眼镜的原理（见二维码彩图 3-5-1）。

使用直接检眼镜可观察屈光介质有无混浊，也可观察眼底的血管、视盘、黄斑部、视网膜（见二维码彩图 3-5-2）。

（二）间接检眼镜

间接检眼镜与直接检眼镜的不同之处在于检察者用间接检眼镜观察到的并不

是眼底本身,而是通过放置在检查者和被检者之间的检眼透镜产生的倒像(见二维码彩图3-5-3)。

(三)检眼镜结构

1. 照明系统　由灯泡、聚光透镜、投射透镜和反射镜组成。
2. 光阑　位于聚光透镜和投射透镜之间。
3. 观察系统　分窥孔和聚焦系统。

任务六 | 眼压计

眼压是眼内压(intraocular pressure,IOP)的简称,是眼球内容物作用于眼球壁的压力。正常眼压有维持眼球的正常形态和光学完整性、保持眼内液体循环等作用。眼压与房水的生成、房水的排出和上巩膜静脉压有关,房水的生成是眼压形成的主要因素。在正常情况下,房水生成率、房水排出率和眼内容物的容积三者处于动态平衡,如果平衡失调,就会导致病理性眼压。

眼压计是用来间接测量眼压的仪器,眼视光师和眼科医师用眼压计来辅助诊断青光眼,另外眼压降低也可导致屈光改变。统计学上的正常眼压值范围是10～21 mmHg,代表95%的正常人群的生理性眼压范围。青光眼是一种通常以眼压升高为特点的疾病;有少数正常人眼压高于21 mmHg,但并没有青光眼性视神经和视野的损害,称为高眼压症;也有部分青光眼患者,眼压在正常范围却引起了青光眼性视神经和视野损害,称为正常眼压性青光眼。眼视光师转诊患者的一部分依据就是眼压。掌握正常和病理性眼压值非常重要,一般将坐位眼压>21 mmHg,卧位眼压>23 mmHg视为异常,24 h眼压波动范围≥8 mmHg、双眼眼压差值≥5 mmHg定为异常。

一、接触式眼压计的种类

接触式眼压计分为压平式和压陷式两类。

1. 压平式眼压计　是通过外力将角膜压平来测量眼压。压平式眼压计测量眼压时,使角膜凸面稍稍变平而不下陷,眼球容积改变很小,因此不受眼球壁硬度的影响。非接触式眼压计也属于压平式眼压计。

2. 压陷式眼压计　是用眼压计砝码的重量使角膜压成凹陷,在压的重量不变的条件下,压陷越深其眼压越低(见二维码彩图3-6-1、彩图3-6-2)。

二、非接触式眼压计的结构

1. 瞄准系统　有内注视目标装置,为患者提供注视目标。并附矫正镜片,使能看到清晰的目标,对于固视非常差者提供外部的固视光源。

2.光-电子的压平监测系统 即光电管接收装置,由 3 部分组成。①发射器:在角膜顶部可发出瞄准光束。②接收器。③侦察器:仅能接收从角膜发射的平行、同轴光线。静止状态下角膜仅反射极少光线进入接收装器,当角膜受喷射空气加压后,角膜曲率逐渐降低时,大量光线可被接收,这一变化在角膜压平的瞬间监测光线达到最大。

3.气动系统 当角膜图像调至正确位置时,由检查者操作启动装置以发出喷射空气,射至角膜顶部。气流力量随时间延长呈线性增加,以使角膜逐渐被压平,甚至在角膜恢复正常曲率前产生轻度凹陷(见二维码彩图 3-6-3)。

任务七 眼球突出计和眼科 A/B 型超声仪

一、眼球突出计

我国人眼眼球突出正常值为 12 ~ 14 mm,平均为 13.6 mm,两眼球突出度差值不超过 2 mm。如果高于或低于正常值,可考虑眼球突出或凹陷。

眼球突出度可用透明尺和 Hertel 突眼计进行测量,目前 Hertel 突眼计进行测量是常用且较为准确的方法。具体测量方法是:嘱被检者平视前方,将突眼计的两端卡在被检者两侧眶外缘凹陷处,检查者从突眼计的反光镜中读出两眼角膜顶点投影在标尺上的毫米数(见二维码彩图 3-7-1)。

眼球突出计的结构如下。

1.带刻度的平杆。

2.两个测量器:测量器上附有小刻度板及两个交叉呈 45°角的平面镜,分别反映刻度板数值及角膜顶点影像,利用等腰直角三角形的光学玻璃棱镜,将角膜顶点和刻度标尺同时通过斜面的全反射投影至棱镜前面,能精确测量眼球突出于外眶缘的高度。

二、眼科 A/B 型超声仪

眼科超声诊断是利用声波传播产生的回声显像进行诊断,掌握超声的物理性质和原理,需以解剖学和物理学等形态学为基础,并以临床医学密切结合。由于眼球和眼眶位置表浅,构造规则,从前到后(如角膜、晶状体、玻璃体、视网膜)各组织结构的分界面清楚,声衰减较少,是非常适合使用超声检查和诊断的器官之一(见二维码彩图 3-7-2)。

目前,大多数眼用超声诊断仪是 A 型和 B 型探头共享一个主机,应用电子计算机、微处理机、数字图像处理和电子测量等技术,使超声图像以丰富的灰阶梯度或彩色显示,图像分辨力高,可保存,且数据直接显示于屏幕上,可直接储存;还可输入数据计算人工晶状体的屈光度,使用方便。

在临床各科的超声诊断中,B 型超声的应用越来越普遍,但在眼科超声诊断中，A型超声仍然起着很重要的作用，这是因为眼球各部分结构的界面清楚，容易检出。而且A型超声测距准确，是B型超声所无法比拟的，这在眼科临床应用上特别重要。人工晶状体植入术前测量眼轴以计算人工晶状体的屈光度，以及眼内肿块病灶的病程观察，这都需要准确的活体测量，而A型探头的超声仪恰恰满足了眼科临床的需求。A型探头和B型探头在设计上有不同的要求，用一个探头兼做A超和B超扫描往往只能满足其中一种要求。在同一主机的不同插孔上分别插入A型和B型探头则是一很大的进步，A型探头标准化，B型图像分辨力提高，视网膜、脉络膜层与巩膜等组织得以分辨。为了最大限度满足A型和B型超声的不同设计要求，获得最好的诊断效果，最新一代的眼科超声诊断仪将A型超声和B型超声分开，各配备一台仪器主机。A型超声诊断仪标准化，配备组织模型以确定最适宜的仪器灵敏度（组织灵敏度），图像可储存和打印。

在临床检查时，Mini A型超声和Mini B型超声两台仪器并排放在一起，以A型超声为主，B型超声补充，使用A型超声检查，发现病灶后，再使用B型超声检查。对于较小的眼底病灶，由于A型超声探头小，声束窄，每次仅能扫查很小的范围，为了节省时间，可先使用B型超声探头寻找病灶，确定病灶的径线位置，再用A型超声显示病灶并测量。患者取卧位，被检眼表面麻醉后，用经过消毒的A型探头直接接触球结膜进行探查，共探查8条径线，即除3、6、9、12点位4条径线外，每两条径线中间再探查1条，令患者眼球转向所探查的径线，探头从这条径线的对侧角巩膜缘开始，向穹窿部扫查，图像显示这条径线的玻璃体和眼底从后极部到周边部，以及相应部位的眶内组织波形，从颞侧方6点位开始向颞侧沿着这8条径线扫查眼球1周，能够发现玻璃体内细小的混浊（如眼内炎早期），可测量视网膜、脉络膜厚度，显示眼底的扁平隆起灶。如发现病灶，应交替使用A型和B型探头进行扫查，直至对病灶的边界、形状、大小、位置、内部结构和反射性等都有足够的了解，能够做出诊断为止。

眼部超声的用途可测量眼轴长度、前房深度、晶状体厚度、玻璃体腔长度、眼球壁厚度。随着超声诊断仪不断更新，高频超声显像仪已被广泛应用于眼科疾病的诊断。它能清晰显示眼球各个结构，诊断准确率高，已成为眼科疾病诊断不可缺少的工具。

眼用A/B型超声的基本结构：主机、A型超声探头、B型超声探头、角膜测厚探头、内置打印机、脚踏开关。

任务八 ｜ 血管造影

临床常用的眼部血管造影有眼底荧光素血管造影（fundus fiuorescein angiography，FFA）和吲哚菁绿血管造影（indocyanine green angiography，ICGA）两种。

一、眼底荧光素血管造影

常用设备为眼底照相机、自动转片曝光装置、自动计时器和计数器、激发滤光片(蓝色滤光片)和屏障滤光片(黄色滤光片)、电脑。用于观察视网膜血管及血液循环状态,并进一步观察视网膜的状态,适用于视网膜、脉络膜及前部视神经的检查。正常眼底荧光素血管造影表现如下。

1.臂-视网膜循环时间(arm-retina circulation time,RCT) 荧光素从肘前静脉注射后到达视网膜动脉的时间,通常为 7~15 s。

2.分期 ①动脉前期;②动脉期;③动静脉期;④静脉期;⑤静脉后期及静脉晚期。各期有一定的循环时间及空间的荧光表现。

3.黄斑暗区 黄斑区无血管,故背景荧光暗淡。

4.视盘荧光 在动脉前期出现深层朦胧荧光和浅层葡萄状荧光。在动脉期出现表层放射状荧光。晚期沿视盘边缘呈环形晕状着色。

5.脉络膜背景荧光 在动脉前期,脉络膜毛细血管很快充盈并融合形成弥漫性荧光。

二、吲哚菁绿血管造影

吲哚菁绿血管造影是指根据脉络膜的结构和循环特点,利用吲哚菁绿的大分子结构特点和显色特点进行的脉络膜造影检查技术,适用于检查脉络膜、肿物、先天异常、色素上皮及视网膜下新生血管等。正常 ICGA 表现如下。

(1)臂-脉络膜循环时间约为(14.74±4.52)s。

(2)脉络膜动脉充盈时态后极部睫状后短动脉相继被充盈,表现为束状分支样形态。

(3)眼底后部强荧光时态动脉充盈后 3~5 s 脉络膜血管充满脉络膜造影剂色素,荧光最强。

(4)脉络膜荧光减弱时态染料开始排空,荧光辉度下降。

(5)脉络膜荧光消退时态眼底为均匀的灰白色纱状影像,视盘表现为圆形低荧光,黄斑部亦为低荧光暗区。

任务九 光学相干断层成像术

光学相干断层成像术(optical coherence tomography,OCT)是指对眼透光组织做断层成像。

(一)光学相干断层成像术的用途

1.眼前段光学相干断层成像术 可以用来测量角膜厚度、角膜上皮厚度、前房深度、前房宽度、房角、晶状体厚度、晶状体前后表面曲率半径等一系列参数,具有直观、分辨率高的优点。眼前段 OCT 已应用在眼科的以下领域:角膜屈光手术前后对眼角膜厚度的测量和评估;测量房角形态的改变以帮助青光眼诊断和治疗;获取角膜地形图诊断圆锥角膜;人工晶体植入后眼睛调节能力的测量和评估等。

2.眼后段光学相干断层成像术 为医生们提供了研究眼后段病理学的有效手段,是 OCT 技术应用最为成熟和广泛的临床领域。OCT 对视网膜的断层成像在诊断黄斑裂孔、玻璃体黄斑牵引综合征的病理,以及测量视网膜厚度、黄斑囊样水肿等病变方面具有独特的优势。这种优势源于眼睛是几乎透明的光学系统,光线穿透角膜、前房、晶状体和玻璃体,以很小的能量损失到达视网膜。而且 OCT 操作简单、扫描速度快、非接触成像等特点使其成为眼后段成像上不可替代的技术手段。

(二)光学相干断层成像术设备的基本构成

头靠、物镜、机身、显示屏、滑台及操纵手柄、计算机系统(见二维码彩图 3-9-1)。

任务十 | 波前像差仪

在理想光学系统中从点光源发出的所有光线,经过光学系统后最终会聚形成一个共轭的点像,而在现实的世界中,由于像差的存在,从点光源发出的光线,经过光学系统后不能再会聚成一点,而是形成了模糊斑,其形态和大小受系统像差构成的影响。几乎所有光学元件的成像质量都受到像差的影响,人眼作为精密的光学器官也不能幸免。人们很早就发现了像差的存在,并使用不同手段来测量、矫正像差,但是对像差的真正认识却只有几十年。

(一)理想波面与波前像差

从物理光学角度,一个点光源发出的光波是以球面波的形式向周围扩散的,某一时刻该点发出的所有光点形成的波面,称之为波阵面,即波前。如果光线向周围扩散传播过程中没有遇到任何不均匀的阻力,其波面即为理想波面,点光源形成的理想波面是一个以该点为中心的均匀球面。实际上,在该球面波向周围扩散传播过程中,由于介质中存在不均匀的阻力,将形成一个不规则的曲面称为实际波面,理想波面与实际波面之间的光程差,即为波阵面像差,又称波前像差。

(二)波前像差的临床意义

人眼的屈光介质主要由角膜、晶状体、房水及玻璃体等构成,起到透过光线、准确聚焦的作用。由于角膜、晶状体的表面曲率存在局部偏差,角膜、晶状体及玻璃体不同轴或晶状体及玻璃体内介质折射率不均匀,折射率存在局部偏差等原因,导致人眼总是存在波前像差。波前像差是影响人眼视力的重要原因。通常所说的视力,即最小分辨力(ordinary visual acuity),又称视锐度,是指人眼分辨出两点或两条线的能力。根据视网膜光感受器的解剖结构,人眼的理论最佳视力应达到小数视力 4.0,但是实际上大多数正常视力者最佳矫正视力只有 1.0 左右。这是因为人眼视力的极限受视网膜光感受器、神经中枢，以及眼球光学的限制。任何光学系统都受系统衍射限制，人眼也不例外，这一现象在瞳孔较小的时候尤为显著。当瞳孔逐渐增大时，虽然衍射对视觉的影响变小，但像差的影响显著增大。瞳孔直径大于 3 mm 时，正常视力与超常视力之间差距增大。由于像差的存在，人眼始终无法达到视网膜极限的超视力。

近些年来，随着屈光手术、白内障手术和角膜接触镜等的兴起，使人们对早已存在的波前像差理论有了重新的认识。近视、远视和规则散光等降低人眼视功能的光学缺陷可通过框架眼镜、接触镜或角膜屈光手术来矫正，而球差、彗差等降低人眼视功能的高阶像差则需要通过角膜屈光手术矫正。角膜屈光手术后早期，由于切削过后角膜曲率改变不理想、偏中心切削、角膜不规则等原因，波前像差呈暂时的增加，主要包括球差、彗差，以及其他高阶像差，从而导致术后暗视力下降、眩光、重影等种种视觉主诉。近些年来，随着角膜地形图引导，以及波前像差引导的个性化角膜切削的逐渐发展和完善，角膜屈光手术将对高阶像差的矫正带来巨大改变。

随着超声乳化白内障摘除联合人工晶状体（intraocular lens，IOL）植入术的快速发展，广大白内障患者的术后视觉质量大大提高。但是由于人工晶状体的光学特性与自然晶状体不同，且植入后人工晶状体与角膜的位置较术前发生了改变，往往导致术后人眼波前像差发生变化。另外，虽然 IOL 植入可大大改善白内障患者术后视力，但由于普通的 IOL 为双凸或平凸结构，并不能平衡角膜的像差，IOL 植入后，像差尤其是球差增加显著，引起视觉质量下降。目前已经有一些非球面设计的消像差 IOL，一定程度上可抵消术后波前像差的影响。

角膜接触镜本身存在大量像差，主要是球差。通常认为配戴角膜接触镜会增加人眼的波前像差，这和配戴接触镜后眼的像差与接触镜本身像差之间的差异有关。虽然，配戴角膜接触镜会改变眼生理，接触镜和角膜之间的相互作用会改变眼睛的光学性能。大量研究发现，硬性角膜接触镜可以提供比软镜更好的视力矫正效果，在许多情况下甚至超过框架眼镜的矫正效果。这可能是由于配戴硬性角膜接触镜后残留的未矫正的低阶像差（散光和球性离焦）少于软性角膜接触镜，以及硬性角膜接触镜矫正过程中的泪液镜降低了人眼高阶像差（如彗差和球差等）。对于角膜接触镜的验配和设计尚有一些关键技术问题亟待解决，但波前像差的测量对深入了解个体戴镜者的视觉质量、有效改善接触镜的矫正效果起了重要作用，具有一定的临床应用价值和前景。

（三）常用的波前像差仪

1. Shack-Hartmann 波前像差分析仪　是历史最为悠久、测量最为精确的像差分析仪。

2. Tscherming 波前像差分析仪　是基于 Tscherming 像差理论设计的客观式像差分析仪。

3. Tracey 波前像差分析仪　是基于光线追踪原理设计的客观式波前像差分析仪。

4. OPD-Scan 波前像差分析仪　是以 Sminov-Scheiner 理论为基础的客观式波前像差分析仪，采用检影的方式测量眼球的像差分布。

5. 主观型像差仪　是利用心理物理的方法测量人眼像差的像差仪。

（四）波前像差仪的基本结构组成

（1）测试头（主机）。

（2）三维移动工作台。

（3）脚控开关。

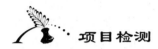项目检测

扫一扫、练一练

（董　茗）

项目四

眼科疾病诊查方法

眼科疾病诊
查方法彩图

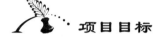 **项目目标**

①会进行眼科病史采集。②能够规范完成眼科一般检查并初步判读检查结果。③培养临床诊疗思维能力和医疗职业素养。

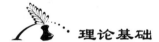 **理论基础**

语言在人际沟通中有着非常重要且不可替代的作用,医患沟通更是如此。良好的医患沟通能保证医疗活动的顺利进行,有助于医患双方相互理解、和谐相处。反之,医患将陷入双方失信,引发医患矛盾、两败俱伤的困境。接待患者时一个微笑,一句礼貌地打招呼都会缓解患者患病、看病的不安和焦虑,成为交流的良好起点。在病史询问和检查过程中关爱的眼神、平和的询问、耐心的解答会给患者心理的抚慰,精神的支持。"医者仁心",耐心、细致、体察入微的检查有助于发现早期病变,取得更好的治疗效果,减轻患者痛苦,减轻患者经济负担,提高医疗质量。

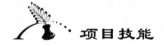 **项目技能**

眼附属器检查　　近视力检查　　色觉检查　　对比法视野
　　　　　　　　　　　　　　　　　　　　　检查

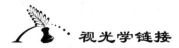 **视光学链接**

眼视光技术服务与临床眼病息息相关,如长期配戴角膜接触镜易患巨乳头性结膜炎;未按规定超时配戴角膜接触镜,角膜缺氧会引起角膜水肿,长期会有角膜新生血管形

成;配戴角膜接触镜操作不当,镜下异物等会引起角膜擦伤、结膜充血等;高度近视患者常伴眼部并发症如后巩膜葡萄肿、视网膜萎缩、出血、裂孔、视网膜新生血管、视网膜脱离、玻璃体液化等。

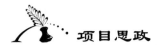

项目思政

"好言一句三冬暖,恶语伤人六月寒"。现代生物-心理-社会医学模式揭示了医务工作者态度、语言和语气对人群健康和疾患康复的深刻影响。

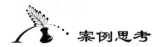

案例思考

患者,男,37岁:"医生,我眼睛刚才迷住了,很磨,睁不开眼睛,你快帮我看看吧!"思考:如何检查?

任务一 病史采集

病史采集是检查者以问诊的形式获得患者的疾病发生、发展、诊治过程及其全身健康相关信息的过程。眼科患者症状的变化表明眼病的发生、发展过程,详细、真实、可靠的病史对医生诊治眼病、推测预后起重要指导作用。

眼作为人体重要的感觉器官,绝不是一个孤立的器官,在胚胎发育上,它是中枢神经系统的延伸;在解剖上,它与耳鼻喉、口腔等器官,以及颅脑等组织紧密相连。许多内科、儿科、神经内外科及妇产科疾病都在眼部有特征性表现,如糖尿病、高血压、甲状腺功能亢进、早产儿视网膜病变、多发性硬化、妊娠高血压综合征等。因此,在病史采集时,必须耐心询问,注意患者的全身状况。只有掌握患者的全身健康状况,对眼病的诊治才能获得满意的效果。

病史应按主诉、现病史、既往史、个人史、家族史等顺序对患者进行系统的询问和记录。门诊病史应简明扼要,入院病史应系统详尽。主要内容如下。

1. 一般资料 包括姓名、性别、年龄、婚姻、职业、籍贯、通讯地址、入院日期、住院号等。

2. 主诉 是患者本次就诊的最主要的原因,包含主要症状和持续时间,应注明眼别,当两眼均异常时,应先着重最近发病的眼,然后为另一眼。

3. 现病史 是病史中最重要的部分,包括发病诱因与时间、主要症状的变化、有无伴随症状、缓解和加重的因素、诊治经过及疗效、与全身相关疾病的联系等。主诉和现病史有个体差异,表现在发病急缓、症状是否明显、病程长短、发病频率、部位局限或弥散、单侧或双侧等方面。

4. 既往史　包括既往一般身体状况、有无类似病史,既往眼病史及其与全身疾病的关系,全身病史及其用药史,外伤史、手术史、传染病史、食物或药物过敏史、戴镜史等。视光类疾病患者需详细询问戴镜史,包括戴镜时间、戴镜方式、是否有角膜接触镜配戴史、是否有角膜接触镜试戴失败史等。

5. 个人史　了解并记录可能与眼病有关的特殊嗜好、生活习惯、工作及生活环境,如烟酒嗜好可能引起烟酒中毒性视神经病变;食生猪肉史有助于对猪囊虫感染的诊断;非洲刚果地区生活后可能感染盘尾丝虫引起的河盲症。从近视防控角度考虑,近视的青少年或近视持续进展的成年人,需详细询问用眼习惯,包括每日近距离用眼时间、每次持续近距离用眼时间、户外活动时间、用眼时照明情况、读写姿势、握笔姿势、饮食习惯等。

6. 家族史　了解患者的家族成员包括父母、兄弟、姐妹等的健康状况及患病情况,了解有无类似患者,有无遗传性疾病、肿瘤、传染病等,父母是否近亲结婚。若有与患病者患同样疾病者要详细询问并记录。这些情况有助于对眼部遗传性疾病和先天性疾病的诊断。

任务二　眼科一般检查

一、眼部形态检查

眼部形态检查应在详细了解病史后进行。一般在良好的自然光线或人工照明下,先右眼后左眼,由外至内,从前到后,按解剖部位系统、有序地进行。

检查时注意:①双眼对比,有利于发现异常;②传染性眼病者,先健眼后患眼,以免交叉感染;③不合作患儿,采取家长将其手足及头部固定,使用开睑器开睑,而不用手强行掰开,以免眼球受挤压,引起患眼眼球穿孔或破裂,必要时可在麻醉下进行;④眼痛及刺激症状重者,可在0.5%丁卡因表面麻醉后检查;⑤检查角膜溃疡、角膜软化及眼球穿通伤患者,应动作轻柔,勿挤压患眼,以防眼内容物脱出;⑥遇有化学性烧伤时,立即用生理盐水或清洁自来水冲洗,同时清除结膜囊内异物,然后再进行病史采集、系统检查。

(一)眼附属器检查

1. 眼睑

(1)对比观察双眼睑皮肤有无充血、水肿、皮疹、皮下出血、溃疡、瘢痕、肿物;观察眼睑位置、形态,睑裂大小,有无眼睑回缩、睑内翻或外翻、上睑下垂;睫毛有无倒睫、乱睫、秃睫、变色及根部脓痂或鳞屑等。嘱被检者做闭睑运动,观察有无上睑迟落、眼睑闭合不全等。嘱被检者向下看,检查者向上轻轻牵拉上眼睑,观察睑缘是否充血、肥厚,睑板腺开口有无异常,同样向上看时,检查下睑缘。触诊双眼睑有无压痛、皮下气肿、皮下结节等。

（2）测量上睑提肌力量：令被检者向下注视,检查者用拇指紧压眶上缘眉弓部固定额肌,令其尽力向上注视,测量此时上睑缘上举幅度,代表上睑提肌的力量。若睑缘上举幅度在 4 mm 以下,表示肌力很差;5～7 mm 者肌力中等;8 mm 以上者肌力良好;正常者为12 mm 以上。

2. 泪器

（1）观察泪腺及泪囊前皮肤有无红肿、瘘管,触诊有无压痛及肿块。如有肿块,应判断其质地、硬度、移动性,是否眼球突出或移位。

（2）暴露上、下泪点,观察大小是否正常,有无外翻、闭塞,压迫泪囊区时有无分泌物自泪点溢出(注：泪囊区红肿时不可压迫)。

（3）泪道检查

1）荧光素钠试验：将 1%～2% 荧光素钠滴入结膜囊内 1 滴,2 min 后擤鼻,如涕中带有黄绿色,即表明泪道可以通过泪液。

2）泪道冲洗：表面麻醉后,用钝圆针头自下泪小点注入生理盐水,根据冲洗时阻力及液体流向判断。①冲洗无阻力,液体顺利进入鼻咽部,表明泪道通畅;②冲洗有阻力,部分自泪点反流,部分进入鼻咽,提示鼻泪管狭窄;③冲洗有阻力,液体完全从原路返回,表明泪小管阻塞;④冲洗液自下泪点注入,由上泪点反流,提示泪总管/鼻泪管阻塞,若同时有黏液脓性分泌物则提示鼻泪管阻塞合并慢性泪囊炎。

3）X 射线碘油造影或超声检查：可显示泪道阻塞部位及泪囊大小,为手术提供参考依据。

4）泪道探通术诊断：行泪道探通术有助于证实上泪道阻塞的部位。

（4）泪膜检查

1）泪液分泌试验：泪液分泌试验（Schirmer 试验）是将一条宽 5 mm、长 35 mm 的泪液分泌检测试纸条,一端折弯 5 mm,置于被检眼下结膜囊中外 1/3 交界处,另一端自然下垂,嘱被检者轻闭双眼,同时计时。5 min 后取出,从弯折处测量滤纸被渗湿长度。短于10 mm 为异常,此时主要评价泪腺功能。如检查在暗室内且表面麻醉后进行,则短于5 mm 为异常,主要评价副泪腺功能。

2）泪膜破裂时间：泪膜破裂时间（tear breaking-up time,BUT）需在裂隙灯显微镜、钴蓝光下进行。被检眼结膜囊内滴 2% 荧光素钠 1 滴,瞬目数次,使泪膜均匀着色。嘱被检者最后一次瞬目后正视前方,检查者即刻观察角膜中央直径 5 mm 范围内的泪膜并同时计时,至角膜上出现第一个黑斑或条状斑纹为止。重复以上观察 3 次,取 3 次平均值作为被检者的最终 BUT。正常人为 10～45 s,若短于 10 s 则提示泪膜不稳定。当瞬目后泪膜不能重新完整遮盖角膜时 BUT 为 0 s。

3）泪膜镜检查：该检查可对干眼做定性诊断。通过泪膜镜观察泪膜脂质层前后表面干涉图像推断脂质层厚度,从而分辨出脂质层异常的干眼及水质层缺乏的干眼,利于干眼患者的对因治疗。检查时嘱被检者将下颌置于颌托上,前额顶在托架上,直视前方。先在低倍镜下寻找角膜顶点,精确调焦,显示出泪膜图像,然后在高倍镜下观察泪膜的细微变化。图像呈淡灰色网纹样外观提示脂质层稳定均匀,呈现多彩条纹者为脂质层厚薄不匀。

3. 结膜

(1)球结膜:以拇指和示指将上下睑分开,嘱被检者向各方向转动眼球,检查球结膜有无充血、出血、水肿、染色、睑裂斑、翼状胬肉,以及有无异物、结节和分泌物等。

(2)睑结膜及穹窿结膜:注意观察其有无充血、水肿、乳头、滤泡、瘢痕、结石和睑球粘连以及有无异物及分泌物潴留等。

1)嘱被检者向上看,用拇指或示指在下睑中央部睑缘稍下方轻轻向下牵引,可暴露下睑结膜,令被检者尽量向上看,拇指或示指向后上轻推,可暴露下穹窿结膜。

2)上睑的检查方法有:①单手法。被检者向下看,检查者将一手拇指置于上睑缘中央稍上方,示指放于上睑中央眉下凹处,两指轻轻捏提上睑皮肤,拇指向上,示指向下捻转皮肤,即可翻上睑,暴露上睑结膜。嘱被检者尽量向下看,拇指将翻转后的上睑向后上方牵引可暴露上穹窿结膜。②双手法。被检者向下注视,检查者一手示指和拇指捏提上睑缘中央部皮肤往上翻卷的同时,另手拿棉签或玻璃棒,向下压迫睑板上缘,即可将上睑翻转。③婴幼儿可采用翻睑钩翻转上眼睑。

4. 眼球位置及运动

(1)嘱被检者头正位,正视前方,观察其双眼是否对称,角膜位置有无偏斜,有无眼球震颤,有无突出或凹陷。

(2)角膜映光法:采用点光源检查,观察反光点偏离瞳孔中心的位置,粗略估计眼球偏斜方向及斜视度(见二维码彩图4-2-1)。

(3)遮盖试验:包括遮盖-去遮盖和交替遮盖试验,判断有无斜视与斜视类型。

(4)眼球运动检查:嘱患者向左、右、上、下,及右上、右下、左上、左下8个方向注视,了解眼位和眼球运动情况。

(5)眼球突出度:可用 Hertel 突眼计进行测量。方法是嘱被检者平视前方,将突眼计的两端卡在被检者两侧眶外缘凹陷处,检查者从突眼计的反光镜中读出两眼角膜顶点投影在标尺上的毫米数。

5. 眼眶观察 双侧眼眶是否对称,触诊眶缘有无缺损、肿块、压痛、搏动等。

(二)眼前节检查

眼前节指位于晶状体之前的部分,包括角膜、巩膜、前房、虹膜、瞳孔和晶状体。临床检查方法有两种:①斜照法。即一手持聚光手电筒,从侧方距眼2 cm处斜照于检查部位,另一手持13D放大镜聚焦于眼前节检查部位处;②裂隙灯检查法。目前临床多用后者。

1. 角膜 观察角膜形状、大小、曲度、透明度、角膜后有无沉着物,检查有无上皮缺损、异物、新生血管及混浊,检查角膜感觉及角膜内皮情况等。

(1)角膜大小:可用米尺测量,若横径大于13 mm为大角膜,小于10 mm为小角膜。

(2)角膜上皮缺损检查:用1%~2%荧光素钠滴入结膜囊内,1~2 min后观察,缺损区呈黄绿色染色。该法亦可清楚显示角膜异物的部位及范围,观察角膜伤口有无房水渗出等。

(3)角膜曲度检查:最简单易行的方法是 Placido 映照法。观察 Placido 板在角膜上的映像:正圆形为正常,椭圆形为规则散光,扭曲形为不规则散光。精确测定可用角膜曲率计或角膜地形图检查。

(4)角膜感觉检查:嘱被检者正视前方,用一无菌细棉纤维条,自其侧面移近,用末端轻触角膜,注意勿使其看到棉条。同法检查另一眼,双眼进行比较。知觉正常者出现瞬目反射。若瞬目反射迟钝,表示知觉迟钝;瞬目反射消失,表示知觉麻痹。

(5)角膜内皮:一般采用角膜内皮显微镜检查角膜内皮细胞的数量、形态等,临床常用于青光眼、白内障等手术的术前评估,以及角膜内皮病变的诊断和鉴别。

2.巩膜 在自然光线或人工照明下观察巩膜有无黄染、充血、色素沉着及结节等,触诊有无压痛。

3.前房 主要检查前房的深浅和房水的透明性。浅前房有潜在发生闭角型青光眼的危险,房水混浊、积脓、积血等可提示眼部炎症或外伤。

(1)前房深浅检查

1)简易方法:用手电光在被检眼外眦处平行虹膜照向内眦,若鼻侧虹膜被完全照亮为深前房,若鼻侧虹膜仅被照亮 1 mm 或更少为浅前房。

2)裂隙光检查:调整裂隙灯光源与显微镜呈 30°～45°夹角,用窄裂隙光在 6 点下角膜缘做光学切面,比较周边前房深度和周边角膜厚度(corneal thickness,CT)来粗略判断前房深度。正常人周边前房深度>1/2 CT。该法仅间接反映房角的宽度,不能完全代替前房角镜检查。

3)前房角镜检查:通过光线折射或反射观察前房角各结构,判断房角的宽窄和开闭。前房角由前、后壁及两壁所夹的隐窝 3 部分组成。在前房角镜下,正常房角结构由前至后依次如下。①Schwalbe 线:又称前界环,为一白色、有光泽、略突起的细线,是角膜后弹力层终止处。②小梁网:为半透明、浅棕灰色小带,是多孔的网状结构,为房水排出的通路,巩膜静脉窦即 Schlemm 管位于其外侧,其滤过的功能部分位于后 2/3。③巩膜突:为紧接于小梁网之后的一灰白色或淡黄色细线,是房角前壁的终点。④睫状体带:为一棕黑色带,组成房角隐窝。⑤虹膜根部:为虹膜的最周边部,组成房角后壁,是房角隐窝的起点。

临床根据房角镜下所见,对房角做出分级。常用的是 Scheie 分级法:分为宽角、窄角Ⅰ～Ⅳ共 5 级。静态下全部房角结构可见者为宽角;只能看到部分睫状体带者为窄Ⅰ;只能看到巩膜突者为窄Ⅱ;只能看到前部小梁者为窄Ⅲ;只能见到 Schwalbe 线者为窄Ⅳ。

(2)房水混浊:可用房水闪光(Tyndall 征)来判断。房水混浊时,用柱状光照射前房,可在房水的光学空间内看到灰色闪光光带。

4.虹膜 观察其色泽、纹理,有无新生血管、粘连、结节、异物、萎缩,有无虹膜震颤、缺损或离断等。

5.瞳孔 检查对比观察双侧瞳孔形状、大小、位置等,检查瞳孔反射。正常成年人双眼瞳孔等大等圆,在自然光线下,直径为 2.5～4.0 mm,儿童及老年人稍小。

(1)瞳孔对光反射:在暗光照明环境中,用合适光源直接照射某侧瞳孔,该瞳孔的缩小称直接对光反射;未被照射眼瞳孔的缩小,称间接对光反射。

（2）近反射:嘱被检者注视远方,而后嘱其迅速改为注视眼前 15 cm 处视标,双眼瞳孔立即缩小,同时伴有集合及调节现象。

（3）Marcus-Gum 瞳孔:又称相对性传入性瞳孔反应缺陷,表现为患眼直接对光反射消失而间接对光反射存在;健眼直接对光反射存在而间接对光反射消失。

（4）Argyll-Robertson:瞳孔直接对光反射消失而集合反射存在,常见于神经性梅毒。

6.晶状体　观察晶状体的透明程度,如有混浊应注明其部位、形态、颜色等;观察晶状体形态、位置等。必要时散瞳检查。

（三）眼后节检查

眼后节指位于晶状体后表面以后的部分,包括玻璃体、视网膜、脉络膜和视神经。检查应在暗室内进行,为详细观察可散大瞳孔,散瞳前需了解病史、测量眼压。

1.检查顺序　一般遵循先观察玻璃体有无混浊、积血、机化、闪辉等,后检查视乳头色泽、形态、大小、边界、杯盘比,有无隆起、充血等,再沿视网膜血管走向依次检查颞上、颞下、鼻上、鼻下象限的眼底:①观察血管形态、管径粗细、有无血管搏动、交叉处压迫、异常血管等;②观察各象限视网膜色泽、透明度,有无出血、渗出、水肿、色素改变,有无变性、裂孔、脱离、增殖,有无视网膜、脉络膜缺损等;③检查黄斑区。

2.目前常用方法　有直接检眼镜检查、双目间接检眼镜检查、裂隙灯显微镜联合特殊透镜(前置镜、三面镜等)检查、激光扫描检眼镜检查。

（1）直接检眼镜检查法:直接检眼镜所见为眼底正立像,放大倍率约 16 倍,适于观察后极部微小病变,如微血管瘤、细小渗出、色素改变等。缺点是视野范围小且无立体感。

（2）双目间接检眼镜检查法:双目间接检眼镜目前临床常用,与直接检眼镜相比,其特点如下。①双眼同时观察,立体感好;②所见眼底像为倒立的放大 4 倍的虚像,即左右、上下颠倒;③照明光线强,可调性好;④可视范围大,可检查到赤道部之前的周边部视网膜,辅以巩膜压迫器,可观察到锯齿缘,利于寻找视网膜周边部病变。检查一般在暗室中进行,屈光不正的检查者需戴上合适的眼镜。

（3）裂隙灯显微镜检查法:一般在充分散瞳下,借助特殊透镜进行检查。常用的透镜如下。①前置镜(-58.60D):检查时置于被检眼角膜前 15 mm 处。其缺点是放大倍率小,镜野小,玻璃体和周边部眼底不易观察。②双凸透镜(+90.00D 或+56.00D):检查时置于被检眼角膜前 10 mm 处,可见赤道以后范围眼底的立体倒像。③三面镜:表面麻醉后置于角膜表面进行检查,通过反射镜所见眼底物像为反射像。因其内有倾斜角度分别为 75°、67°、59°的 3 个反射镜面,故眼底各部及其前房角均能检查,使用最为方便。

（4）激光扫描检眼镜检查法:激光扫描检眼镜又称飞点性电视检眼镜,是利用弱激光束作为照明或激发光源进行眼底检查。不同波长的激光束扫描眼底可得到不同层次的眼底图像。其优点有:①入射光线弱,不引起患者不适;②入射光线细,提高了景深,且立体感强,利于检查玻璃体混浊、玻璃体后脱离,以及视网膜的隆起;③因反射光线不需形成光学像,避免了光学像差,提高了图像质量;④可做眼底大范围检查,能够连续录像存档,可在小瞳孔下进行。

（四）眼压测量

眼压测量方法有指测法及眼压计测量法。

1. 指测法 用手指的感觉判断眼压的一种简单、易行方法，属于定性估计眼压。嘱被检者两眼向下看，检查者两手示指尖放在上睑板上缘的皮肤表面，两示指交替轻压眼球，体会波动感，估计眼球的抵抗力。记录方法：眼压正常为 Tn，眼压轻度升高为（T+1），眼压中度升高为（T+2），眼压极度升高为（T+3）；反之，则以（T−1）、（T−2）、（T−3）分别表示眼压稍低、较低和很低（见二维码彩图 4-2-2）。

2. 眼压计测量法 应用眼压计测量眼压。

二、眼部功能检查

视功能检查是评估被检者主观上对事物认知和分辨能力的常用方法。包括视力、视野、色觉、明适应与暗适应、对比敏感度、立体视等视觉心理物理学检查和视网膜电图、视觉诱发电位等视觉电生理检查。

（一）视力检查

视力分为中心视力与周边视力，周边视力又称视野。中心视力分为远视力与近视力，是形觉的主要标志。视力是分辨二维物体形状大小的能力，中心视力反映视网膜黄斑中心凹的视觉敏锐度。视力表是检查中心视力的重要工具。

1. 视力表的设计 视力表是根据视角原理设计的。沿用天文学方面的提议，人眼能分辨出两点间最小距离的视角是 1 分（1′）角，视力是根据视角算出来的。视力是视角的倒数，视角为 1′ 时，则视力 = 1/1′ = 1.0；如视角为 5′ 时，则视力为 1/5′ = 0.2。目前常用的是国际标准视力表及 ETDRS（early treatment diabetic retinopathy study）视力表。国际标准视力表上 1.0 行的 E 字符号，在 5 m 处，每一笔画的宽度和笔画间隙的宽度各相当于 1′ 角。正确认清这一行，即具有 1.0 的视力。有些视力表不采用小数记录而是采用分数记录。其将视力表置于 6 m 或 20 ft（1 ft = 0.304 8 m）处，将视力记录为 6/6、6/12、6/30、6/60 或 20/20、20/40、20/200 等，亦可换算成小数。除字母外，视力表的 E 字图形亦可用有缺口的环形符号，黑白相间的条纹和简单易识的图形代替。

实际上，真正测量远方视力的距离是 5 m 以上，因为 5 m 以外的发散光线进入瞳孔时方可近似地视为平行光线。

标准对数视力表：有些视力表视标增进率与视角增进率不一致。如视标 0.1 行比 0.2 行大 1 倍，而视标 0.9 行比 1.0 行仅大 1/9。对数视力表，视标阶梯按视角递增，两行视标视角差异大小为 1.26。采用 5 分记录法。国外的 LogMAR 视力表（logarithm of minimal angle of resolution）采用对数法进行视标等级的分级。美国糖尿病性视网膜病变早期治疗研究（early treatment diabetic retinopathy study，ETDRS）组采用的视力检查法是目前国外临床试验的标准方法，采用对数视力表，视标增率为 1.26，每隔 3 行视角增加 1 倍，如小数记录行 1.0、0.5、0.25、0.126。该视力表共 14 行，每行 5 个字母，检查距离 4 m，识别 1 字为 1 分。全部识别为 100 分，相当于视力 2.0。如能正确读出 ≥20 个字母（视力>0.2 时），记分+30 分；视力<0.2 时，1 m 处检查，记分为 4 m 时正确

读出的字母数+在 1 m 处正确读出的字母数。在 1 m 处不能正确读出字母记录：光感或无光感。

视标的种类：Snellen E 字形、英文字母或阿拉伯数字、Landolt 带缺口的环形视标、儿童用的简单图形视标。

另外，视力表应该防止被检查者背诵或默记下来。可选择转盘式、投影式、荧光屏式。为适应流行病学调查需要，也可应用便携式视力表。视标虽种类繁多，但存在统一的标准化问题。

2. 远视力检查　远视力检查应将视力表悬挂在光线适宜处，避免阳光直射，悬挂高度以 1.0 行视标与被检眼等高为宜，检查距离为 5 m。检查时一般先右眼后左眼，或先健眼后患眼；戴矫正眼镜者，应先查裸眼视力，再查矫正视力。检查时自上而下逐行辨认视标，要求被检者 3 s 内分辨出视力表字符缺口的朝向，直至不能辨认为止。记录受检眼所能完全正确辨认的最小视标字符行旁边的数字，即为被检眼视力。

如 0.6 行右眼完全正确辨认，记录为："右眼：0.6"；若该行有 2 个视表辨认不清，记录为："右眼：0.6-2"；若看清该行，且下一行有 2 个视表能辨认，则记录为："右眼：0.6+2"。如受检眼视力低于 1.0，需查小孔镜视力，若该视力有提高，则提示可能有屈光不正。记录时还应注意：注明裸眼或矫正（应写明矫正镜片度数），小孔视力或裂隙镜视力。

如被检者在 5 m 处不能辨认 0.1 行，则嘱其前移，直至辨清为止。此时视力计算：视力=0.1×实际检查距离（m）/5（m）。例如：距离 2 m 处能辨清 0.1 行，则其视力为0.04。

如被检者在 1 m 处仍不能辨认 0.1 行视标时，则查指数：被检者背光而坐，检查者伸出不同数目的手指，自距被检眼 1 m 处开始逐渐移近，直至能正确辨认为止。记录其最远距离。视力表示为：指数/距离。例如："指数/20 cm"。

如眼前指数无法辨认，则查手动：在被检眼前摆动检查者手掌，记录能正确判断手动的最远距离。视力表示为：手动/距离。例如："手动/15 cm"。

如被检眼不能判断眼前手动，则检查光感：在暗室内用手电筒或检眼镜照射被检眼，请被检者判断眼前有无亮光，如判断正确，记录为"光感/距离"。否则"无光感"。最远光感距离，一般到 5 m 为止，如"光感/5 m"。

对有光感者要检查光定位：嘱被检者注视正前方，在其眼前 1 m 处上、下、左、右、左上、左下、右上、右下变换点状光源位置，用"+""-"表示光定位"阳性"或"阴性"，采用井字格记录。

3. 近视力检查　近视力检查临床常用标准近视力表或耶格（Jaeger）近视力表。检查时要求光线适宜，先右后左，检查距离一般为 30 cm，也可让被检者自我选择。记录能辨认的最小视标和实际距离。如"1.0（15 cm）"。

4. 婴幼儿视力检查　婴幼儿难以合作，无准确表达能力，因此，检查重点是：①小儿注视反射和跟随反射的观察；②两眼视力是否有差别。前者可大致了解患儿视力情况。常采用手电筒光或大小不同、色泽鲜艳的物体置于被检婴幼儿前方，观察其是否注视灯光或物体；移动目标时，观察其头部或眼球是否跟随目标移动。后者可采用交替遮盖法来检查。遮盖一眼患儿表现如常，遮盖另一眼时表现躁动不安，试图拒绝或避开遮盖物,提示拒绝遮盖侧视力好于对侧。另外,还可以利用视动性眼震(OKN)、优选注视法(PL)、视觉诱发电位等,来客观地、定量地了解婴幼儿视功能。优选注视法又称选择性观看法,其检查用具是一系列成对的图片:一片为黑白相间、宽窄相等的条栅图片,另一片为平均灰度与条栅相同的均匀灰色图片,检查时,同时出示一对图片,观察婴幼儿是否注视条栅图片。如被检者注视条栅图片表示具有相应视力;如视力较差,只对条栅有反应,对较细条栅图片反应与对应灰色图片无明显区别(见二维码彩图4-2-3)。

(二)色觉检查

色觉(color vision)是指人眼感知和辨别色彩的能力,是视网膜对不同波长光的感受能力,是人眼视网膜视锥细胞的一种重要功能。

色觉检查为主觉检查,要求在自然光线或白炽灯下进行,是就业、入学、服兵役及从事交通运输、美术等工作前体检的必需项目,亦用于一些获得性色觉障碍疾病的诊断和鉴别诊断,如视网膜病变特别是黄斑病变可导致蓝、黄色障碍;视神经病变一般表现为红、绿色障碍。色觉检查的常用方法有以下几种。

1. 假同色图 假同色图又称色盲本。在同一幅色彩图中既有相同亮度、不同颜色的斑点组成的图形或数字,也有不同亮度、相同颜色的斑点组成的图形或数字。正常人根据颜色来辨认,而色盲者仅能以明暗来判断。

检查时,眼睛距图0.5 m,被检者视线与检查图表面垂直。展示示教图,使被检者明白如何辨认。屈光不正者可戴镜检查。还要注意:①环境中不可有红绿色背景,以免干扰检查结果;②被检者不可戴有色的眼镜或角膜接触镜;③根据被检者认知情况,选用与被检者相匹配的色彩图;④检查时应随意翻动检查图,以免被检者背诵结果。

依据被检者的辨认结果、时间,做出判断:能在5 s内准确读出的为正常;读出错误或不能读出的为色盲;读出时间延长,但仍能正确认出,或一开始能迅速正确读出,但继续反复检查则逐渐产生错误的为色弱。根据色盲本内附带的说明,可判断为何种色盲或色弱。

2. 色相排列法 常采用FM-100色彩试验及D-15色盘试验。此法为在固定照明条件下,令被检者将许多形状与大小一致但颜色不同的色相子按色调依次排列,根据其排列顺序是否正常来判断有无色觉障碍及其程度和类型。

3. 色觉镜 是检查色觉异常的一种较准确方法。利用红光与绿光适当混合后可形成黄光的原理,观察被检者调配红光和绿光的比例,来判断有无色觉障碍及其程度和类型。Nage I色觉镜被认为是诊断先天性红绿色觉异常的金标准,Nage II色觉镜可用于检测蓝色觉异常。

(三)视野检查

视野是指眼固视正前方时,所能感知到的外部空间范围。反映的是黄斑中心凹以外视网膜感光细胞的功能,又称周边视力。距注视点30°以内范围的视野称中心视野;30°以外为周边视野。

当视野狭小时,从事交通工具驾驶或本身及周围物体有较大范围活动的工作会有障碍,甚至行路也有困难。因此,世界卫生组织规定无论中心视力好坏,视野小于10°者为盲。

1. 正常视野　同一被检眼采用不同大小、不同颜色的视标检查,所得视野范围不同。用 3 mm 直径白色视标检查,正常人单眼动态视野的平均值是:上方56°,下方74°,鼻侧65°,颞侧90°(图4-2-1)。蓝、红、绿色视野依次递减10°左右。生理盲点的中心在注视点颞侧15.5°,水平中线下1.5°处,其垂直径为7.5°,水平径5.5°。生理盲点的上下缘可有狭窄的视乳头附近大血管的投影暗点。正常视野还包括视野范围内各部分光敏度正常。视野通常还会受到被检者精神状况、鼻梁高低、瞳孔大小、上眼睑位置等的影响。

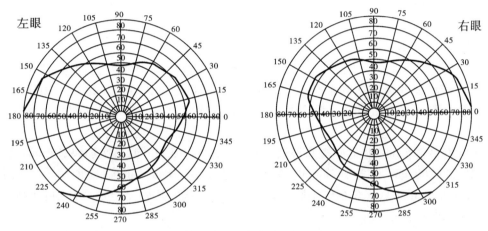

图4-2-1　正常视野范围

2. 视野检查的种类

(1)动态视野检查:以同一刺激强度的视标,由视野周边部不可见区向中心可见区匀速移动,以探测不可见区与可见区的分界点,称为动态视野检查。该检查主要是用于测量等视线和检测暗点的范围。其优点是检查速度快,适用于周边视野的检查;缺点是对小的、旁中心相对暗点发现率低。

(2)静态视野检查:在视野的某点上由弱至强呈现一系列不同刺激强度的视标,被检者刚能感受到的刺激强度即为该点的视网膜光敏感度或光阈值。该检查是一种精确的视野定量检测,目的在于量化每一个检测位点的光敏感度。

3. 常用的视野检查方法

(1)对比法:属于动态视野检查法。通过比较检查者的正常视野和被检者的视野,来粗略估计被检者的视野是否正常。步骤如下:①检查者与被检者面对面而坐,距离1 m,眼位等高。②检查右眼时,被检者右眼与检查者左眼对视,并各自严格遮盖对侧眼;检查左眼时反之。③检查者将某一视标(手指、棉签或点光源)置于与两人等距离处,从各方位周边向中央匀速移动,嘱被检者发现视标时即告知。④比较两人看到视标的位置,评估受检者的视野。此法不需仪器、操作简便,但不够精确、无法记录,不能供以后做对比。

（2）视野计检查法。

（四）对比敏感度检查

对比敏感度（contrast sensitivity function,CSF）是指在不同明暗背景下,人眼对不同空间频率的条栅视标的识别能力。空间频率是指 1 度视角所含条栅的数目（即周数）,用周/度（c/d）表示。对比敏感度由黑色条栅与白色间隔的亮度决定。把人眼所能识别的最小对比度称为对比敏感度阈值。阈值越低视觉系统越敏感。因此,对比敏感度有助于早期发现及监测某些与视觉有关的眼病,如青光眼、黄斑疾病、糖尿病性视网膜病变等视网膜、视神经疾病及屈光间质混浊疾病。临床以不同视角对应的不同空间频率作横坐标,条栅与空白之间亮度的对比度作纵坐标,来绘制对比敏感度曲线。正常人的该曲线似倒 U 形。

（五）暗适应检查

从明处进入暗处时,人眼起初一无所见,随后逐渐能看清暗处的物体,这种对光的敏感度逐渐增加并最终达到最佳状态的过程称为暗适应。暗适应是视网膜感光细胞特别是视杆细胞的重要功能,可反映人眼光觉敏感度是否正常,可对夜盲症状进行量化评价。

正常人最初 5 min 暗适应提高很快,随后减慢,8 ～ 15 min 时再次加快,15 min 后又减慢,直到 50 ～ 60 min 时达到稳定的最高峰。在 5 ～ 8 min 时暗适应曲线有一转折点（α 曲,kohlrausch 曲）,代表视锥细胞的暗适应过程结束,其后完全是视杆细胞的暗适应过程。常用检查方法如下。

1. 对比法　暗适应正常的检查者与被检者同时进入暗室,在同等条件下,比较两人在暗室内可辨别出相同物体的时间。该法简单易行,可粗略地判断受检者的暗适应功能。

2. 暗适应仪　检查常用的有 Coldmann – Weeker 暗适应计、Hartinger 暗适应计、Friedmann 暗适应计等,其内部均有可调光强度的照明和记录装置,并绘制被检者暗适应曲线。

（六）立体视觉检查

立体视觉又称深度觉,是人感知各种物体立体形状、相互间空间位置关系的能力。是大脑高级中枢对双眼物像综合分析的结果,为高级心理、生理反射。双眼单视、双眼视差为其基础。单眼视力下降较双眼视力对称性下降更能引起立体视觉障碍。临床可采用同视机法、立体视觉检查图片或计算机立体视觉检测系统等进行立体视觉检查。

（七）视觉电生理检查

外界物体成像于视网膜后,需转化为生物电,经神经冲动传至视皮层形成视觉。视觉电生理检查就是通过检测视觉系统的这些生物电活动来了解视功能。该检查属于无创、客观的检查方法,特别适用于检查不合作的幼儿、智力低下者及诈盲者。

临床常用的视觉电生理检查包括眼电图（electro – oculogram, EOG）、视网膜电图（electroretinogram, ERG）和视觉诱发电位（visual evoked potential, VEP）,各自检测的波形与视网膜各层组织的关系如下:色素上皮—EOG;光感受器—ERG 的 a 波;双极细胞,

Maller 细胞—ERG 的 b 波；无长突细胞等—ERG 的 Ops 波；神经节细胞—图形 ERG；视神经—VEP 和图形 ERG。

1. 眼电图　EOG 是不加额外光刺激时,眼球的静息电位。其产生的前提是感光细胞与视网膜色素上皮的接触和离子交换。因此,主要反映视网膜色素上皮和光感受器的功能,其异常表现常见于视网膜色素上皮、光感受器细胞病变及中毒性视网膜疾病等。临床也可用于检测眼球位置和眼球运动的变化。

2. 视网膜电图　ERG 是光刺激视网膜时,从角膜或相应部位记录的视网膜总和电反应。依据刺激条件分为闪光 ERG(flash-ERG)、图形 ERG(pattern-ERG)、局部 ERG(local-ERG)、多焦 ERG(multifocal-ERG)等。其中闪光 ERG 主要反映视网膜神经节细胞之前的视网膜组织细胞的功能状态;图形 ERG 反映后极部视网膜神经节细胞功能。

3. 视觉诱发电位　VEP 是视网膜受闪光或图形刺激后在枕叶视皮层所产生的电活动。从视网膜神经节细胞至视皮层,任何部位的神经纤维病变都会产生异常 VEP。图形 VEP 适用于屈光间质透明且合作的被检者,主要反映黄斑中心凹功能。闪光 VEP 常用于婴幼儿、屈光间质混浊和不合作者,以及视力损伤严重、不能做图形 VEP 检查者。

任务三　眼科特殊检查

眼科特殊检查主要是眼部的影像检查。

一、眼部超声检查

超声检查是利用超声波的声能反射,形成波形或图像,从而反映机体结构和病理变化的物理诊断技术。眼及眼眶位于人体的前部表层,声学解剖界面清楚,声衰减较少,是适于超声检查的部位之一。眼部超声检查的方式分为直接探查法和间接探查法。

(一)A 型超声

A 型超声是以波峰形式显示探测组织每一声学界面的回声,并按其返回探头时间的先后依次排列于基线上,形成与探测方向一致的一维图像。波峰高度表示回声强度。目前临床常用于生物测量,如前房深度、眼轴长度的测量,以及人工晶体的度数计算。

A 型超声的检查方法有直接测量法和浸入式测量法,临床常用前者。其步骤是:被检眼表面麻醉后固视正前方一目标,检查者将探头垂直置于角膜顶点(勿施压于角膜),此时,显示屏上依次出现 4 个反射高峰:探头与角膜接触产生的始波峰;房水与晶状体前、后面的回声波峰;玻璃体-视网膜界面回声波峰。4 个波峰同时达到最大值时,检查结果最精确。

(二)B 型超声

B 型超声是以亮度不同、大小不等的光点形式,将界面反射的回声构成与声束轴向及探测方向一致的声像图,光点亮度表示回声强度,属于二维图像,可以形象、准确地显示被探查组织结构,并能实时扫描动态改变。临床广泛用于眼后段疾病、眼眶及眶周病变、眼外伤等的检查与诊断。

B 型超声检查一般采用直接探查法。检查时嘱被检者轻闭双眼,被检眼眼睑涂适量耦合剂,将探头足板置于上眼睑中部,左右移动进行纵切面扫描,然后探头横置,上下移动进行横切面扫描。发现病变后,可采用双眼对比、后运动检查、磁性试验、压迫试验等对病变进行详细探查。

(三)超声生物显微镜

超声生物显微镜(ultrasound biomicroscopy,UBM)是一种超高频率 B 型超声,穿透力弱,探测深度 5 mm 左右;分辨率高,约为 B 型超声的 10 倍。因此,可像生物显微镜一样对眼前段组织结构进行检查。该法是目前唯一能在活体状态下显示后房与睫状体的检查方法。临床常用于检查青光眼房角及前后房、眼外伤后睫状体、前部脉络膜脱离及房角后退、眼前段异物及角巩膜疾病等。

(四)彩色多普勒血流成像

当超声探头与血流中的红细胞之间有相对运动时,回声频率会发生改变(即频移):红细胞向探头运动,回声频率增加;背离探头运动,回声频率降低。此现象称为多普勒效应。彩色多普勒血流成像(color Doppler flow imaging,CDFI)就是利用该原理,将眼部血流特征以彩色形式叠加在 B 型超声图上显示。通常将流向探头的血流定为红色(常为动脉),背离探头的为蓝色(常为静脉);血流速度越快,颜色越明亮。临床常用于检查眼底血管性疾病、眼内肿瘤、眶内肿瘤等。

二、眼底血管造影

(一)眼底荧光血管造影

眼底荧光血管造影(fundus fluorescence angiography,FFA)是眼科临床常用的、基本的眼底血管造影方法。

1. 基本原理　将荧光素钠经肘静脉快速注入人体后,用紫蓝色光照射眼底,使眼内血液循环中的荧光素钠被激发产生黄绿色荧光,眼内充盈荧光的血管、荧光渗漏及组织染色处均显影,采用具有特定滤光片的眼底照相机可拍摄眼底血管及其灌注的过程。因 FFA 出现脉络膜血管影像的时间仅几秒,故本检查主要反映视网膜血管的情况。

2. 正常 FFA 表现

(1)臂-视网膜循环时间 10 ~ 15 s。

(2)血管造影分 5 期。①视网膜动脉前期或脉络膜循环期:表现为脉络膜背景荧光、视乳头淡弱荧光、睫状视网膜动脉充盈。②动脉期:动脉层流→动脉充盈,1.0 ~ 1.5 s。③动静脉期:动脉充盈→静脉层流,视网膜毛细血管网显影清晰,2.5 ~ 3.0 s。④静脉期:静脉层流→静脉充盈,静脉荧光均匀一致,动脉内荧光强度逐渐变淡或消失。⑤晚期:一般指注射荧光素钠 5 ~ 10 min 后。

(3)黄斑暗区表现为黄斑区背景荧光暗淡。

3.FFA异常眼底荧光图像

（1）视网膜循环改变：表现为视网膜血管充盈迟缓、充盈缺损、充盈倒置与逆行充盈。常见于视网膜动静脉的狭窄或阻塞，及视网膜侧支血管和动静脉短路。

（2）强荧光和荧光渗漏：表现为透见荧光（窗样缺损）、荧光素渗漏、异常血管结构和视乳头及背景荧光增强。常见于视网膜色素上皮萎缩、先天性色素上皮减少等引起的透见荧光；微动脉瘤、新生血管、视网膜和脉络膜渗漏引起的高荧光。

（3）弱荧光：表现为荧光屏蔽和血管充盈缺损，常见于玻璃体或视网膜前出血、视网膜中央动脉阻塞、糖尿病性视网膜病变、视网膜静脉阻塞缺血型患者等。

（二）吲哚菁绿血管造影

吲哚菁绿血管造影（indocyanine green angiography，ICGA）是以吲哚菁绿为造影剂，以近红外光作为激发光，进行脉络膜造影检查的技术。吲哚菁绿可以较好地穿透黑色素、血液、渗出液和浆液性分泌物。因此，ICGA是FFA的一种重要补充，特别适用于显示隐蔽的脉络膜新生血管和其他脉络膜血管异常。临床主要用于脉络膜疾病、视网膜色素上皮疾病、黄斑下新生血管，以及某些视网膜疾病的诊断与鉴别诊断。

三、共焦激光扫描检查

（一）共焦图像血管造影

共焦图像血管造影（confocal imaging angiography，CAL）是利用共焦激光扫描技术进行多功能、多层面的眼底造影。共焦激光扫描技术可在眼底一定范围内的不同层次进行连续扫描，仅将聚焦平面的探测信息绘制成图像，能保证空间及轴向的测量精度，同时还可提供分辨率高的三维造影图像。

该检查既可进行眼底荧光血管造影又可进行吲哚菁绿血管造影，或二者同时进行，利于对视网膜、脉络膜疾病的早期诊断与鉴别。该造影的眼底表现见荧光血管造影、吲哚菁绿血管造影的相关内容。

（二）共焦激光扫描检眼镜

共焦激光扫描检眼镜（confocal scanning laser ophthalmoscope，CSLO）是采用弱激光束扫描眼底，在光路上设置一可变共焦装置，从而获得不同层面的反射光线信息，经计算机处理，构建出眼底地形图。该检查是以三维图像形式展现眼底状况。可以动态观察视网膜形态、判断生理凹陷深度、测量杯盘比值或视乳头边缘面积等。适用于视乳头、视网膜特别是黄斑部疾病检查。

（三）角膜共焦生物显微镜

角膜共焦生物显微镜（confocal microscopy）是利用共焦激光对活体角膜进行不同层面的扫描、清晰显示角膜各层次超微结构的一种无创伤的活体生物显微镜检查技术。因其具有较高的放大倍数、高图像对比和高分辨率，临床常用于角膜病变的诊断与鉴别诊断，观察角膜内皮细胞，测量角膜厚度，观察屈光手术后角膜的反应，观察角膜接触镜对角膜的影响，观察角膜移植排斥反应等。

（四）神经纤维分析仪

神经纤维分析仪（nerve fiber analyzer, NFA）又称激光扫描偏振仪（scanning laser polarimetry, SLP），是在共焦激光扫描检眼镜前加一偏振器构成。依据光学偏振理论和神经纤维层的双折射特征，偏振光到达眼底后，其反射回的偏振光之间会出现时间延滞，称为"延迟"，其延迟量的大小与神经纤维层的厚度为正相关，即神经纤维层越厚延迟值越大。因此，该仪器的主要功能是：通过延迟值的测量，对神经纤维层进行自动化定量检测。临床主要用于检查视网膜神经纤维层损害及青光眼筛查。

四、光学相干断层成像术

光学相干断层成像术（optical coherence tomography, OCT）是利用近红外光在眼内不同透明组织结构之间反射率的差异，通过低相干性光干涉测量仪，选择性地接收和强化特定层次的反射光，并比较反射光波和参照光波，测定反射波延迟时间和反射强度，借以分析不同组织的结构和距离，经计算机处理，以伪彩色形式显示组织的断面结构。轴向分辨率可达 10 μm。图像伪彩色以红色表示高反射率，黄色和蓝绿色表示中等的反射率，黑色表示最低反射率。

该检查能显示组织的显微形态结构，类似于组织病理学观察的作用。在医学上被称为"光学活检"。具有非侵入性、非接触性、高分辨率、快速等特点，适用于眼所有透明屈光间质的检查，特别是眼后段玻璃体界面疾病、视网膜及黄斑部疾病、色素上皮疾病等的检查。

五、视网膜图形检查

（一）视网膜厚度分析仪

视网膜厚度分析仪（retinal thickness analyzer, RTA）是一种计算机控制的裂隙灯生物显微镜系统。该系统可产生 540 nm 绿色的氦氖激光裂隙光束对被检眼视网膜进行扫描。由于神经纤维层的双折射性，使反射光出现延迟，而延迟的量与神经纤维层的厚度成正比。故测量出视网膜反射光线的延迟量即可获得视网膜神经纤维层的厚度。

RTA 通过其特有的运算技术可将视网膜横截面厚度转化为视网膜厚度地形图、视乳头地形图、数据表格及比较报告等，还可以定量测量神经节细胞和神经纤维的丢失。临床常用于青光眼、视网膜及黄斑部疾病等眼底改变的筛查。

（二）视网膜血流图

视网膜血流图（retina flowmeter, RF）是采用激光扫描多普勒血流仪进行的一种非侵入性、无创性检查。它以红外光作为光源，将共焦激光扫描技术和多普勒视网膜血流检测技术相融合，获取视网膜、视乳头的高分辨率血流灌注图。正常人颞侧视网膜血流量明显高于鼻侧。由于该检查快速、操作简单、重复性好，临床常用于青光眼、糖尿病性视网膜病变、视网膜静脉阻塞、视网膜色素变性、缺血性视网膜病变，以及环扎加压术后的视网膜、视乳头血流状态的观察和分析。

（三）视网膜断层扫描仪

视网膜断层扫描仪（retina tomograph，RT）又名视网膜地形图分析仪，是应用特定光源对视网膜进行三维扫描，获取视网膜表面相对高度数值，进而描绘出视网膜表面不同区城的地形图。通过该检查，可以选择性地观察视网膜组织不同层次的病理变化，定量测量、追踪黄斑水肿和黄斑裂孔。视网膜地形图包含所有视网膜平面的空间形状信息，并可进行定量分析，改变了传统的直观眼底观察和眼底拍摄照片的分析方法，实现眼底检查由定性描述向定量测量的转变。

六、波前像差测量仪

波前像差测量仪是应用光线追踪原理对人眼像差进行测量、分析的一种检查仪器。该仪器可以较精确地测量出球差、彗差等各类或各阶像差值，精确反映出球镜、柱镜值（可精确到0.01D），确定不规则散光的量和轴向，也可测量瞳孔区包括角膜、晶状体在内的整体眼光学质量。临床常用于：①指导屈光手术的个体化治疗；②帮助鉴别难以识别的角膜疾病，如早期圆锥角膜与高度散光，圆锥角膜者会出现彗差或三阶像差的增高；③解释一些临床现象，如单眼复视、眩光等。

七、角膜内皮细胞显微镜

角膜内皮细胞显微镜（corneal specular microscope）是利用镜面反射的原理，由显微镜改装而成。镜面每次的检测面积约0.1 mm，通常可放大约100倍。目前临床应用的有接触型和非接触型两种。其检查项目主要包括内皮细胞的平均细胞密度、平均细胞面积，内皮细胞的形态学分析，六角形内皮细胞占所有内皮细胞的比例。正常内皮细胞大小均匀，总数量在1 000～4 000/mm^2，六角形内皮细胞的比例不低于30%。

八、电子计算机断层扫描

电子计算机断层扫描（computed tomography，CT）是电子计算机与传统X射线断层摄影技术相结合的一种检查方式。眼科常用于以下患者的检查：①眼球突出；②白瞳症；③视乳头水肿；④眼外伤；⑤不明原因的视力减退；⑥双侧视野缺失；⑦眼眶病变等。

正常眼CT表现为：①双侧眼眶对称，眶骨影像密度高；②视神经呈条状中等密度影，与眼外肌、眼动静脉平扫密度相似，普通CT平扫不能显示视神经周围的鞘间隙；③眼部血管在增强CT中明显强化；④眼外肌在水平层面和矢状面重建可显示整条肌肉，冠状面扫描各直肌断面呈类圆形点状软组织密度影；⑤球后眶脂体呈低密度区；⑥泪腺为中等密度影；⑦眼球壁呈环形中等密度影（眼环），水平层面可显示出虹膜、角膜，晶状体密度与眼球壁相似，房水与玻璃体呈低密度，与水相似。

九、磁共振成像

磁共振成像（magnetic resonance imaging，MRI）是利用人体各组织中的氢核在一定频率电磁波的作用下可发生共振，吸收能量，电磁波终止后，氢核恢复原态并发射电磁波。

该波经 MRI 系统回收、计算机处理和图像重建,得到人体的断层图像。

MRI 软组织分辨率高,可多平面成像。检查时无辐射损害,患者无痛苦,因而在眼科具有较广泛的适应证。如视觉障碍、眶内肿瘤、眼部炎症等。但被检者体内有磁性金属异物,如球内异物、心脏起搏器、人工关节、骨钉、内耳金属假体等,应禁用 MRI。

十、设备使用方法

(一)眼用 A/B 型超声使用方法

A 型超声的检查方法有直接测量法和浸入式测量法,临床常用前者。其步骤是:被检眼表面麻醉后固视正前方一目标,检查者将探头垂直置于角膜顶点(勿施压于角膜),此时,显示屏上依次出现 4 个反射高峰:探头与角膜接触产生的始波峰;房水与晶状体前、后面的回声波峰;玻璃体–视网膜界面回声波峰。4 个波峰同时达到最大值时,检查结果最精确。

B 型超声检查一般采用直接探查法。检查时嘱被检者轻闭双眼,被检眼眼睑涂适量耦合剂,将探头足板置于上眼睑中部,左右移动进行纵切面扫描,然后探头横置,上下移动进行横切面扫描。发现病变后,可采用双眼对比、后运动检查、磁性试验、压迫试验等对病变进行详细探查。

(二)角膜地形图仪使用方法

1.开机后将患者姓名、年龄、性别、诊断等输入计算机。

2.向患者说明检查过程,检查时使患者保持舒适。患者取坐位,下颌放在下颌托上,用头带固定头位。

3.嘱患者受检眼注视角膜镜中央的固定灯光。此灯光在不同机器有所不同,可能持续或闪烁,可能呈红色或绿色。

4.检查者操作角膜地形图仪微调手柄,使显示幕上的交叉点位于瞳孔中心,使角膜镜同心圆中心点与瞳孔中心点重合,并调整好焦距,使显示幕上的 Placido 盘同心圆影像清晰,再压按钮使图像固定。在摄影前应嘱咐患者眨眼数次使眼表反光均匀。在摄影时应嘱咐患者双眼同时睁大。每一位患者可做多次,选择最佳影像进行分析。此操作是角膜地形图检查的关键一步,在检查前应练习熟练。

5.检查时要注意:被检查者头位、眼位要正确,不能倾斜,否则可造成角膜散光的轴位改变等。双眼睁大,充分暴露角膜,但避免压迫角膜。保持角膜表面湿润,泪膜不稳定者可先滴入人工泪液再行检查操作,以免角膜干燥而影响检测结果。

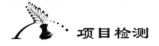 项目检测

扫一扫、练一练

(董　茗)

项目五

眼部疾病的常见病因

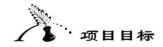 **项目目标**

①能够针对眼病病因开展预防眼病宣教。②熟悉眼病常见病因。③培养从事医疗卫生保健事业的基本职业素养和卫生与健康理念。

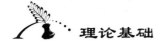 **理论基础**

通过眼科健康保健宣教活动普及群众的眼病预防知识、提高防病治病意识、改变不良生活方式,有利于降低可预见的失明风险;对高风险群体采用宣传、科普、筛查等多种形式的眼科健康保健宣教活动可以提高目标人群的眼保健意识和关注度,纠正群众对眼病的误解和轻视态度,及早发现隐匿性眼病。

眼视光师是我国分布范围最广泛、直接面向群众的一线眼健康卫生保健工作者,眼保健和眼部健康宣教是眼视光师工作职责之一,眼视光师通过预防宣教、健康指导、康复、科普教育、转诊等工作减少眼病的发生率、致盲率,使人人都能享受眼保健服务,显著提高了群众眼健康水平。

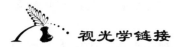 **视光学链接**

1. 近距离用眼过度是近视的主要原因。
2. 配戴角膜接触镜方式不当是角膜病变的常见原因。
3. 高度近视是诱发眼底疾病的常见原因。

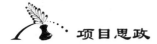

项目思政

新中国成立后我国制定了"预防为主、防治结合"的医疗卫生保健工作方针,培养了大批基层医疗和卫生保健人才服务广大人民群众,使人民的健康水平得到大幅度提高,人均寿命从新中国成立前的35岁提升到目前的78岁多,体现了党和新中国对人民健康的高度重视和新中国成立后卫生健康事业的伟大成就。

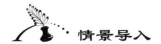

情景导入

"医生,我不近视,孩子爸爸也不近视,我的孩子怎么小小年纪就近视了?"一个妈妈带着孩子来诊,着急地询问。思考:近视的原因有哪些?

任务一 功能性因素

功能性因素是相对于器质性因素而言,无明显器质性病变,因功能障碍导致的眼病。如泪道通畅但泪液不能流入鼻腔的泪道功能不全,是眼轮匝肌功能不全或麻痹,也可由于鼻泪管出口处的 Hasner 瓣膜发育较小或薄弱,导致泪溢的症状;睑板腺功能障碍是蒸发过强型干眼的主要病因;弱视是在视觉发育期由于单眼斜视、未矫正的屈光参差、高度屈光不正、形觉剥夺等原因造成的视功能障碍,矫正视力不能达到相应年龄标准;调节、辐辏、融像等功能异常,会导致非斜视性双眼视功能异常,患者症状为明显的视疲劳;随着近年来电子产品的使用增多,"视频终端综合征"也越来越多地被提及,而"视频终端综合征"是导致干眼和视疲劳的原因之一。由于长时间注视屏幕,瞬目动作减少,会导致泪膜破坏和角膜表面干燥,对角膜上皮产生损害。产生视疲劳后,双眼单视功能会受影响,视觉质量下降;未矫正的屈光不正及经过药物手术等方式治疗后仍未提高视功能都属于功能性因素。

相对于器质性眼病,功能性眼病患者量大而广。例如,近视在青少年中的发病率相当高,干眼也比较常见。目前电脑、手机的大范围应用对我们的眼睛也带来了相当大的挑战。这一类眼病给人们带来不适和痛苦,长期发展甚至可能转变为器质性眼病。

现在我们的防盲工作中最主要的内容就是未矫正屈光不正。很多患者通过矫正可以恢复一部分视力,甚至恢复正常视力,但是目前仍有很大一部分患者不能得到很好的解释、建议和诊疗。另外,这类患者不仅需要生理上的治疗,辅以心理上的治疗也可以解决很多问题。

婴幼儿在出生时及成长的各阶段均应给予眼科检查,这样可以早期发现一些疾病。

例如:弱视,在一定年龄还没有发现或者矫正的话,对于以后儿童正常视力的发展会有很大影响。所以儿童父母应当对儿童的各个年龄段需要达到的视力标准心中有数,并且定期到医院进行健康体检。对于青少年近视,虽然目前我们对其机制并没有明确的认识,但还是有很多干预的方法,如 OK 镜、户外活动等。老视在大多数中老年人中都会发生,我们可以提高矫正,使其保持良好的远近视力,减少视疲劳。对于患有眼病的老年人,也希望可以到医院进行诊疗及低视力的康复。

合理的近距离用眼,20-20-20 护眼法则[即每隔 20 min 休息 20 s,向 20 英尺(约6 m)以外眺望]不仅适用于青少年近视防控,对于"视频终端综合征"的成年人同样适用。睑板腺功能障碍导致的干眼患者可进行热敷、睑板腺按摩,辅以人工泪液,严重者或其他原因者可于干眼门诊就诊。

任务二 生物因素

生物圈中的生命物质都是相互依存、相互制约的。生物本身在造福人类的同时,也会给人类健康带来一定威胁。常见微生物按照结构分类,可以分为 3 种。①单细胞微生物:如细菌、衣原体、支原体、立克次体等。②多细胞微生物:霉菌和大型真菌。③无细胞结构微生物:病毒、类病毒、朊病毒等。病毒、衣原体、细菌、真菌、原虫、寄生虫等致病性生物可致感染性眼病,如单纯疱疹病毒性角膜炎、沙眼、细菌性角膜炎、真菌性角膜炎、阿米巴角膜炎等。风疹病毒、疱疹病毒、巨细胞病毒、弓形虫原虫、梅毒螺旋体等病原微生物感染母体后,通过胎盘传播给胎儿,可引起各种眼部畸变。此外,空气中存在致敏的花粉、生物性粉尘(动物羽毛等)可致过敏性结膜炎。猪肉绦虫的囊尾蚴可寄生在眼内(玻璃体或视网膜下)导致眼囊尾蚴病,造成视力下降乃至失明。被棘阿米巴污染的水或角膜接触镜接触了有轻度外伤的角膜,感染后的角膜可表现为树枝状角膜炎,发展为盘状或地图状角膜炎,可合并虹膜睫状体炎、前房积脓及巩膜炎,严重者导致角膜溃疡乃至穿孔。

任务三 化学性因素

天然存在的无机化学物质是构成机体的主要物质。有些元素在生物体内含量很少,但不可缺少,称为微量元素。很多化学元素在正常情况下对机体无害,过量或低剂量长时期接触时才会产生有害作用。

(一)化学性因素分类

环境中常见的化学性因素包括金属和非金属等无机化合物;煤、石油等燃烧产生的硫氧化合物、氮氧化合物、碳氧化合物、碳氢化合物等;生产过程中的原料中间体或废弃物(废水、废渣、废气,"三废");农药;食品添加剂及以粉尘形态出现的无机和有机物质。这些环境中的有毒化学物(毒物)可导致机体功能性或器质性改变,并产生相应的症状和体征。根据病变发展的速度作用特点可分为急性毒作用、慢性毒作用和慢性特殊毒作用。

1.急性毒作用 指机体一次性大剂量接触或在24 h内多次接触一种环境化学物质所引的快速而剧烈的急性中毒效应。中毒效应的程度与化学物的毒性和剂量有关,有的在瞬间即产生中毒症状甚至死亡,有的可在接触致死剂量后的几天才出现明显的中毒症状或死亡。工业酒精中因含较高浓度的甲醇,饮用由工业酒精勾兑的假酒可引起急性中毒而致盲,甚至致死。

2.慢性毒作用 指环境化学物质在人或动物生命周期的大部分时间或终生作用于机体引起的损害。表现为缓慢、细微、耐受性甚至波及后代的慢性毒作用。病程大多经历数年至数十年,如长期吸用旱烟或烟斗导致的烟中毒性弱视。

3.慢性特殊毒作用 又称致畸作用。目前已经确认对人类有致畸作用的化学物质有多环芳香碳氢化合物、亚硝基化合物、烷基和苯类化合物、农药、重金属(如铅、砷、镉、汞)等。这些致畸剂除了会干扰正常的细胞分裂过程、抑制胎儿发育之外,还会对胎儿的大脑及面部器官的发育造成影响。

(二)化工生产中的安全宣教

化工生产现场人员随时有受到意外伤害的危险,良好的个人防护是安全生产的保障。全封闭防化服可以防止化学品对眼睛、呼吸道和表皮直接腐蚀性损害。

提高防护意识,加强个人防护,才能有效保障人员安全,减少伤害。洗眼器和淋洗器作为事故发生时的急救设备,其设置的目的是在第一时间提供水冲洗作业者遭受化学物质喷溅的眼睛、面部或身体,降低化学物质可能造成的伤害。冲洗是否及时、彻底,直接关系到遭受伤害的严峻程度和预后。然而,它们只是对眼睛、面部和身体进行初步处理,并不能取代基本防护用品如防护眼镜、防飞溅面罩、防护手套、防飞溅长袍、防化服,也不能取代必要的安全处置程序,更不能取代医学治疗。

任务四 内源性因素

内源性因素主要包括遗传因素和心理因素。

(一)遗传因素

遗传因素可造成眼的先天性缺陷或伤残。目前,已知的眼遗传性疾病有600余种。

自 1980 年召开中国遗传学会第一届眼科遗传学学术会议起,近年来全国各地已组织进行了覆盖面达 70 余万人的眼遗传病普查,报道了各种眼遗传病 5 000 余家系。对先天性红绿色盲、高度近视眼、视网膜色素变性等常见的 100 余种眼遗传病的遗传规律已基本明确。此外,还报道了 100 余种与眼有关的全身遗传病。

1.染色体遗传病　染色体遗传病指染色体数量的改变或结构的异常所造成疾病,以综合征的形式出现,常表现为多种畸形与病变。在眼部有表现的该类遗传病,目前报道已近 100 种左右,如先无性小眼球、无虹膜和视网膜母细胞瘤等。

2.单基因遗传病　单基因遗传病指由一对等位基因受累所引起的疾病。目前报道的该类眼病有 205 种以上。其中,常染色体显性遗传(AD)有 127 种,如先天性上睑下垂、结节状角膜营养不良和先天性晶状体脱位等;常染色体隐性遗传(AR)有 58 种以上,如大部分的视网膜色素变性、高度近视和先天性青光眼等;X 性连锁隐性遗传(XR)20 余种,如先天性红绿色盲等;X 性连锁显性遗传(XD)较为少见,如部分原发性眼球震颤等。

3.多基因遗传病　多基因遗传病指由 2 对或 2 对以上的基因受累所引起的疾病。该类眼病与环境因素有关,如单纯性近视、原发性开角型青光眼等。其特点为亲属患病率高于群体患病率,受亲属等级、病情轻重及患病人数等因素影响。

随着分子生物学技术的发展,眼遗传病的研究也进入分子水平。目前已将视网膜母细胞痛(RB)的 $Rb1$ 基因定位于 13q14.2 ~ 14.3。ADRP 中 $RP1$ 基因和 XRRP 中 $RP2$、$RP3$ 基因突变均引起视网膜色素变性(RP)。绿色盲主要是绿色素基因缺失所致。无脉络膜症患者基因组中包含有缺失、重排和重复等各种改变。

(二)心理因素

心理因素指个体的内在情绪(兴奋、抑制、焦虑、恐惧、愤怒、悲伤等心理紧张)及对周围环境和事物的态度和观念。

心理紧张本是人适应环境的一种正常反应,但如果强度过大、时间过久都会使人的心理活动失去平衡,可致神经、内分泌功能及精神的异常。如精神紧张导致的免疫力下降,可诱发病毒性角膜炎、带状疱疹病毒性眼病。

(三)优生优育宣教

遗传性眼病给患者及家属的心里造成极大的危害,故强调优生优育也是预防眼病的措施之一。避免近亲结婚,重视婚前体检,做好遗传咨询及妇女经期、孕期保健,是保证优生优育的关键。

任务五 外源性因素

外源性因素主要包括社会因素、行为生活方式、医疗卫生服务等方面。

(一)社会因素

一般包括社会制度、社会文化、社会经济水平,它影响人们的收入和开支、营养状况、居住条件、接受知识和受教育的机会等,因而也必然会影响到健康水平的提高和疾病的发生、发展及转归。此外,年龄、性别、风俗习惯、宗教信仰、职业和婚姻状况等都属于社会因素范畴。许多眼病中如年龄相关性白内障、青少年单纯性近视眼等都具有明显的社会因素。

(二)行为生活方式

行为生活方式包括用眼方式、营养、嗜好、性生活、体育运动等。

1.用眼方式　普及教育使几乎所有的人在眼发育阶段都要经历繁重的近距离的学习;电脑的普及让人们花费更多的时间呆在狭小的空间面对电脑屏幕;城市的建筑使人群的视线更局限,且更多的人进入写字楼工作;就连飞行员也因雷达等高科技设备的出现,用眼方式从"视远为主"改为"视近为主"。这些用眼方式的改变对人眼产生了极大的影响,统计资料表明:近视眼的发病率明显呈逐年增高的趋势,干眼症在视频终端使用人群中的出现率几乎达到100%。

2.营养　饥饿、素食者、婴儿喂养不当、盲目的忌口、慢性消化系统疾病等均可造成营养的缺乏。由维生素 A 缺乏而导致的角膜病变及夜盲在发展中国家比较常见。

3.嗜好　长期饮酒使一些必要的营养素缺乏,尤其是 B 族维生素的缺乏,导致慢性球后视神经炎。长期吸旱烟所致的烟中毒性弱视也属于慢性视神经病变。

4.性生活　有资料表明中心性浆液性视网膜脉络膜病变与中年男性不当性生活相关。

5.体育运动　适合于个体特征的运动对健康是有益的,但剧烈的、过度的运动往往造成损伤。在从事跳水、拳击等对头部产生强烈振动的运动人群中,视网膜脱离更为常见。

(三)医疗卫生服务

社会上医疗卫生设施的分配情况、医疗卫生制度的制定与落实情况、医疗资源的利用情况,都会对人群健康产生影响。与发达国家比较,国内眼视光学发展水平相对落后;与眼科内部其他方向的发展现状比较,眼视光学发展相对落后;国内各地区无论是在设施还是在人员配备方面,眼视光学发展都很不均衡;只有少数几个城市拥有较好的眼视光设施与人员配备,可以提供较好的服务,大多数地区眼视光学服务水平仅仅限于单眼的屈光检查与处理。有统计资料表明农村儿童弱视的早期诊断比例、白内障复明人数比例明显低于城镇。分级医疗制度未能落实,社区医疗保健单位未能承担相应的工作等,这类情况对于人群保健是非常不利的。

(四)儿童眼安全与保健宣教

0～6 岁是儿童视觉功能发育关键期。

1.保证平衡膳食和充足睡眠　儿童要均衡膳食,不挑食、不偏食,多吃水果、蔬菜和富含维生素食物,少吃甜食和零食。养成良好睡眠习惯,保证每天睡眠不少于 10 h。

2.培养良好用眼习惯　儿童应避免或减少电子产品使用。学龄前儿童使用时间为每次 20 min,每天累计不超过 1 h。减少近距离用眼时间,做到保护视力"20-20-20"护眼法则。读书和握笔姿势做到三个"1",即眼睛距离书本 1 尺,身体距离桌子边缘1 拳,握笔时手指尖距离笔尖 1 寸。

3.增加户外阳光下活动　户外活动接触阳光,能促进眼内多巴胺释放,从而抑制眼轴变长,预防和控制近视过早发生。儿童应坚持每日户外活动时间 2 h 以上。

4.视力发育需要良好的环境亮度　白天要保证室内光线明亮,夜间睡眠时应关灯,避免强光直射眼部。近距离用眼时,要选择没有频闪、足够亮度、频谱宽的台灯,使用时也要打开房间其他灯,保证充足亮度。应做到不在走路时、吃饭时、卧床时、晃动的车厢内、光线暗弱或阳光直射等情况下看书、写字、使用电子产品。

5.定期眼保健检查　儿童斜视、弱视、先天性白内障等常见眼病严重影响儿童视觉发育,需定期检查。

6.关注儿童视物行为异常　家长若发现婴儿眼睛有脓性分泌物、经常溢泪、双眼大小明显不一致或瞳孔区发白等,幼儿有视物距离过近、瞳孔区发白、畏光、眼位偏斜或歪头视物、眼球震颤等,学龄前儿童有视物距离过近或眯眼、频繁揉眼、眼位偏斜或儿童自己表述眼部不适等症状时,应及时就诊。

7.预防传染性眼病及眼外伤　要保持儿童眼部清洁卫生,教育和帮助儿童常洗手,不揉眼睛,不要带患有传染性眼病儿童到人群聚集场所活动。预防眼外伤,不让幼儿玩铅笔等尖锐物,避免接触强酸、强碱等洗涤剂。

8.科学就诊、及时治疗　一旦发现儿童眼部或视力存在异常,要到正规医疗机构进行医学检查检验,并遵医嘱进行治疗,做到早发现、早诊断、早治疗。

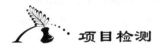 项目检测

扫一扫、练一练

（董　茗）

项目六

眼科常用药物及作用

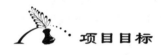 **项目目标**

①会滴眼药水、涂眼药膏。②熟悉眼科常用药物种类及用途。③具有用药风险意识和安全用药意识。

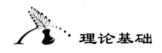 **理论基础**

滴眼药水法　　　　涂眼膏法　　　球结膜下注　　球后注射法
　　　　　　　　　　　　　　　　　射法

 视光学链接

散瞳验光是应用药物使眼睛的睫状肌完全麻痹,失去调节作用的情况下进行验光。青少年眼睛的调节力较强,验光时如果不散大瞳孔,睫状肌的调节作用可使晶状体变凸,屈光力增强,不能把调节性近视即所谓假性近视成分除去,而影响结果的准确性。所以青少年近视患者,散瞳验光是很有必要的。

一、常用的散瞳方法

(一)快速散瞳之一(可联合云雾法)

1.药物　欧夫米散瞳剂(托吡卡胺)。

2.方法　每隔5 min 1次,每次1滴,点双眼,4次后,隔半小时验光,第二天(瞳孔回缩)配镜。

(二)快速散瞳之二

1.药物　欧夫米散瞳剂(托吡卡胺)或双星明点眼液。

2.方法　每晚睡前15 min,每次1滴,点双眼,1周后验光配镜。

（三）快速散瞳之三（假期可用）

1.药物 欧夫米散瞳剂（托吡卡胺）或双星明点眼液。

2.方法 每日4次，每次1滴，点双眼，用药5 d，隔1 d，验光配镜。

以上3种方法主要针对18岁以下初次配镜的近视患者。

（四）经典阿托品散瞳

主要应用于较小的少年儿童。

1.剂量及用法 1%阿托品眼膏，每日早晚各1次，适量涂双眼，连用5 d，第6天不点眼，第7天到医院复诊检影验光。

2.使用方法 患者取卧位，用棉棒取米粒大小1%阿托品眼膏，轻轻扒开患者下眼睑，眼球向上看，将眼膏涂于眼内，压迫内眦，5～10 min后患者可睁开双眼。

二、散瞳注意事项

1.滴散瞳眼药水时要压迫内眦部3～5 min，避免眼药水经泪道流入鼻腔引起药物中毒反应。

2.涂到眼外皮肤上的眼膏要擦拭干净。

3.由于阿托品可使瞳孔散大，患者自觉畏光、视近困难，均属正常现象。

4.散瞳期间应避免强光刺激，尤其避免强的太阳光刺激，户外应戴遮阳帽或太阳镜。

5.散瞳期间由于视近模糊，对小儿要注意看护以免碰伤。

6.由于散瞳是为了放松睫状肌的调节，故散瞳期间不要近距离用眼，如看书、看电视及使用电脑。

7.极少数患儿散瞳后如出现明显的颜面潮红、口渴、发热、头痛、恶心、呕吐、便秘、幻视、痉挛、兴奋、眼睑水肿等症状考虑为阿托品不良反应，应立即停药或咨询眼科医生。

8.散瞳停药后，大约3周瞳孔才能恢复正常，但因个体差异，瞳孔恢复时间也会有所不同，均属正常。

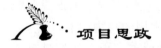

项目思政

"我最大的梦想就是用古老的中医药，促进人类健康，让全世界的人们都能分享到它的好处。自己一辈子想的，就是老老实实把科研做好，把课题做好，希望把青蒿素的研究做得更深入，开发出更多药物来，造福更多人，这也是我自己的兴趣所在。"——国家最高科学技术奖、诺贝尔生理学或医学奖获得者屠呦呦语。

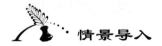

情景导入

低浓度阿托品用于控制近视进展是近年来视光学中药物控制近视研究的热点，已有大量的临床研究证实了其对儿童近视控制的有效性，使得我们有可能离安全控制近视进展、高度近视及病理性近视更近一步。很多家长听闻低浓度阿托品能控制孩子近视度数，纷纷去眼科医生挂号，让医生开低浓度阿托品，又或上某宝找代购，一下就买七八支！

阿托品是一类抗胆碱药，为 M 受体阻滞剂，主要的作用是解除平滑肌痉挛。临床上常用于抑制腺体分泌、解除胃肠平滑肌痉挛、兴奋呼吸中枢、解除迷走神经对心脏的抑制等。在眼科的应用，主要起到松弛睫状肌、散大瞳孔、放松调节的作用，用于 5 岁以下儿童散瞳验光。对于这种"滥用低浓度阿托品"的问题，CCTV-1 综合频道《生活提示》栏目组以《家长们疯狂代购一支传说能防治近视的"神药"阿托品》为题，对这一热点话题进行了特别报道，提示：①滥用低浓度阿托品，孩子出现畏光现象，写作业看近不清楚。②低浓度由于更远期的副作用和并发症尚不完全明确，在国内未正式上市。③眼科医生表示，阿托品可以放大瞳孔，会出现畏光的情况，长期使用会引起白内障和视网膜的光损伤，长期的睫状肌松弛也可能会使看近有一定的问题和困难。

任务一 眼科常用药物种类

一、抗感染类眼用药物

依据作用微生物的种类不同，抗感染性眼科药物包括抗细菌药物、抗真菌药物、抗病毒药物、抗寄生虫药物等。了解引起眼部感染的常见病原体和抗感染药物的特点，对临床正确用药十分必要。

（一）抗细菌药物

抗生素是眼部感染最常用的药物。使用抗生素时应选择敏感有效的药物，注意联合用药，避免不良反应、过敏反应的发生，避免细菌耐药性的产生，同时尽量避免全身常用的抗生素在眼局部滴用，以免患者以后全身应用该种抗生素时敏感性下降。但严重眼部感染时，若该种抗生素眼局部应用特别有效，可忽略这一原则。常用的药物如下。

1. 红霉素　红霉素属大环内酯类抗生素，对葡萄球菌属、链球菌和革兰氏阳性杆菌均有抗菌活性，对沙眼衣原体有抑制作用，常用 0.5% 眼膏。临床可代替硝酸银用于预防新生儿眼炎。

2. 新霉素　新霉素是由链霉菌产生的氨基糖苷类抗生素，对多种革兰氏阳性菌和阴性菌有抑制作用，常与其他抗菌药物如杆菌肽、多黏菌素 B 制成联合制剂，浓度为 0.5%~1.0%。

3. 多黏菌素 B　多黏菌素 B 属多肽类抗生素，对革兰氏阴性菌有效。常用滴眼液浓度为 0.1%~0.2%。

4. 氧氟沙星和左氧氟沙星　氧氟沙星和左氧氟沙星属人工合成喹诺酮类抗生素，通过抑制细菌的 DNA 旋转酶和 DNA 复制而发挥作用。对革兰氏阳性菌、阴性菌群均有较强的抗菌作用，局部滴眼后的眼内通透性良好，主要用于治疗眼部浅层感染，如睑缘炎、结膜炎、角膜炎、泪囊炎，以及眼科围术期的无菌化治疗，常用剂型为 0.3% 滴眼液。注意:此类药物不宜长期使用,以免诱发耐药菌或真菌感染。

5.诺氟沙星和环丙沙星　诺氟沙星和环丙沙星属人工合成喹诺酮类广谱抗生素,对需氧革兰氏阴性杆菌抗菌活性更高,其中环丙沙星具有更广的抗菌谱和更强的抗菌作用。二者均通过作用于细菌的 DNA 旋转酶的 A 亚单位,抑制 DNA 的合成和复制而导致细菌死亡。制剂和用法与氧氟沙星相同。

6.庆大霉素　庆大霉素属氨基糖苷类广谱抗生素,广泛应用于严重眼部感染,尤其是革兰氏阴性菌引起的角膜溃疡。能有效抑制多种革兰氏阳性葡萄球菌,但对链球菌无效。细菌对其易产生耐药性,但停药一段时间后又可恢复敏感。

7.妥布霉素　妥布霉素属氨基糖苷类广谱抗生素,抗菌谱与庆大霉素相似,但能有效抑制链球菌,对铜绿假单胞菌的作用强,是庆大霉素的 2～4 倍。对眼无刺激性。常用剂型为 0.3% 滴眼液和 3% 的眼膏。

8.氯霉素　氯霉素抗菌谱广,对革兰氏阳性菌、阴性菌均有抑制作用,但对后者的效力强于前者。抑制细菌蛋白质合成,不直接杀菌,是治疗眼表浅层感染和眼科围术期的无菌化治疗的可选药物,常用制剂为 0.25% 滴眼液。本品很少引起局部过敏反应,但长期应用可出现再生障碍性贫血。

9.四环素类　四环素类抗菌谱广,对许多革兰氏阳性菌和阴性菌、衣原体均有效。因临床的广泛使用,细菌对其逐渐产生耐药性,使其疗效降低,使用受限。常用的有 0.5% 四环素和金霉素眼膏。

10.利福平　利福平为半合成广谱杀菌剂,对很多革兰氏阳性菌和阴性菌、沙眼衣原体均有较强的抑制作用。常用其 0.1% 溶液滴眼。

11.磺胺类　磺胺类是治疗细菌性结膜炎的最常用药物。优点如下:①可有效抑制革兰氏阳性菌和阴性菌;②价格相对较低;③过敏反应少;④长期应用时,不像抗生素那样易继发真菌感染。常用剂型为 15% 或 30% 的磺胺醋酰钠滴眼液。

12.杆菌肽　杆菌肽属多肽类抗生素,抗菌谱与青霉素相似,对多种革兰氏阳性菌和耐药性金黄色葡萄球菌引起的眼部感染有效。因肾毒性大,仅作局部应用。杆菌肽滴眼后难以透入眼内,在角膜上皮损伤或炎症时,房水中可获得有效治疗浓度。常用剂型为 100～500 U/mL 滴眼液,500 U/g 眼膏。其可与多黏菌素 B 联合使用。

(二)抗真菌药物

眼部真菌感染属于深部真菌感染,酵母型真菌主要引起内源性真菌性眼内炎,丝状真菌(如曲霉菌属、镰刀菌)主要导致真菌性角膜溃疡。目前,对深部真菌感染有实际治疗意义的药物为数很少。眼科常用抗真菌药物有以下几种。

1.那他霉素　那他霉素(匹马霉素、那特真)属抗生素类广谱抗真菌药,能有效抑制多种酵母菌和丝状真菌,包括念珠菌、曲霉菌、头孢子菌、镰刀菌、青霉菌等。那他霉素水溶性差,其 5% 的混悬液性质稳定,并且能很好地黏附于角膜,使用无痛苦,无继发角膜损伤,可作为治疗真菌角膜溃疡的基础药。

2.两性霉素 B　两性霉素 B 属抗深部真菌感染药,抗菌谱广。适用于真菌性眼内炎、角膜溃疡、眶蜂窝织炎及外眼真菌感染。常用浓度为 0.1%～0.5% 的滴眼液,因水溶液不稳定,需新鲜配制并保存于冰箱内。因刺激性较大,患者用后会有不适。

3. 氟康唑 氟康唑(大扶康)为广谱抗真菌药,有良好的眼内通透性。常用浓度为0.5%的滴眼液。

4. 咪康唑 咪康唑属广谱抗真菌药,常用浓度为1%的滴眼液。本品对眼有刺激性。

(三)抗病毒药物

病毒是病原微生物中最小的一种,其核心是核酸,外壳是蛋白质,不具有细胞结构。所以,大多数病毒需依靠宿主的酶系统进行繁殖。抗病毒药物可通过阻断病毒繁殖过程中的某一环节来实现抑制病毒生长、繁殖的目的。目前,眼科常用抗病毒药物包括以下几种。

1. 碘苷 碘苷(疱疹净)为非选择性抗疱疹病毒药物,即抑制病毒的同时,对正常细胞的 DNA 合成亦有明显的抑制作用。适用于治疗浅层上皮型单纯疱疹病毒性角膜炎,急性期效果更佳,盘状角膜炎也可应用。常用剂型为0.1%滴眼液和0.5%眼膏。

2. 阿糖腺苷 阿糖腺苷为非选择性抗疱疹病毒药物,适用于浅层单纯疱疹病毒性角膜炎,对牛痘病毒性角膜炎和睑结膜炎的疗效优于碘苷,也适用于碘苷无效或过敏者。常用剂型为3.0%~3.3%的滴眼液或眼膏。

3. 阿昔洛韦 阿昔洛韦(ACV,无环鸟苷)为选择性抗疱疹病毒药物,即抑制病毒生长的同时,对正常细胞的 DNA 合成无明显的抑制作用。具有抑制 Ⅰ 型和 Ⅱ 型单纯疱疹病毒、水痘-带状疱疹病毒、EB 病毒及巨细胞病毒的作用。常用剂型为0.1%滴眼液和3%眼膏。

4. 利巴韦林 利巴韦林(病毒唑)为广谱抗病毒药,常用浓度为0.1%滴眼液。

5. 羟苄唑 常用0.1%滴眼液治疗急性流行性出血性结膜炎。

二、抗炎类眼用药物

(一)糖皮质激素

糖皮质激素具有抗炎、抗过敏和抑制免疫等多种药理作用。眼科常采用局部滴药来抑制眼前节手术后炎症反应、角膜移植排斥反应、青光眼滤过泡的瘢痕化,治疗免疫性或外伤性虹膜炎或葡萄膜炎。严重眼部炎症时,可以结膜下、球后或眼内注射给药,也可全身用药。常用制剂有0.5%氢化可的松滴眼液、1%醋酸泼尼松混悬液、0.1%地塞米松滴眼液、0.1%氟米龙滴眼液等。长期应用有引起眼部感染、眼压升高、晶状体混浊的风险。

(二)非甾体抗炎药

无糖皮质激素的不良反应,因而被重视。眼科已用0.03%氟比洛芬用于白内障手术时防止瞳孔缩小;0.5%酮咯酸氨丁三醇治疗季节性过敏性结膜炎;0.1%双氯芬酸治疗白内障术后的炎症反应及角膜屈光术后的疼痛和畏光。

(三)其他抗过敏药

常用2%~4%的色甘酸钠滴眼液滴眼,通过抑制肥大细胞脱颗粒,阻止组胺、慢反应物质等的释放发挥作用。

三、散瞳与睫状肌麻痹药物

(一)散瞳药

常用 α 肾上腺素受体激动剂去氧肾上腺素(新福林)。有散瞳但无睫状肌麻痹作用。常用浓度为 2.5%、5%、10%,滴用后 30 min 生效,持续 2 ~ 3 h。该药不能用于新生儿、心脏病患者,以及正在使用利血平、胍乙啶和三环类抗抑郁药的患者。

(二)睫状肌麻痹药

睫状肌麻痹药均可散大瞳孔、麻痹调节。临床常用药物如下。

1. 阿托品 阿托品属抗胆碱药物,是一种强效、持续时间长的睫状肌麻痹剂。临床常用于虹膜睫状体炎、角膜炎、巩膜炎的治疗和小儿散瞳验光等。儿童屈光检查时,可采用 0.5% ~ 1.0% 阿托品滴眼液或 0.5% ~ 1.0% 眼膏,每日 2 ~ 3 次,连续 3 ~ 5 d 后再进行检查。在正常眼中药效持续约 2 周左右,出现面部潮红、心动过速、皮肤黏膜干燥、发热、激动或谵妄等全身不良反应时,应立即停用。5 岁以下儿童最好选用眼膏制剂。

2. 后马托品 后马托品作用及不良反应与阿托品相似,但效力约为其 1/10 且维持时间短。用药后最大作用时间约 3 h,但完全恢复需 36 ~ 48 h。临床仅用于散瞳和睫状肌麻痹,常采用 2% 或 5% 滴眼液,10 min 1 次,连续 1 h。

3. 东莨菪碱 东莨菪碱作用及不良反应与阿托品相似,药效持续时间短。因中枢神经系统毒性更为多见,常不作为首选用药。

4. 硫酸环戊通 硫酸环戊通是一种强力睫状肌麻痹和散瞳药,作用与阿托品相当,滴药后 30 ~ 60 min 见效,持续不到 24 h。滴药后有烧灼感,但持续时间短,在儿童中神经毒性偶见,表现为运动失调、幻视和语无伦次等。常用浓度为 0.5%、1%、2%。

5. 托吡卡胺 托吡卡胺(托品酰胺)是有效的散瞳剂,但睫状肌麻痹作用较弱,主要用于眼底检查时散瞳。滴药后 20 ~ 25 min 达最大作用,持续 15 ~ 20 min,5 ~ 6 h 完全恢复。本品较安全,适用于高血压、心绞痛或其他心血管疾病患者。常用浓度为 0.5%、1%。

四、眼科表面麻醉药物

眼科表面麻醉又称点眼麻醉,是将局部麻醉药直接滴在黏膜表面,使黏膜下的感觉神经末梢麻醉。代表药物为丁卡因(地卡因),该药穿透能力好,麻醉迅速,滴眼后 1 ~ 3 min 起效,持续 20 ~ 40 min。常用于测量眼压、房角镜和三面镜检查、剔除角结膜异物、拆除角结膜或巩膜缝线、探通泪道等检查前麻醉。常用浓度 0.5%、1%。

五、抗青光眼药物

目前,青光眼的药物治疗仍采取减少房水生成、增加房水排出以降低眼压和增加视神经保护等措施。常用药物如下。

(一)β肾上腺素能受体拮抗剂

该类药物的作用是抑制房水生成,减少房水量而降低眼压。

1. 噻吗洛尔 噻吗洛尔(噻吗心安)是非选择性 β 肾上腺素受体拮抗剂,对高眼压和正常人均有降眼压作用。对全身使用 β 受体拮抗剂禁忌的患者,如哮喘、心力衰竭等患者慎用。因可能会掩盖急性低血糖和甲状腺功能亢进(简称甲亢)的症状、体征,所以糖尿病及甲亢患者使用时要特别注意。常用制剂为 0.25% 和 0.5% 滴眼液或凝胶,每日可 1~2 次。

2. 倍他洛尔 倍他洛尔(贝他舒)是相对选择性 β 受体拮抗剂,因此肺部的不良反应降低,尤其对于反应性气道疾病患者。作用和其他不良反应与噻吗洛尔相似,临床常用 0.25% 和 0.5% 滴眼液,每日 1~2 次。

3. 左布诺洛尔 左布诺洛尔(贝他根)是非选择性 β 受体拮抗剂,降压作用和其他不良反应与噻吗洛尔相似,临床常用 0.25% 和 0.5% 滴眼液,每日 1~2 次。

4. 卡替洛尔 卡替洛尔(美开朗)是与噻吗洛尔相似的非选择性 β 受体拮抗剂。临床常用 1% 和 2% 滴眼液,每日 1~2 次。

(二)拟肾上腺素类药

溴莫尼定(阿法根)和阿伯拉可乐定,二者均为相对选择性 α_2 受体兴奋剂,滴眼后使房水生成减少。前者常用 0.2% 滴眼液,每日 2~3 次,不良反应是口干、眼红、眼刺痛。后者常用 0.5% 或 1% 滴眼液,每日 2~3 次,短期应用可引起眼睑后退、结膜发白,长期应用会引起眼部过敏反应。

(三)拟副交感药物

1. 毛果芸香碱 毛果芸香碱(匹罗卡品)为直接作用的拟副交感药物。在原发性开角型青光眼中,通过收缩睫状体前后纵行肌,牵拉巩膜突和小梁网,促进房水外流;在原发性闭角型青光眼中,通过收缩瞳孔括约肌,缩瞳,虹膜拉紧,开放前房角,促进房水外流。常用制剂为 1%、2% 滴眼液和 4% 凝胶,每日滴用 2~6 次,单剂量滴眼后 1 h 开始出现降眼压作用,持续 4~8 h。常见不良反应有调节痉挛、促进近视、强直性瞳孔缩小、瞳孔后粘连、眼局部过敏等;全身不良反应表现为流涎、流泪、出汗、恶心、呕吐、支气管痉挛、肺水肿等。

2. 卡巴胆碱 卡巴胆碱除直接作用于睫状肌胆碱能神经末梢外,还能抑制胆碱酯酶,间接增强胆碱能神经作用。单独使用本品时难以通过角膜被吸收,苯扎氯铵可明显增加其吸收量。常用于毛果芸香碱无效时。单剂量滴眼作用持续约 4~6 h。常用制剂为 0.75%~1.5% 滴眼液,每日 3~4 次。主要不良反应为头痛、调节痉挛、眼部过敏反应。

(四)碳酸酐酶抑制剂

碳酸酐酶抑制剂通过抑制睫状体的碳酸酐酶,减少房水生成,降低眼压。常用于局部用药不能控制眼压的患者。临床应用的碳酸酐酶抑制剂都是磺胺的衍生物。口服给药后 2 h 或静脉注射后 20 min 达最大作用,口服给药后最大作用维持 4~6 h。不良反应较多如钾耗竭、胃部不适、腹泻、剥脱性皮炎、肾结石、疲乏、气短、酸中毒、肢体麻木等。

1. 乙酰唑胺(醋氮酰胺) 250 mg/片,口服 125~250 mg/次,每日 2~4 次,日总剂量不超过 1 g。缓释胶囊 500 mg/个,每次 1 个,每日 1~2 次,注射剂 500 mg/支,可肌内注射或静脉注射。

2. 醋甲唑胺 片剂为 25 mg 或 50 mg,口服 50~100 mg/次,每日 2~3 次,日总剂量不超过 600 mg。

3. 多佐胺(布林佐胺) 是一种眼部滴用的碳酸酐酶抑制剂,滴用后可有足量药物通过角膜,作用于睫状体上皮,抑制房水分泌。常用 2% 多佐胺眼液,0.3%、1%、2% 布林佐胺眼液,每日 2~4 次。不良反应有眼部刺痛、烧灼感、浅层点状角膜病变、过敏性结膜炎、口中苦味等。

(五)前列腺素衍生物

拉坦前列素通过增加房水经葡萄膜巩膜通道外流而降压。相对于传统的抗青光眼药物,具有疗效稳定、持久,不良反应小的特点,是目前公认的最有效、最安全的抗青光眼药物,美国将其作为一线用药治疗原发性开角型青光眼,代表药物有曲伏前列素、拉坦前列腺素、贝美前列腺素、乌诺前列腺素等,不良反应是加重眼部充血和炎症反应,此类药物对闭角型青光眼疗效不佳。

(六)高渗剂

通过增加血浆渗透压,使玻璃体容积减少而降低眼压。不良反应与所用药物和给药方式有关。常见的有多尿、头痛、腹泻、恶心、呕吐等。常用制剂有 20% 甘露醇、50% 甘油、45% 异山梨醇酯。

(七)抗代谢药物

常用 5-氟尿嘧啶、丝裂霉素 C 来抑制结膜下成纤维组织增生,减少瘢痕形成,促进形成巩膜窦道,提高难治性青光眼外滤过手术的成功率。

六、其他眼用药物

(一)人工泪液和眼用润滑剂

人工泪液和眼用润滑剂是治疗干眼的主要局部用药,常用的有羟丙基甲基纤维素、羧甲基纤维素、透明质酸、卡波姆等。

(二)染色剂

用于协助眼科疾病的诊断,常用的有荧光素钠、吲哚菁绿、玫瑰红钠等。

任务二 眼科常用药物剂型及给药方式

一、眼科常用药物剂型

近年来,眼科药物剂型发展很快,目前常用剂型概述如下。

(一)滴眼液

滴眼液(包括洗眼液如生理盐水、2% 硼酸溶液等)一般为水溶液,也有油剂或混悬液。滴眼液使用简单,疗效可靠,配制时应注意下列问题。

1. pH 值的调整　正常泪液的 pH 值在 7.2 ~ 7.4。滴眼液的 pH 值过低可刺激分泌大量泪液,稀释药液并将药物冲出结膜囊,影响药物效果。同时过于偏酸的药液可凝固眼黏膜,导致损害;pH 值过高可导致组织坏死,所以在配制滴眼液时常加入缓冲物质以调节溶液 pH 值,使其与泪液大体接近,以减少刺激性。正常人眼可耐受的 pH 值范围为 5.0 ~ 9.0。

2. 渗透压的调节　眼用溶液的渗透压应尽量和泪液等渗。正常泪膜的渗透压为 300 mOsm/L。高渗溶液由于吸收水分,使眼组织脱水、干燥而产生不适的感觉;低渗溶液则能使角膜组织膨胀而引起疼痛;渗透压过高或过低,尚可刺激眼,使泪液分泌增加,而使药液稀释或冲走,影响疗效。因此,一般滴眼液均要求调整其渗透压。正常眼能耐受相当于正常渗透压的 0.5 ~ 1.5 倍。

3. 灭菌和抑制剂的选择　眼用溶液的灭菌,一般采用加热灭菌、滤过除菌或无菌操作等。由于滴眼液在使用过程中易受到细菌的污染,故加入抑菌剂是必要的。常用的抑菌剂有氧氰化汞 0.01% ~ 0.02%、阳离子表面活性剂(0.01% 苯扎氯胺或苯扎溴胺等)等。

3. 抗氧化剂　为保持某些易氧化药物的稳定性,常在滴眼液中加入适当抗氧剂。常用的抗氧剂有亚硫酸钠、亚硫酸氢钠等。

(二)眼膏

眼膏是指供眼用的灭菌软膏剂,适用于配制对水不稳定的药物,如某些抗生素等。眼膏的另一特点是在结膜囊内滞留时间长,具有长效作用,并能减轻眼睑对眼球的摩擦。眼膏属于灭菌制剂,必须在无菌条件下制备。

(三)眼用片剂

某些药物的水溶液极不稳定。因此,将滴眼液中的主药和某些赋形剂压成药片,另一些赋形剂则配成水溶液,临用前将药片放入溶液中。常用的有谷胱甘肽、利福平、白内停等。

(四)眼用注射液

为使药物在眼内获得较高的浓度,达到治病目的,常采用眼周注射或眼内注射。

供眼周注射(包括球结膜下、筋膜囊下或球后注射等)的药物应与小剂量静脉注射的要求相同。但某些细胞毒性大、对局部组织刺激性高的药物,不易做眼周组织注射。

眼内注射液(包括前房注射液、前房冲洗液、玻璃体注射液、玻璃体灌注液等)则应具有更高、更严格的要求,除上述要求外,尚需注意下述几点。

(1)所有作眼内注射的药物均应测试药物对角膜内皮细胞及视网膜的最低毒性浓度,测出每一种药物的安全剂量,方能做眼内注射。

(2)除严格控制 pH 值(7.0 ~ 7.4)、渗透压外,还应考虑对角膜内皮细胞的营养等因素,故推荐 BSS 液配制眼内注射液。

(3)眼内注射液不应含防腐剂、抗氧化剂等有害眼内各组织的化学物质。

(4)眼内注射液要求完全澄明,绝不允许有微粒或异物等存在。

（五）眼药新剂型

普通滴眼液具有配制容易、使用方便的优点，但也有许多缺点，如药物滴眼后，立即被结膜囊内的泪液稀释，并很快从泪道排出，因此生物利用度低，作用时间亦短暂，由此带来一系列问题：①药物作用时间短，需频繁点眼；②结膜囊内浓度很快下降，影响对眼组织的渗透；③因药物浓度下降快，必须配成较高浓度，故易发生局部毒性反应；④药物大部分从泪道排出，经鼻、咽部吸收后可能引起全身毒性作用，如阿托品等；⑤滴眼液点眼难以抵达眼后段，对视网膜、脉络膜或玻璃体疾病（如增殖性玻璃体视网膜病变）的作用很小。因此，迫切需要利用新剂型、新技术，提高产品的技术含量，改造旧的、传统的眼用剂型，提高眼用药物的生物利用度、延长作用时间、降低毒性。目前国内外采用的新技术和开发的新剂型如下。

1. 长效滴眼液 为提高滴眼液的生物利用度，延长作用时间，目前大多在滴眼液中加入适量黏性赋形剂（如高分子聚合物等），以增加药物与眼组织的接触时间，起延效和增加生物利用度的效果。常用的高分子聚合物有羧甲基纤维素（CMC，1.0%）、聚乙烯醇（PVA，1.4%）、低分子羟丙基纤维素（HPCL，0.5%~1%）和聚乙烯吡咯烷酮（PVP，1%）等，其中以PVA效果最佳。实验证明高分子聚合物可增强0.2%托品酰胺滴眼液的扩瞳作用，并认为不仅仅是黏度的作用，还影响药物的扩散特性及角膜表面药物覆盖层的厚度。

2. 脂质体 脂质体是一种定向药物载体，具有类细胞膜结构，它既可在眼内迅速释放药物，又具有缓释性能，还能增强药物对角膜的通透性，起到增效作用。在治疗细菌性眼内炎、病毒性角膜炎或角膜溃疡等眼部疾病方面，脂质体将是一种重要的剂型。

3. 亲水凝胶 凝胶是一种交联的高聚物或共聚物吸收大量水分形成的溶胶状态的半固体，它可以是水溶性的，也可以是水不溶性的，前者即亲水凝胶。其中有透明质酸（HA）、聚丙烯酸（PAA）等。药物以眼用亲水凝胶方式给药的特点是：①延长药物的释放时间；②保持药物在结膜囊内的有效浓度；③降低某些药物的刺激性；④避免普通油脂性眼膏剂产生的"糊视现象"。

4. 微球与纳米球 微球是一种用适宜高分子材料为载体包裹或吸附药物而成的球形或类球形微粒，直径小于 $1.0~\mu m$ 者常称为纳米球。微球能保护药物免遭破坏。因此，在水溶液中不稳定的药物或水溶性差的药物都可以制成微球。眼用药物微球制剂的特点是延效，还可以克服一般滴眼剂易在角膜前被清除的缺点。治疗青光眼、炎症和眼部感染的药物适于制成微球。

5. 眼用植入剂 按植入剂载体在药物释放过程中能否降解，可分为不溶性眼用植入剂和可溶性眼用植入剂，前者在药物完全释放后须取出空植入剂。与普通眼用制剂相比较，眼用植入剂有以下优点：①以缓慢或恒定速率释放药物，不必多次给药；②剂量准确，不受泪液影响；③比水溶液稳定；④减少全身吸收。

二、常用给药方式

（一）局部用药

眼科局部用药分水剂和油膏两种剂型。局部滴用水剂药后，由于眨眼及泪液的稀释,结膜囊内药物减少,可1~2h滴1次,以保持局部浓度。因药物多为亲水性,在油质中形成微结晶,仅油膏表面的微结晶可在泪液中溶解起作用,药物的释放缓慢,故高脂溶性药物的油膏比滴剂更有疗效。但油膏附于眼球表面常使视力模糊,水剂无此缺点。故白天用水剂,睡前可用油膏。

1. 滴眼药法　滴眼液是最常用的眼药剂型,通常滴入下方结膜囊内。一般滴眼液每滴为25~30 μL,而结膜囊泪液容量最多为10 μL,实际上只有较少的眼药保留在眼结膜囊内。因此,常规治疗每次只需滴1滴眼药即可。正常状况下泪液以每分钟约16%的速率更新,结果滴眼4 min后只有50%的药液仍留在泪液中,10 min后则只剩17%。所以,为促进药液的眼部吸收又不被冲溢出眼外,嘱患者再滴眼药的最短间隔应为5 min。滴药后按压泪囊部,以及轻轻闭睑数分钟可以减少药物从泪道的排泄、增加眼部吸收和减少全身不良反应。

2. 涂眼膏法　眼膏增加了眼药与眼表结构的接触时间,通常以黄色的凡士林、白色的羊毛脂和无色的矿物油作为基质,又称油膏。由于这些基质均为脂溶性的,因此可以明显增加脂溶性药物在眼部的吸收。大多数水溶性药物在眼膏中呈微晶粒形式存在,只有眼膏表面的药物可融入泪液中,限制了这类药物在泪液中的浓度。眼膏的另一大优点是在眼表病损如角膜上皮缺损时,可起润滑和衬垫作用,减缓眼刺激症状。

眼膏的缺点是有油腻感并模糊视力。因此,一般于夜间用眼膏。

3. 眼周注射　正常时,眼内血-房水屏障可限制很多抗感染药物自全身血液循环透入眼内,有些水溶性药物(如青霉素)不能穿透结膜、角膜上皮细胞构成的脂性屏障,表面用药也不能在晶状体-虹膜隔后的组织内达到治疗水平,而眼球筋膜、巩膜为水溶性屏障,因此,可将药物经结膜下、眼球筋膜下或球后注射,使药物进入眼内,以达到所需的治疗效果。

(1)结膜下注射:使药物能在房水、前葡萄膜、晶状体及玻璃体的前部获得较高的浓度,可将药物注射于球或睑结膜下。因此,一些角膜通透性弱的药物宜作结膜下注射以获得较高的眼内浓度。但刺激性较强或对局部细胞毒性较高的药物,不宜用此法。

(2)球筋膜下注射:球筋膜除在近角膜缘1~2 mm处与巩膜密切愈着外,其他部分与巩膜表面分开,中间留下一潜在的巩膜上间隙,药物即注射于这一间隙内。由于药物紧贴于眼球,更易吸收入眼,从而获得更高的眼内浓度。

(3)球后注射:为使药物能更多地达到眼后段及视神经,可采用球后注射方式。许多内眼手术为麻痹睫状神经节,也可采用球后注射法进行麻醉。

4. 眼内注射　对一些严重的眼内感染病例,为迅速控制病情的发展,常采用将药物直接注射入眼内的治疗方法。但前房或玻璃体内注射危险性极大,除非极严重的眼内感染且经其他途径治疗皆失败后方可考虑。

(二)全身给药

眼是全身器官之一,眼的许多疾病与全身功能状态密切相关,特别是眼血流量丰富的组织如虹膜、睫状体、视网膜、脉络膜及眶内软组织等病变和一些危急病例,全身药物治疗也是必不可少的。其给药途径主要是口服和注射(肌内注射、静脉滴注)。

（三）新型给药方式

1. 膜控释药系统　膜控制释放药物系统（简称膜控释药系统）是指将药物与高分子化合物制成的药膜放入结膜囊或眼内后，以一定速度释放药物的一种眼用新制剂。根据其释药速率可分两大类。

（1）半定量释药系统：本类制剂药物释放较慢，作用时间较长。但释药速度先快后慢，属一级速率过程。常用的药物如下。①亲水软性角膜接触镜：将亲水软镜（一种能吸水的高分子膜）浸入药液，吸收药物后置于角膜表面，药物能逐渐释出。由于接触镜的存在，可防止泪液的冲洗和稀释，因此延长药物停留的时间。②眼用药膜：系将药物溶解或均匀分散在成膜材料溶液中，经加工而成的薄膜状药物制剂，具有长效、携带保管方便等优点。国内常以聚乙烯醇（PVA）作为成膜材料。③胶原膜：胶原膜是一种半透明的柔软薄膜，外形类似角膜接触镜，一般由猪巩膜提取的胶原制成。由于胶原膜的纤维间存在一定的间隙，可容纳药物分子，且透氧性较好，应用后胶原膜逐渐溶解，可起到药物缓释作用。

（2）长效控释药囊：此剂型能使药物在较长时间内定量释出，释药速度比较恒定，基本上属零级速率过程。用于眼科者目前有渗透泵式、蚀解式、贮囊式等几种。渗透泵式是将药物装入塑料囊内，囊的一端有一小口可容药物排出，药囊的另一侧室为一半渗透囊，内贮盐类，放入水中后，由于渗透作用，水分向盐囊渗入，盐囊膨胀，使药囊内压力增加，促使药物以恒定速度向外排出；蚀解式是将药物与高分子化合物制成药膜，在药物释出时，药膜逐渐蚀解；贮囊式是用高分子膜包裹药物，放入水中后，药物能从膜内逐渐释出，只要囊内膜保持一定含药量，囊外液体经常流动更新，释药速度就能保持稳定。由于眼经常瞬目和泪液流动，保持液体不断更新，因此较为适宜。药囊置于结膜囊后，药物就透过膜释出。最初7 h内释出较快，第8小时开始可以恒定速度释出维持1周。1周后膜内药物减少，释出量亦减少，需取出更换1片。

2. 脉冲给药系统　该系统是一种新型控释给药系统，其目的不是维持稳定、持续的血药浓度，而是适时地释放药物，即按预定的时间，单次或多次释放药物。

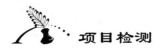

扫一扫、练一练

（杨　林）

项目七

眼睑病

眼睑病彩图

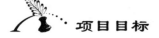

①会评估眼睑位置对验光的影响。②熟悉常见眼睑疾病,能做常见眼睑疾病的预防宣教和就医指导。③具备体察入微的职业素质。

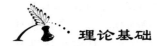

眼睑遮盖于眼球前表面,分为上睑和下睑,眼睑的游离缘为睑缘,长有睫毛,汗腺、皮脂腺和睑板腺也开口于此。上、下睑缘在鼻侧各有一乳头状突起,其上有一小孔称泪点。上、下睑缘间的裂隙称睑裂,其内、外连接处分别称内眦和外眦,内眦处有一小的变态皮肤组织呈肉状隆起称泪阜。平视时睑裂正常高度约 8 mm,上睑遮盖角膜上部 1~2 mm。

眼睑主要功能是保护眼球,反射性闭睑可防止眼球损伤及异物进入;通过瞬目运动使泪液各成分均匀分布于眼球表面形成泪液膜,还可清除结膜囊内微尘和细菌。

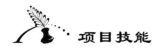

睑裂高度测量

1.未完全矫正的屈光不正会诱发"睑腺炎"等眼睑病。

2.先天性重度上睑下垂易引起弱视。

3.眯眼是视疲劳等屈光问题的常见表现。

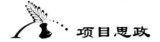 **项目思政**

民间流传"左眼跳财,右眼跳灾",其实这是一种封建迷信。"眼皮跳"在医学中称为"眼睑震颤"或"眼睑痉挛",是控制眼睑肌肉的神经(面神经)非正常兴奋,引起部分眼轮匝肌的肌纤维短时间内收缩颤动,从而牵动其上附着的皮肤出现颤动。导致眼睑痉挛的原因有多种,但可以肯定这些原因与占卜般的"财灾"之说无关系。

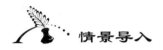 **情景导入**

患儿,男,4岁,家长发现患儿自出生后双眼睁不大,随年龄的增长无明显改善,常皱额抬眉,仰头视物。无外伤史,足月顺产,其叔叔有类似病史。思考:①该患儿的诊断?②该患儿的视觉发育若不正常,原因是什么?该如何治疗?

任务一 眼睑炎症

眼睑位于体表,易受微生物、风尘和化学物质的侵袭,发生炎症反应。眼睑各种腺体的开口多位于睑缘和睫毛的毛囊根部,易发生细菌感染。睑缘是皮肤和黏膜的交汇处,眼睑皮肤和睑结膜的病变常可引起睑缘的病变。

一、睑腺炎

睑腺炎(hordeolum)又称麦粒肿,是眼睑腺体的急性化脓性炎症。分为两类:睫毛毛囊或其附属的皮脂腺(Zeis 腺)或汗腺(Moll 腺)感染,称为外睑腺炎,民间又称"针眼""撷眼";睑板腺感染,称为内睑腺炎。

【病因】

睑腺炎为细菌感染眼睑腺体所致,多为葡萄球菌,特别是金黄色葡萄球菌感染。常见诱因为食用辛辣食物、酗酒、熬夜等导致的"上火";未矫正的屈光不正导致视疲劳;眼部浓妆;未控制的糖尿病患者,当血糖高时亦可导致睑腺炎反复发作。

【临床表现】

1.症状 睑腺炎初期,患处表现红、肿、热、痛,局部有硬结和压痛,2~3 d后,病变处形成黄色脓点,硬结软化,可自行溃破。破溃后炎症明显减轻,1~2 d后炎症逐渐消退。全身可伴有发热、寒战、头痛等症状。

2.体征 外睑腺炎的炎症反应主要位于睫毛根部的睑缘处,早期红肿范围较弥散,患者疼痛剧烈,同侧耳前淋巴结肿大和压痛。如果炎症邻近外眦角时,疼痛明显,并可引起球结膜水肿。内睑腺炎由于局限于睑板腺内,肿胀比较局限,疼痛明显,睑结膜面出现局限性充血、肿胀。内睑腺炎常在睑结膜面形成黄色脓点,向结膜囊内破溃,少数患者可向皮肤面破溃。睑腺炎可在眼睑皮下组织扩散,发展为眼睑蜂窝织炎;球结膜可出现严重的反应性水肿,以致使其暴露于睑裂之外(见二维码彩图7-1-1)。

【诊断依据】

一般根据患者的症状和眼睑的改变,可做出诊断。

【就医指导】

睑腺炎早期可局部热敷,每次10~15 min,每日2次,以便促进眼睑血液循环,缓解症状,促进炎症消散。同时应至眼科门诊进行检查,由眼科医生开具抗生素滴眼液、清热解毒等药物;当脓肿形成后,需要眼科医生切开排脓。

【健康宣教】

(1)忌挤压,以防感染扩散到颅内引起颅内海绵窦炎。

(2)注意个人卫生,流水洗脸,毛巾、香皂等个人用品勿与他人混用。

(3)养成良好生活习惯,饮食规律,少食辛辣食物、多饮开水避免便秘、按时作息,不酗酒。

(4)及时矫正屈光不正。

(5)反复、多发者应化验血糖。

二、睑板腺囊肿

【病因】

睑板腺囊肿(chalazion)又称霰粒肿。本病可能由于慢性结膜炎或睑缘炎而致睑板腺出口阻塞,腺体的分泌物潴留在睑板内,对周围组织产生慢性刺激而引起。

【临床表现】

1. 症状　好发于青少年,多发于上睑,也可上、下睑同时发生。可以单发,也可多发。病程进展缓慢,一般无自觉症状,少部分患者可有轻度炎症表现和触痛。

2. 体征　在眼睑皮下出现圆形、与皮肤无粘连的肿块,其大小不一,相对应的睑结膜面上可见呈紫红色或灰红色的局限性病灶,破溃后在睑结膜面形成息肉,也可以在皮下形成暗紫红色的肉芽组织。如发生继发感染,临床表现与内睑腺炎相同。

【诊断依据】

根据患者眼睑无明显疼痛但有眼睑硬结,可以诊断。对于复发性或老年人的睑板腺囊肿,应将切除物进行病理检查,以排除睑板腺癌。

【就医指导】

小而无症状的睑板腺囊肿可自行吸收,较大的睑板腺囊肿可通过热敷,促进吸收。若不能吸收,应至眼科门诊进行检查,需要眼科医生局部麻醉下切除。

【健康宣教】

1. 注意个人卫生,流水洗脸,毛巾、香皂等个人用品勿与他人混用。

2. 未彻底治愈不可以配戴角膜接触镜。

三、鳞屑性睑缘炎

鳞屑性睑缘炎是由于睑缘部腺体分泌旺盛,皮脂溢出所造成的慢性炎症。

【病因】

患部常可发现卵圆皮屑芽孢菌。屈光不正、视疲劳、营养不良和长期使用劣质化妆品,可能是本病的诱因。

【临床表现】

1. 症状 患者自觉眼部痒、刺痛和烧灼感。

2. 体征 检查可见睑缘充血。睫毛和睑缘表面附着灰白色上皮鳞屑,睫毛根部有点状皮脂溢出,干燥形成黄色痂皮,去除鳞屑和痂皮后,暴露出充血的睑缘,但无溃疡或脓点。睫毛容易脱落,但可再生。久治不愈者,可使睑缘增厚、外翻而导致泪溢。

【诊断依据】

根据典型的临床表现及睑缘无溃疡的特点,可以诊断。

【就医指导】

去除诱因,尽量避免理化刺激。至眼科门诊行规范、彻底治疗。

【健康宣教】

1. 注意个人卫生,流水洗脸,毛巾、香皂等个人用品勿与他人混用。

2. 未彻底治愈不可以配戴角膜接触镜。

四、溃疡性睑缘炎

溃疡性睑缘炎(ulcerative blepharitis)是睫毛毛囊及其附属腺体的慢性或亚急性化脓性炎症。

【病因】

本病多为金黄色葡萄球菌感染引起。屈光不正、视疲劳、营养不良和不良卫生习惯可能是本病的诱因。

【临床表现】

1. 症状 患者眼部有痒、刺痛和烧灼感等,较鳞屑性睑缘炎更为严重。

2. 体征 检查可见睑缘有较多的皮脂,睫毛根部散布着黄色痂皮及小脓疱,睫毛常被干痂粘结成束,去除痂皮后可露出睫毛根端之浅小溃疡。睫毛毛囊因感染而破坏,睫毛容易随痂皮脱落,且不能再生,形成秃睫。溃疡愈合后,瘢痕组织收缩,使睫毛生长方向改变,形成睫毛乱生。久病者,可导致睑缘肥厚变形,引起睑缘外翻及溢泪。

【诊断依据】

根据典型的临床表现及睑缘有溃疡的特点,可以诊断。

【就医指导】

去除诱因,注意个人卫生。至眼科门诊行规范、彻底治疗。

【健康宣教】

(1)注意个人卫生,流水洗脸,毛巾、香皂等个人用品勿与他人混用。

(2)未彻底治愈不可以配戴角膜接触镜。

五、接触性睑皮炎

接触性睑皮炎(contact dermatitis of lids)是眼睑皮肤对某种致敏原的过敏反应,也可以是头面部皮肤过敏反应的一部分。

【病因】

常见的致敏原为眼局部应用的抗生素、局部麻醉剂、阿托品、毛果芸香碱、碘、汞等制剂。与眼睑接触的许多化学物质,如化妆品、染发剂、接触镜护理液等,也可能为致敏原。全身接触某些致敏物质或某种食物也可发生。有时接触致敏原一段时间后才发病,如长期滴用阿托品或毛果芸香碱滴眼剂等。

【临床表现】

1. 症状　患者自觉眼痒和烧灼感。

2. 体征　急性者,眼睑突发红肿,皮肤出现丘疹、水疱或脓疱,伴有微黄黏稠渗液,不久糜烂结痂、脱屑。亚急性者,症状发生较慢,但常迁延不愈。慢性者,可由急性或亚急性湿疹转变而来,眼睑皮肤肥厚粗糙,表面有鳞屑脱落,呈苔藓状。

【诊断依据】

根据接触致敏原的病史和眼睑皮肤湿疹的临床表现可以诊断。

【就医指导】

立即停止接触致敏原,至眼科门诊行规范、彻底治疗。

【健康宣教】

(1)注意个人卫生,流水洗脸,毛巾、香皂等个人用品勿与他人混用。

(2)未彻底治愈不可以配戴角膜接触镜;若是对接触镜护理液过敏,治愈后也不可再配戴角膜接触镜。

任务二　眼睑肿瘤

眼睑肿瘤分为良性和恶性两大类。良性肿瘤较常见,可为实性或囊性、单发或多发,并随着年龄的增长而增多。临床上,大多数眼睑良性肿瘤容易确诊,多因美容的原因行手术切除,但对恶性肿瘤的确诊常较困难。良、恶性肿瘤的鉴别除考虑发生年龄、病史、肿瘤形态、生长速度、有无出血倾向和淋巴结转移外,由于眼睑位于体表,取材容易,应进行病理检查确诊。治疗时,除考虑肿瘤的预后外,还应考虑到保护眼睑的功能和美容问题。

常见的眼睑良性肿瘤有血管瘤、色素痣和黄色瘤等。

一、血管瘤

眼睑血管瘤(hemangioma of the lid)为良性肿瘤,分为毛细血管瘤和海绵状血管瘤两种。

【病因】

眼睑血管瘤血管组织先天性发育异常导致的。

【临床表现】

1. 症状　除外观异常外,一般无刺激症状。

2. 体征　毛细血管瘤往往出生时或出生后不久发生,生长迅速,呈扁平状或稍隆起、质软,部分可自行消退。表浅的毛细血管瘤呈鲜红色,又称为"草莓痣";部位较深的,则呈紫红色或蓝色。海绵状血管瘤是发育性的,常在 10 岁前发生,是成人眼眶最常见的良性肿瘤,位于皮下较深层,呈紫蓝色、稍隆起、微具弹性,咳嗽、哭泣或低头时可增大,不会自行退缩(见二维码彩图 7-2-1)。

【诊断依据】

根据外观即可诊断。

【就医指导】

毛细血管瘤有自行退缩的趋向,一般可观察到 5 岁后治疗。但若因肿瘤使眼睑不能睁开,遮挡瞳孔,影响视力,则应及时至眼科治疗,以免造成弱视。海绵状血管瘤可至眼科行手术治疗。

【健康宣教】

(1)留意观察肿瘤的变化。

(2)应至眼科行规范、彻底诊治,不可听信偏方。

二、色素痣

色素痣(nevus)是常见的良性肿瘤,一般出生时即有,少数到青春期或成人时才出现。

【病因】

本病由痣细胞构成。

【临床表现】

1. 症状　除外观异常外,一般无刺激症状。

2. 体征　眼睑扁平或隆起的病变,颞侧多见,境界清楚,可有毛发生长。有时色素痣可对称地居于上、下睑各半,闭眼时合二为一,称为分裂痣(见二维码彩图 7-2-2)。

【诊断依据】

根据外观即可诊断。

【就医指导】

静止的色素痣一般不需要处理,如因美容需要切除,需至眼科行规范手术切除;若色素痣出现迅速增大、变黑及破溃出血等迹象时,应及时至眼科行规范诊治。

【健康宣教】

(1)留意观察色素痣的变化。

(2)若因美容原因想要切除色素痣或色素痣出现变化时,应至眼科行规范诊治。

三、黄色瘤

黄色瘤(xanthelasma)常见于老年人。

【病因】

黄色瘤实际上并非肿瘤,而是类脂样物质在皮肤组织中的沉积。

【临床表现】

1. 症状　除外观异常外,一般无刺激症状。

2. 体征　病变常位于上睑近内眦角皮肤,有时下睑也有,常为双侧对称,呈柔软的扁平黄色斑,稍隆起,与周围正常皮肤的境界清楚。

【诊断依据】

根据外观即可诊断。

【就医指导】

若为美容需要,可至眼科行规范手术切除。

【健康宣教】

(1)留意观察黄色瘤的变化。

(2)若因美容原因想要切除黄色瘤时,应至眼科行规范诊治。

四、基地细胞癌

基底细胞癌(basal cell carcinoma)为最常见的眼睑恶性肿瘤,多见于中老年男性。

【病因】

光化学损伤是最重要的致病因素。

【临床表现】

1. 症状　除外观异常外,一般无刺激症状。

2. 体征　好发于下睑近内眦部,病变初起时为无痛的小结节,质地坚硬,表面可见小的毛细血管扩张,可含色素。病程稍久,肿瘤中央出现溃疡,其边缘潜行,形状如火山口,并逐渐向周围组织侵蚀,引起广泛破坏。

【诊断依据】

根据外观和病理学检查确诊。

【就医指导】

眼科行规范诊疗。

【健康宣教】

留意观察肿瘤的变化,至眼科行规范诊疗。

五、皮脂腺癌

皮脂腺癌(sebaceous gland carcinoma),占眼睑恶性肿瘤的第二位,常起源于睑板腺和睫毛的皮脂腺。多见于中老年妇女,好发于上睑。

【病因】

导致癌变的环境因素广泛作用于睑板腺的腺体细胞是可能的病因。

【临床表现】

1. 症状　除外观异常外,一般无刺激症状。

2. 体征　如起自睑板腺,初起时为眼睑皮下小结节,与睑板腺囊肿相似。以后逐渐增大,睑板呈弥漫性斑块状增厚,相应的睑结膜呈黄色隆起。如起自皮脂腺,则在睑缘呈黄色小结节,表面皮肤正常,当肿块逐渐增大后,可形成溃疡或呈菜花状。

【诊断依据】

根据外观和病理学检查确诊。

【就医指导】

眼科行规范诊疗。

【健康宣教】

老年人的睑板腺囊肿或反复发生的睑板腺囊肿,均应建议至眼科行规范诊治。

任务三 │ 眼睑位置、功能异常和先天异常

正常的眼睑位置是:①眼睑与眼球表面紧密相贴,中间有一潜在毛细间隙;②上、下睑睫毛应充分伸展指向前方,排列整齐,不与角膜相接触,能阻挡灰尘、汗水等侵入眼内;③上、下睑能紧密闭合;④上睑能上举至瞳孔上缘;⑤上下泪点贴靠在泪阜部,使泪液顺利进入泪道。先天性或获得性眼睑位置异常可引起眼睑功能异常,造成眼球的伤害。

一、倒睫与睑内翻

倒睫(trichiasis)是指睫毛倒向眼球而睑缘位置正常。睑内翻(entropion)是指睑缘向眼球方向卷曲的一种位置异常。两者都可致睫毛触及眼球。倒睫多与睑内翻并存。睑内翻按病因可分为先天性、痉挛性和瘢痕性。

【病因】

能引起睑内翻的各种原因,均能造成倒睫,沙眼后期、睑缘炎、睑腺炎、眼睑外伤等也能引起倒睫。先天性睑内翻,多见于婴幼儿内眦赘皮、睑缘部眼轮匝肌过度发育或者婴幼儿比较肥胖,鼻梁部发育欠饱满。痉挛性睑内翻,多发生于老年人的下睑,是由于老年人下睑缩肌无力,下睑皮肤松弛失去牵制眼轮匝肌的收缩作用,以及老年人眶脂肪减少,眼睑后面缺少足够的支撑所致。瘢痕性睑内翻,由睑结膜及睑瘢痕性收缩所致,最常见于沙眼,结膜烧伤也可导致。

【临床表现】

1. 症状 因睫毛摩擦眼表,患者常有眼痛、畏光、流泪、异物感和眼睑痉挛。

2. 体征 睫毛长期摩擦眼球,可致结膜充血、角膜浅层混浊、新生血管形成,严重时角膜溃疡。

【诊断依据】

根据患者年龄、有无沙眼、外伤、手术史等,以及临床表现容易做出诊断。

【就医指导】

眼科行规范诊疗。

【健康宣教】

单个倒睫勿自行拔除,以免继发局部感染。

二、睑外翻

睑外翻(ectropion)指睑缘向外翻转离开眼球,睑结膜可不同程度的暴露在外,常合并眼睑闭合不全。按病因可分为瘢痕性、老年性和麻痹性。

【病因】

瘢痕性睑外翻,常由眼睑皮肤创伤、烧伤、化学伤、炎症或手术等引起眼睑皮肤瘢痕性收缩导致。老年性睑外翻,仅限于下睑,是由于老年人眼轮匝肌功能减弱,与眼睑皮肤及外眦韧带松弛也有关。麻痹性睑外翻,仅限于下睑,是由于面神经麻痹,眼轮匝肌收缩功能丧失。

【临床表现】

1. 症状 患者有不同程度的溢泪。

2. 体征 不同程度的眼睑外翻。重度睑外翻可使睑结膜部分或全部暴露在外,导致结膜充血、分泌物增加、肥厚角化;常有眼睑闭合不全,角膜失去保护,导致角膜上皮干燥脱落,易引起暴露性角膜炎或溃疡。

【诊断依据】

根据患者的病史及临床表现容易诊断。

【就医指导】

眼科行规范诊疗。

【健康宣教】

睑外翻未矫正时应常涂眼膏以保护角膜。

三、上睑下垂

上睑下垂(ptosis)指上睑的上睑提肌和 Müller 肌的功能不全或丧失,导致上睑部分或全部下垂,即向前方注视时上睑缘遮盖角膜上方超过 2 mm。轻者影响外观,重者部分或全部遮盖瞳孔,影响视功能。按病因可分为先天性或获得性。

【病因】

先天性上睑下垂,主要由动眼神经核或上睑提肌发育不良所致,为常染色体显性遗传。获得性上睑下垂,多由动眼神经麻痹、上睑提肌损伤、交感神经疾病、重症肌无力或机械性开睑运动障碍导致。

【临床表现】

1. 症状 表现为外观异常,眼睛睁不大。

2. 体征 先天性上睑下垂常为双侧,有时为单侧,重度者上睑全部遮盖瞳孔,患者常紧缩额肌,牵拉眉毛以提高上睑的位置,或仰头视物,患侧常伴有眼球上转运动障碍。获得性多有相关病史或伴有其他症状,如动眼神经麻痹可能伴有其他眼外肌麻痹;上睑提肌损伤有外伤史;交感神经损害有 Horner 综合征;重症肌无力所致的上睑下垂晨轻夜重,注射新斯的明后上睑下垂明显减轻(见二维码彩图 7-3-1)。

【诊断依据】

根据患者的病史及临床表现容易诊断。

【就医指导】

眼科行规范诊疗。

【健康宣教】

先天性上睑下垂者注意关注视功能,若因重度上睑下垂已导致弱视者,建议及早至眼科行上睑下垂矫正术,然后进行视觉训练。

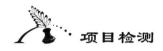

扫一扫、练一练

（耿若君）

项目八

泪器病

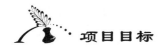

项目目标

①会评估泪器健康状况是否适合配戴角膜接触镜。②熟悉常见泪器疾病，能做常见泪器疾病的预防宣教和就医指导。③具备体察入微的职业素质。

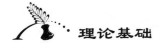

理论基础

泪器(lacrimal gland)包括泪液分泌器和泪液排出器两部分。

（一）泪液分泌器

泪液分泌器包括泪腺、副泪腺、睑板腺和结膜杯状细胞等外分泌腺。泪腺位于眶缘外上方的泪腺窝内，其排泄导管约 10～20 根，开口于外上穹窿结膜处。副泪腺位于结膜上。

（二）泪液排出器

泪液排出器常称为泪道，是排泄泪液的通道，由泪点、泪小管、泪囊、鼻泪管组成。

1. 泪点　为泪道的起始部，在内眦部上、下眼睑边缘各有一针尖样的小孔，即为泪点，分别称为上泪点与下泪点。

2. 泪小管　始于泪点，开始垂直于睑缘约 1～2 mm，然后转为水平方向，泪小管的总长 8～10 mm，上、下泪小管汇成泪总管，再与泪囊相连。

3. 泪囊　位于眶内壁前下方的泪囊窝内，为泪道中最膨大的部分，上端为盲管，下端与鼻泪管相接，长约 12 mm，宽约 4～7 mm。

4. 鼻泪管　位于骨性鼻泪管内，上端与泪囊相接，下端开口于下鼻道，全长约 18 mm。鼻腔疾病可引起泪道感染或鼻泪管阻塞而引发溢泪。

泪腺为反射性分泌腺，在受到外界刺激（如角膜异物、化学刺激等）或感情激动时分泌大量泪液，起到冲洗和稀释刺激物的作用。副泪腺为基础分泌腺，分泌的泪液量很少，可减少眼睑和眼球间摩擦及湿润角膜和结膜；结膜杯状细胞分泌黏蛋白，睑板腺和睑缘皮脂腺分泌脂质，两者均参与泪膜构成，保持眼表润滑。正常情况下，泪液自泪腺分泌经排泄管进入结膜囊,依靠瞬目运动和泪小管的虹吸作用,自泪点经泪小管、泪囊、鼻泪管排泄至鼻腔。若某一部位发生阻塞,泪液排出障碍即可产生溢泪。

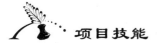 项目技能

泪液分泌检查

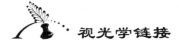 视光学链接

泪器有疾病时,不宜配戴角膜接触镜。

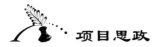 项目思政

尊老、敬老、爱老、助老是中华民族的传统美德。老年人是慢性泪囊炎的高发人群,经常"以泪洗面"会给其生活带来极大困扰,及早行规范诊疗能提高老年人的生活质量。

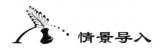 情景导入

李某,女,65岁,家住农村,自诉3年多来不管高兴还是伤心,总是泪眼汪汪,迎风时流泪症状加重,"上火"时有很多"眼屎",挤压内眦部有很多脓性分泌物溢出,干扰到日常生活。思考:①该患者的诊断是什么? ②如何给该患者做健康宣教?

任务一 泪液分泌系统疾病

泪液分泌系统疾病主要包括泪腺炎和泪腺肿瘤。

一、泪腺炎

泪腺炎(dacryoadenitis)按病程进展快慢,可分为急性泪腺炎和慢性泪腺炎。

【病因】

急性泪腺炎多为细菌、病毒感染所致。致病菌以金黄色葡萄球菌或淋病奈瑟球菌常见,感染途径可为眼睑、结膜、眼眶或面部化脓性炎症直接扩散,远处化脓性病灶转移,或

来源于全身感染。慢性泪腺炎,免疫反应为主要病因,多为眼眶疾病的一部分,如炎性假瘤、甲状腺相关眼病等;也可为沙眼性和结核性,病原体多由血行播散;此外,肉瘤样病、Sjögren 综合征均可累及泪腺,表现为慢性泪腺炎。

【临床表现】

1.症状　急性泪腺炎常表现为眶外上方局部肿胀、疼痛,触诊可扪及包块,有压痛,上睑水肿下垂呈"S"形,耳前淋巴结肿大。慢性泪腺炎病程进展缓慢,在外上眶缘下可触及较硬的包块,可伴有上睑下垂,但多无压痛,眼球可向内下偏位,向外上方注视时可有复视,眼球突出少见。

2.体征　急性泪腺炎,提起上睑,可见泪腺组织充血肿大,同时可伴有结膜充血、水肿、黏性分泌物。慢性泪腺炎在外上眶缘下可触及较硬的包块。

【诊断依据】

一般根据患者病史和临床表现,可做出诊断。

【就医指导】

注意个人卫生,至眼科门诊行规范、彻底治疗。

【健康宣教】

(1)注意个人卫生,流水洗脸,毛巾、香皂等个人用品勿与他人混用。

(2)未彻底治愈不可以配戴角膜接触镜。

二、泪腺肿瘤

泪腺肿瘤主要指原发于泪腺的肿瘤,居眼眶占位性病变的首位,约 30% 为淋巴样瘤,70% 为上皮来源的肿瘤,其中良性和恶性各占一半。在恶性泪腺肿瘤中,50% 为腺样囊性癌,25% 为多形性腺癌,25% 为腺癌。

【病理】

多形性腺瘤在组织学上发现双层腺管上皮同时含有异常的基质成分如脂肪、纤维、软骨组织等,因此称为"混合瘤",肿瘤有完整包膜。

【临床表现】

1.症状　腺样囊性癌是泪腺最常见的恶性肿瘤,好发于 30 ~ 40 岁的女性,病程短,有明显疼痛及头痛,眶周和球结膜水肿,眼球突出或移位,运动障碍,常有复视和视力障碍。多形性腺瘤,多见于中年男性,一般单侧受累,发病缓慢,表现为眼眶外上方无痛性包块,眼球受压向内下或下方移位,由于肿瘤生长缓慢,患者可无复视。

2.体征　眼眶外上方包块。

【辅助检查】

腺样囊性癌 CT 检查可显示明显的眶外上方骨质破坏,提示病变恶性特征。多形性腺瘤 CT 检查可清楚显示肿瘤为高密度块影,以及泪腺窝压迫性骨凹陷。

【诊断依据】

一般根据患者临床表现和影像学表现,可做出诊断,确诊需要病理学诊断。

【就医指导】

至眼科门诊行规范治疗。

【健康宣教】

发现颜面部不明原因包块需及早就医,至眼科门诊行规范诊疗,以免贻误病情。

任务二 泪液排出系统疾病

泪液排出系统疾病主要包括泪道阻塞或狭窄和泪囊炎。

一、泪道阻塞

泪道阻塞或狭窄是指泪道起始部(泪点、泪小管、泪总管)管径窄细,位置表浅,并与结膜囊毗邻相通,容易受到炎症、外伤的影响而发生阻塞。鼻泪管下端和开口处是解剖学狭窄段,易受鼻腔病变的影响出现阻塞。

【病因】

1. 泪点外翻 泪点不能接触泪湖。主要原因为老年性眼睑松弛或睑外翻。

2. 泪点异常 包括泪点狭窄、闭塞或缺如。

3. 泪管至鼻泪管的阻塞或狭窄 包括先天性闭锁、炎症、肿瘤、外伤、药物毒性等各种因素引起的泪道结构或功能不全,致泪液不能排出。

4. 其他原因 如鼻腔阻塞等。

【临床表现】

1. 症状 主要症状为溢泪。溢泪可造成不适感,影响正常生活和工作。

2. 体征 长期泪液浸渍,可引起慢性刺激性结膜炎、下睑和面颊部湿疹性皮炎。患者不断揩拭眼泪,长期作用可致下睑松弛和下睑外翻,从而加重溢泪症状。

【辅助检查】

1. 泪道冲洗 泪道冲洗常可揭示泪道阻塞的部位。采用钝圆针头从泪小点注入生理盐水,根据冲洗液体流向判断有无阻塞及阻塞部位。通常有以下几种情况:①冲洗无阻力,液体顺利进入鼻腔或咽部,表明泪道通畅;②冲洗液完全从注入原路返回,为泪小管阻塞;③冲洗液自下泪点注入,由上泪点反流,为泪总管、泪囊或鼻泪管阻塞;④冲洗有阻力,部分自泪点返回,部分流入鼻腔,为鼻泪管狭窄;⑤冲洗液自上泪点反流,同时有黏液脓性分泌物,为鼻泪管阻塞合并慢性泪囊炎。

2. 影像学检查 如 X 射线碘油造影、CT 及 CT 泪囊造影等,可显示泪囊大小、泪道狭窄或阻塞的部位及程度。

【诊断依据】

一般根据患者临床表现、泪道冲洗检查或泪道影像学表现,可作出诊断。

【就医指导】

至眼科门诊行规范治疗。

二、慢性泪囊炎

慢性泪囊炎是最常见的泪囊病,多为单侧发病,多见于中老年女性,特别是绝经期妇女。

【病因】

多继发于沙眼慢性期、慢性结膜炎、鼻泪管狭窄或阻塞,泪液滞留于泪囊内,伴发细菌感染引起,常见致病菌为肺炎链球菌和白念珠菌,但一般不发生混合感染。与沙眼、泪道外伤、鼻炎、鼻中隔偏曲、下鼻甲肥大等因素有关。

【临床表现】

1. 症状　主要症状为溢泪。

2. 体征　检查可见结膜充血,下睑皮肤出现湿疹,用手指挤压泪囊区,有黏液或黏液脓性分泌物自泪点流出。

【辅助检查】

泪道冲洗时,冲洗液自上、下泪点反流,同时有黏液脓性分泌物。

【诊断依据】

根据病史和典型体征可做出诊断。

【就医指导】

至眼科门诊行规范治疗。

【健康宣教】

(1)治疗慢性泪囊炎时疗程要足够,避免症状消失就停药的不彻底治疗误区。

(2)慢性泪囊炎未彻底治愈前不可以配戴角膜接触镜。

三、急性泪囊炎

急性泪囊炎(acute dacryocystitis)大多在慢性泪囊炎的基础上发生,与侵入细菌毒力强大或机体抵抗力降低有关。

【病理】

最常见的致病菌为金黄色葡萄球菌或溶血性链球菌。

【临床表现】

1. 症状　患眼充血、流泪,有脓性分泌物。

2. 体征　泪囊区局部皮肤红肿、坚硬,疼痛、压痛明显,炎症可扩展到眼睑、鼻根和面颊部,甚至可引起眶蜂窝织炎,严重时可出现畏寒、发热等全身不适。数日后红肿局限,出现脓点,脓肿可穿破皮肤,脓液排出,炎症减轻。但有时可形成泪囊瘘管,经久不愈,泪液长期经瘘管溢出。

【诊断依据】

根据病史和临床表现可做出诊断。

【就医指导】

及时至眼科门诊行规范治疗。

【健康宣教】

（1）急性泪囊炎炎症期禁忌行泪道冲洗。

（2）急性泪囊炎未彻底治愈前不可以配戴角膜接触镜。

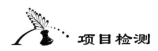 **项目检测**

扫一扫、练一练

（耿若君）

项目九

眼表疾病

眼表疾病彩图

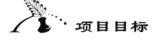

①能做泪膜检查。②能判断干眼并会预防宣教。③具有卫生健康宣教的职业责任意识。

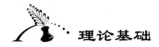

在解剖学上，眼表是指上、下睑缘间眼球表面的黏膜上皮(包括角膜上皮、结膜上皮)及泪膜等所有的结构。泪膜覆盖在眼球表面，健康的泪膜可以维持眼表上皮正常结构及功能，而眼表上皮的泪膜之间相互依存，相互影响，共同保证清晰视功能获得和维持。

一、眼表的局部解剖、组织结构与生理功能

(一)眼睑

眼睑是覆盖在眼球前面能灵活运动的帘状组织，是眼球前面的屏障。主要生理功能是保护眼球，防止损伤。眼睑分为上睑和下睑，上下眼睑之间的裂隙为睑裂。眼睑外端联合处叫外眦，呈锐角。内端联合处叫内眦，钝圆。游离边缘叫睑缘，分前后两唇，前唇钝圆，有排列整齐的睫毛。睫毛的根部有毛囊，其周围有皮脂腺称为 Zeis 腺及变态汗腺称 Moll 腺。它们的排泄管开口于毛囊。后唇边缘较锐，紧贴于眼球前部。两唇间皮肤与黏膜交界处形成浅灰色线，称缘间线或灰线。在灰线与后唇之间，有排成一行的细孔，为睑板腺的开口。近内眦部上、下睑缘各有一乳头状隆起，中央有一小孔称上、下泪点，为泪小管的开口。在内眦角与眼球之间有一结膜形成的皱襞，呈半月状，称半月皱襞。此皱襞与内眦皮肤之间被围结成一个低陷区，此处称为泪湖。泪湖中近半月皱襞处有一肉状隆起称泪阜，泪阜上生有少数细软的毳毛。

眼睑的睑板腺可分泌脂质，它和由结膜的杯状细胞分泌的黏液、泪腺及副泪腺分泌的水样泪液共同构成了泪膜。正常人每 5 ~ 10 s 发生一次眼睑的非随意性瞬目动作，这样不仅使泪膜在眼表均匀地分布，还调节眼表泪液的流量及蒸发速度，从而维持眼表泪膜的正常与稳定。而眼睑结构和功能一旦受损，会造成眼表上皮的损害和干眼，如临床

上常见的严重的化学伤、热烧伤,以及机械性外伤损伤眼睑时,眼睑不能正常闭合和分泌脂质,就可能引起眼表上皮的损害,导致暴露性角膜炎、角膜溃疡,甚至角膜穿孔、视力下降和失明。另外,由于眼球的暴露和瞬目功能的减少,可导致泪液过度蒸发、泪液分布障碍、泪膜不稳定,从而引起干眼症。

（二）结膜上皮

结膜上皮由复层柱状上皮和少量结缔组织形成的透明薄膜组织,覆盖在眼睑后面和眼球前面,分睑结膜、球结膜、穹窿结膜,衬在眼睑内面的为睑结膜,贴在眼球前的为球结膜。两部分相互连续,在眼睑闭合时,由结膜围成的空隙称为结膜囊,有保护和便于眼球移动的作用。球结膜与睑结膜的转折处称穹窿结膜。组织学上,结膜由不角化的鳞状上皮和杯状细胞组成,有上皮层和固有层。上皮 2~5 层,各部位的厚度和细胞形态不尽相同。同时,结膜内含有丰富的血管和神经末梢,并有少量的黏液腺,能分泌黏液,润滑眼球,以减少睑结膜与角膜的摩擦。我们所知的沙眼衣原体主要侵犯睑结膜和穹窿结膜;急性细菌性结膜炎和病毒性结膜炎都是因为细菌和病毒侵染了结膜而引起的,并且都有传染性;当结膜结构遭到破坏,比如瘢痕性类天疱疮时,结膜面大量瘢痕形成,导致瘢痕性睑内翻、倒睫,继而引起角膜损伤、溃疡、角膜新生血管,会造成泪膜的不稳定,最终导致干眼。

（三）角膜上皮

角膜上皮层位于角膜表面,外邻泪膜,内与角膜前弹力层相连。角膜上皮细胞代谢所需营养及氧分主要通过泪膜、房水和角膜缘毛细血管运送。正常的角膜上皮细胞代谢是维持角膜上皮细胞正常增殖与分化状态的关键。角膜上皮细胞代谢异常可导致上皮损伤或变性,是多种角膜疾病的病理基础。角膜上皮损伤后,可以通过上皮细胞的增殖、分化和迁移完全修复,角膜上皮自我更新的能力来源于角膜缘干细胞。通过角膜缘干细胞的不断分化、增殖,基底部上皮细胞向顶部表层迁移,周边部上皮细胞向中央部移行,新生的上皮细胞取代衰老、脱落的细胞以维持角膜上皮的完整。

二、泪液

（一）泪液的一般性状

泪液是一种水样液体,主要由泪腺分泌,少量由副泪腺分泌,此外还混合有来自眼睑的 Zeis 腺、Moll 腺和睑板腺分泌的脂性液体和结膜的杯状细胞分泌的黏液。24 h 的泪液分泌量每眼约为 1.5~20.0 mL。泪液的外观轻度浑浊,正常情况下泪液生成速率为每秒钟 1.0 μL/min,折射率为 1.336,与房水接近,泪液的黏稠度略高于水,泪液的 pH 值范围为 7.1~7.8。正常的泪液渗透压为 295~309 mOsm/L。渗透压主要由泪液中的 K^+、Na^+、Cl^-、HCO_3^-、蛋白质和其他可溶性物质调节。保持泪膜的正常渗透压对水分在泪膜和角膜、结膜上皮细胞之间的流动具有重要意义。

（二）泪液的成分

泪液的化学成分较复杂,98%~99%是水。蛋白质含量低,泪液中含有 IgA、IgG、IgE 等免疫球蛋白,IgA 含量最多,由泪腺中浆细胞分泌。这些免疫球蛋白能有效地抵抗外来病毒或细菌抗原,溶菌酶、γ-球蛋白及其他抗菌成分共同组成眼表的第一道防御屏障。泪液中 K^+、Na^+、Cl^- 浓度高于血浆。泪液中含有少量葡萄糖（5 mg/dL）、尿素

(0.04 mg/dL),其浓度随血液中的葡萄糖和尿素水平变化发生相应改变,人泪液中含有多种氨基酸,泪液成分的动态变化影响着寄生在眼表结膜囊内微生物菌群的生长繁殖。

（三）泪液动力学

泪液是维系眼表角膜、结膜健康的一个重要保证。泪液在眼表面具有以下4个动态的循环过程:泪液的生成、泪液的分布、泪液的蒸发和泪液的清除,其中任何一个环节出现问题,泪液就会失去平衡状态。

1.泪液的生成　泪液由泪腺、副泪腺、睑板腺和结膜杯状细胞分泌,泪液生成的各种成分不足将导致泪液缺乏性干眼;生成泪液的质的异常也会导致泪膜不稳定,引起干眼。

2.泪液的分布　各种泪液成分进入结膜囊后,眼睑通过瞬目动作将泪液均匀分布到整个眼表面,瞬目反射弧为角膜、结膜等感受器→三叉神经(传入神经)→大脑皮质→面神经(传出神经)→眼睑肌肉。瞬目运动依赖于瞬目反射弧的完整,并受到眼表局部条件、心理状态和环境的影响,正常人5~10 s瞬目一次。许多病理状态可以直接或间接改变瞬目频率,影响泪液在眼表的正常分布,从而造成角膜、结膜干燥。

3.泪液的蒸发　一部分泪液在眼表面蒸发,但如果泪液蒸发过快会导致干眼症。泪液的脂质层在防止泪液的过度蒸发中起着重要作用。在标准的室内条件下,Mishima测定泪液蒸发率为$2.2 \sim 3.7 \ \mu L/(h \cdot cm^2)$,当用生理盐水冲除脂质之后,泪液蒸发率可高达$40 \sim 45 \ \mu L/(h \cdot cm^2)$。因此,脂质层的缺乏和不稳定可引起蒸发过强型干眼。此外,泪液的蒸发还受风、环境温度的影响,经常户外作业或高温、空调环境均会加速泪液的蒸发,引发干眼。

4.泪液的清除　蒸发后剩余的浓缩泪液,通过瞬目运动和毛细管的虹吸收作用进入泪点、泪小管、泪囊,经鼻泪管流入下鼻道。如泪液排出延缓,将引起泪液排出延缓型干眼。

（四）泪液的功能

1.机械性冲洗、清洁功能　正常情况下,泪液不断从眼表流过,洗掉眼球表面的灰尘和微生物,清除正常脱落的上皮细胞碎片。当眼表受到刺激时,则引起反射性流泪,大量泪液进一步稀释、冲洗掉灰尘和微生物,从而保持眼球表面的清洁及角膜的透明度。

2.润滑以利眼睑和眼球的运动　泪液位于角结膜表面,为角膜和结膜的上皮细胞提供正常的湿润环境。此外,泪液在眼睑和眼球之间起润滑作用,可以减少眼睑的瞬目和眼球转动时的摩擦力,便于眼睑和眼球的运动。

3.提高角膜的光学性能　角膜是眼球的屈光系统中屈光力最大的组织,约为43.05D,而其屈光力始于角膜表面的泪膜。当光通过泪膜与角膜相一致的界面时,屈光力发生最大的改变。泪液在眼表面形成泪膜,填补了角膜上皮表面的一些细微的不规则处,使角膜表面变得平滑、有光泽,能均匀反射光线,从而提高角膜的光学性能,利于形成清晰的视觉。

4.防御致病性微生物对眼表的侵袭　眼表直接暴露在含有各种致病性微生物的环境中,但正常情况下并不致病,是因为泪液中含有溶菌酶、乳铁蛋白、多种免疫球蛋白和补体等。溶菌酶能溶解一些细菌的细胞壁,乳铁蛋白能摄取细菌生长代谢所必需的铁,免疫球蛋白能较有效地抵抗外来病毒或细菌抗原,起到抑菌和杀菌的作用,因此泪液对防御眼表感染起重要作用。

5.营养作用　泪液有营养角结膜上皮的作用。因为泪液能为眼表上皮提供氧气,带走二氧化碳和其他代谢产物。

三、泪膜

泪膜(tear film)是泪液在结膜囊内均匀地分布,形成的一层液体薄膜。泪膜位于角膜结膜的表面,对维持眼表的正常结构和生理功能起着重要的作用,眼表面泪膜-空气界面是重要的屈光表面。泪膜厚7～10 μm,由外向内分为3层:脂质层、水液层和黏液层(见二维码彩图9-0-1)。

1.脂质层　位于泪膜最表面,主要由眼睑中的睑板腺分泌,厚0.1～0.2 nm,主要功能是提高泪膜表面张力,控制水分蒸发。

2.水液层　是泪膜的主体,在角膜前平均厚度为6～10 nm,占泪膜厚度的98%,由泪腺和副泪腺分泌,主要成分有无机盐和各种有机物等。功能是为角膜提供营养,并带走代谢产物。

3.黏液层　又叫黏蛋白层,位于泪膜最里层,其厚度只有0.02～0.05 nm,由结膜的杯状细胞和角结膜上皮细胞共同分泌。黏蛋白黏附于眼表上皮的表面,其基底层入角、结膜上皮细胞的微绒毛之层,降低表面张力,使上皮细胞由疏水性变为亲水性,使水液层均匀涂布于眼表,从而保证了泪膜的形成和稳定。如果黏蛋白缺乏,水液层就不能很好涂布于眼表,眼表干燥继而引起眼表上皮损伤,因此黏液层对于泪膜形成至关重要。

泪膜主要功能为:①填补上皮间的不规则界面,保证角膜的光滑;②湿润及保护角膜和结膜上皮;③通过机械冲刷及内含的抗菌成分抑制微生物生长;④为角膜提供氧气和所需的营养物质。泪液的质和量的正常及泪液动力学的正常,可以维持泪膜的健康和稳定,从而保证泪膜正常的生理功能。

四、干眼

(一)干眼的定义

干眼是指任何原因引起的泪液的质、量或(及)动力学异常,导致泪膜不稳定和(或)眼表面的异常,并伴有眼病不适症状的一类疾病。干眼的主要症状有眼痒、异物感、眼部干燥、畏光、视疲劳、视物模糊、视力下降等,轻者影响工作和学习,严重者可导致眼表或角膜组织干燥而影响日常生活,甚至引起角膜溶解、穿孔等严重并发症而导致失明。

(二)干眼的分类

干眼的分类目前没有统一的标准。目前多采用美国国立眼科研究所1995年制定的干眼分类方法,将干眼分为泪液不足型干眼和蒸发过强型干眼。前者主要指泪液生成不足,分为Siögren综合征的水样液不足和非Siögren综合征的水样液不足;后者包括脂质层异常、瞬目不全引起的泪液蒸发增加等情况。

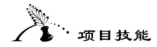

项目技能

见项目八泪液分泌实验。

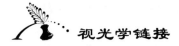

视光学链接

角膜屈光技术配戴角膜接触镜和不合理使用抗疲劳眼药水是干眼的常见原因。

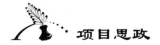

项目思政

视频终端综合征,是指由于长时间在视频终端前操作和注视荧光屏而出现的一组无特征的症状,包括神经衰弱综合征(头痛、头晕、额头压迫感、恶心、失眠或噩梦、记忆力减退、脱发等)、肩颈腕综合征(麻木、感觉异常及震颤,有压痛以及腰背部酸痛不适)、眼部症状(视疲劳、干眼症、眼部发痒、烧灼异物感、视物模糊、视力下降、眼部胀痛、眼眶痛等),以及食欲减退、便秘、抵抗力下降等,甚至对内分泌系统产生一定影响。

现代人们对手机的依赖是导致视频终端综合征的第一位因素,严重侵害人们的身心健康,造成了极大的危害,也引发了妨碍青少年身心健康成长等严重的社会问题,宣传抵制不良网络媒体刻不容缓!

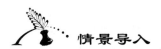

情景导入

患者,女,58岁,10年前无诱因出现口干、眼干,当时未给予重视,渐加重,以致在讲话时需频频饮水,进固体食物时必需伴水或流食送下,伴乏力、皮肤瘙痒,双手腕、掌指关节肿痛,晨僵不明显。唇腺活检明确诊断为"干燥综合征"。思考:①患者应接受哪些治疗? ②患者应做哪些确诊检查?

任务一　非 Sjögren 综合征的水样液不足

非 Siögren 综合征的水样液不足是指没有自身免疫因素参与的一类临床中常见的水质层缺乏型干眼。

【病因病理及发病机制】

1.患者的工作环境及性质　长期在空调房间、长时间使用计算机或手机、在黑暗的房间看电影或者长时间驾车都可能导致干眼。

2.局部及全身用药　长期服用抗高血压及抗抑郁药物可使泪液分泌减少;局部长期滴用抗生素、抗病毒等眼药,可因药物本身或防腐剂毒性而使干眼病情加重。

3.其他　长期佩戴角膜接触镜、眼部外伤史、手术史及既往病史,眼表化学伤、热烧伤及眼表严重的感染均可能造成产生泪液的眼部各附属器的功能障碍。另外,从病理的角度看,干眼患者经常存在眼表面非感染性的基于免疫的炎性反应,可能与性激素水平降低、淋巴细胞凋亡减少及眼表面轻微摩擦所致的损伤-愈合反应有关。许多学者将这种炎症反应作为各种类型干眼的共同发病机制。

【临床表现】

干眼症状的出现是诊断干眼最重要且必不可少的条件,主要症状有眼痒、异物感、畏光、视疲劳、眼部干燥、烧灼感及视力不同程度的下降等。对于症状严重者应详细询问全身病史及伴随症状,如有无口干等,以确定是否伴有系统性疾病。

【临床检查】

1.裂隙灯显微镜检查　检查时应注意以下几方面。

(1)泪河宽度:中、重度干眼患者呈一细线,往往<0.3 mm。

(2)角膜改变:上皮弥漫点状病、丝状物附着及周边血管翳等。

(3)角膜表面、下穹窿部及泪液中大量碎屑。

(4)结膜异常:充血、乳头增生、结膜囊松弛堆积形成褶皱。

(5)眼睑异常:眼睑闭合不全、眼睑缺损、睑缘充血、腺口被阻塞及腺管模糊不清等。

(6)荧光素和虎红染色角结膜染色情况:角膜上皮脱失和结膜无黏蛋白区可被染色。

2.泪功能检查

(1)泪膜破裂时间(BUT):泪膜稳定的指标主要为 BUT,正常人为 15～45 s,<10 s 为泪膜不稳定,当瞬目后泪膜不能完整遮满角膜,此种情况 BUT 为零。各种眼干燥症患者 BUT 值均低,某些能导致结膜杯状细胞破坏,干扰黏蛋白和角膜上皮细胞正常代谢的疾病,BUT 值也会降低。

(2)基础 Schirmer 试验和 Schirmer 试验Ⅰ:一般都<10 mm,但是该检查有一定的误差,对于严重的干眼较为准确,不是确诊必需的指标。

(3)Schimmer 试验Ⅱ:检查反射性分泌有无缺陷。非 Sjögren 综合征患者基础分泌减少,但刺激后泪液分泌量增加,Schirmer 试验Ⅱ值大于 Schirmer 试验Ⅰ值。

(4)其他检查:泪液的渗透压增高;泪液乳铁蛋白含量测定减少;结膜印迹细胞学检查可见患者眼表上皮细胞染色的异常表现;血清学检查没有发现自身抗体的存在。

【诊断依据】

一般来说,干眼症的诊断主要根据以下 4 个方面:①症状;②泪膜不稳定;③眼表面损害;④泪液的渗透压增加。目前国内外均无统一的干眼症诊断标准。

【就医指导】

1.泪液成分的替代

（1）人工泪液:我国目前可选择的人工泪液种类繁多,最好是选用无防腐剂的人工泪液,并根据患者干眼的类型、程度、经济状况及患者对治疗的反应做相应的选择。

（2）自家血清:其成分与正常泪液最接近,一般在重症干眼将引起角膜并发症时才应用。

2.抗炎与免疫抑制治疗

（1）类固醇皮质激素滴眼液。

（2）免疫抑制剂滴眼液:局部应用0.1%环孢素A(CsA)滴眼液。

3.泪点栓子及泪点封闭　泪液的替代治疗可补充部分泪液,但仍应尽量保存自身泪液,延长其在眼表停留的时间,减少人工泪液的使用。泪点栓子可暂时阻塞泪道,延长眼表自身泪液停留时间,减少人工泪液使用频率。研究表明,泪点栓子对轻、中度干眼患者的疗效较好,人工泪液使用频率明显降低,甚至停用人工泪液。

4.手术治疗　对于重症干眼的患者,使用任何药物病情均无改善时,可考虑手术治疗。目前的手术治疗有自体颌下腺移植,但此手术只用于治疗十分严重的干眼。

5.性激素治疗　绝经后妇女干眼的发病率明显升高,提示性激素水平的变化可能是干眼的重要原因之一。已有人局部应用雄激素以改善泪腺和睑板腺的分泌功能,在某些患者中获得了良好疗效。

【健康宣教】

1.针对病因,增加户外活动时间,减少在空调或有暖气房间的时间;居住场所使用加湿器等增加空气湿度设施;减少使用视频终端时间;驾驶机动车辆时要有瞬目意识等。

2.如果工作需要长时间盯着计算机显示器,为了减少睑裂区的暴露面积,视线角度应稍向下。房间保持足够的亮度,每隔1 h休息10～15 min,眺望远处让眼睛休息一下。

3.配戴隐形眼镜者,因为镜片上的蛋白质沉淀会排斥泪液,使泪液无法均匀覆盖在眼球表面,引起泪液的蒸发加快,因此配戴隐形眼镜的患者有很高的干眼主诉,对于这类患者,教育其对镜片进行正规的护理,定期更换和减少戴镜时间。

任务二　Sjögren 综合征

Sjögren 综合征是一种累及全身多系统的疾病。如累及泪腺、唾液腺时淋巴细胞和浆细胞浸润,造成泪腺增生,结构功能破坏。本病症候群包括:干眼症、口干、结缔组织损害(关节炎),还可合并脉管炎,只要有以上两个症状即可诊断。绝经期妇女多发。

【病因和发病机制】

病因至今尚未明确。发病机制可能与遗传或先天性免疫系统异常,获得性抗原(如病毒感染)改变自身抗原和外源性抗原与特异遗传易感性相互作用等有关。

【临床表现】

1. 症状　主要表现为自觉眼干、眼痛、异物感,疼痛有朝轻暮重的特点。

2. 体征　检查可见睑裂区结膜充血、畏光,伴黏丝状分泌物;角膜上皮点状缺损,多见于下方角膜,丝状角膜炎也不少见,甚至部分患者可出现边缘性角膜病变或边缘性角膜溃疡。裂隙灯检查泪河宽度几乎消失。泪膜消失,可出现弥漫角膜上皮荧光染色和丝状物附着。

本病常与其他疾病合并存在,如类风湿性关节炎、硬皮病、红斑狼疮、多发性肌炎/皮肌炎、结节性多动脉炎、青年型类风湿性关节炎、慢性活动性肝炎、原发性胆汁性肝硬化、慢性淋巴细胞性甲状腺炎及淋巴网状细胞肿瘤。

【辅助检查】

Schirmer 试验(详情见项目八泪液分泌实验检查)。

【诊断依据】

(1)原因不明的眼及口腔干燥症状。

(2)原因不明的干燥性角结膜炎(泪液分泌试验异常、Schirmer Ⅰ 和 Schirmer Ⅱ 值都低于正常、结膜和角膜虎红染色及丽丝胺绿染色阳性)。

(3)有泪腺和唾液腺的组织学特异所见(通过黏膜活检证实有淋巴细胞浸润)。

(4)有唾液腺受累证据或者血清抗核抗体、抗 DNA 抗体、抗 ENA 抗体和类风湿因子等阳性。

除第一项外,再加后三项中的一项即可确诊。在诊断上,还须与重度沙眼、眼类天疱疮、眼部化学伤、Stevens-Johnson 综合征等形成的结膜过分瘢痕化,导致副泪腺、结膜杯状细胞分泌不足及泪腺开口阻塞所造成的干眼症相鉴别。

【就医指导】

主要治疗干眼症,治疗措施要有针对性。可采用人工泪液、封闭泪点、湿房镜等措施。有角膜上皮病变的病例可点细胞生长因子滴眼液,每日 4～6 次。

【健康宣教】

多注意用眼卫生和休息,保持室内的温湿度(18～22 ℃、50%～60%),多饮水。

任务三　睑板腺功能障碍

睑板腺功能障碍(Meibomian gland dysfunction,MCD)是睑板腺的慢性、非特异性炎症,以睑板腺导管的阻塞或睑板腺分泌物异常为特征,是蒸发过强型干眼的主要原因。

【病因病理】

发病机制未完全明了,可能是睑板腺的退行性改变。一些皮肤病与其发病关系密切,如酒渣鼻、脂溢性皮炎、特应性皮炎、银屑病和红斑狼疮等。睑板腺分泌的脂质组成成分异常,引起睑缘炎。凝固酶阴性葡萄球菌、丙酸杆菌和金黄色葡萄球菌所产生的酯酶和脂酶能分解睑板腺脂质,形成的脂肪酸和甘油酯释放入泪液中,形成泡沫影响泪膜稳定,也可刺激睑缘加重眼部不适症状。晚期可出现睑板腺萎缩,腺泡消失,睑板腺导管角化和瘢痕化。

根据睑板腺的分泌状态可分为低排放型和高排放型,低排放型又分为睑板腺分泌不足和排出障碍两型,绝大多数患者为排出障碍型。

【临床表现】

1. 症状　多见于老年人,在油性皮肤更常见,常伴有睑缘炎。无明显性别差异,寒冷地带的发病率高于温暖气候地区。主要症状有眼部烧灼感、异物感、干燥感、刺激感、视疲劳等。

2. 体征　睑缘常增厚,可伴有红斑、过度角化等体征,睑缘后层出现自后向前的永久性血管扩张,睑板腺开口有白色角质蛋白堵塞而凸起变形,挤压后分泌物呈泡沫样、颗粒样或牙膏样。病变进展时睑板腺会有黄色的黏液样分泌物,睑板腺炎症持续多年后,睑板腺广泛萎缩。其他常见的伴随体征有霰粒肿、结膜结石、结膜充血、乳头增生、角膜点状着色等,严重者出现角膜血管翳、角膜溃疡与睑外翻。干眼症诊断性试验可发现泪液缺乏、泪膜不稳定、泪膜蒸发速率加快和泪液渗透压增加。

【诊断依据】

尚无统一的诊断标准,有干眼症的症状和体征,并具有睑板腺异常的证据,如睑板腺体缺如、睑缘及睑板腺开口异常或睑板腺分泌物数量和质量改变时,即可诊断。

【就医指导】

1. 局部药物的应用　包括抗生素滴眼液、短期使用糖皮质激素滴眼液、不含防腐剂的人工泪液。局部1%甲硝唑膏或1%克林霉素洗液对控制酒渣鼻面部皮肤的感染有效。对伴有脂溢性皮炎的患者,可使用含抗脂溢药如二硫化硒或焦油的洗发剂清洁头部皮肤。

2. 口服抗生素　四环素250 mg口服,4次/d,或多西环素100 mg口服,2次/d,需连续服用数周才起效,而且需维持数月。常见不良反应是对光敏感,以及引起牙釉质异常。儿童、孕妇及哺乳期妇女可改用红霉素或阿奇霉素。

本病通常伴有干眼症,是引起患者不适症状的主要原因。其治疗参见本章任务二。

【健康宣教】

注意眼睑卫生。睑板腺堵塞时可热敷眼睑5~10 min以软化睑板腺分泌物,然后将手指放在眼睑皮肤面相对睑板腺的位置,边旋转边向睑缘方向推压,以排出分泌物。可用无刺激性的香波或专用药液,如硼酸水溶液清洗局部睑缘和睫毛。由于夜间鳞屑堆积较多,清晨清洗眼睑更有效。

任务四 角膜缘干细胞功能失代偿

【病因病理】

角膜上皮与皮肤一样属于终末分化的上皮,最后随着细胞凋零的程序而不断死亡和脱落。现在认为,角膜上皮细胞源于角膜缘基底 Vogt 栅栏中的某些基底细胞——角膜缘干细胞。角膜缘干细胞分裂产生的两个子细胞中,一个保持母细胞表型,继续成为干细胞,另一个则衍化为短暂扩充细胞,并进一步分化为终末分化细胞,即角膜上皮细胞。眼角膜缘干细胞是角膜上皮更新的重要来源,是维持眼表上皮健康的重要组成部分(见二维码彩图 9-4-1)。

角膜缘干细胞衰竭以正常角膜上皮被结膜上皮侵犯和替代为特征,表现为不同程度的角膜结膜化、血管化、慢性炎症、持续性溃疡、基底膜的破坏和纤维细胞的侵入。包括以下两类角膜缘干细胞功能失代偿:①由损伤造成的角膜缘干细胞缺乏,如角膜化学伤、热灼伤、Stevens-Johnson 综合征、表皮坏死溶解、角膜缘多次手术或冷凝、抗代谢药物毒性、角膜接触镜所致角膜病、生物感染等。②基质微环境异常导致的角膜缘干细胞缺乏,如先天性无虹膜、遗传性多种内分泌缺乏病、神经麻痹性角膜炎、放射线所致角膜病、边缘性角膜炎或溃疡、慢性角膜缘炎或假性胬肉等。

【临床表现】

有原发性或继发性失代偿的病史。有相应的视力减退和眼部不适症状。裂隙灯检查主要是角膜新生血管长入和角膜结膜化。角膜上皮印迹细胞学检查可以发现有杯状细胞。

【就医指导】

原发性和继发性角膜缘干细胞缺失,都会导致角膜的血管化。目前主要治疗手段如下。

1. 自体角膜缘干细胞移植 该手术是将自体健眼包括角膜缘在内的球结膜片移植到患者受损的角膜缘部。自体移植不存在免疫排斥,成功概率高,逐渐成为临床上一种成熟的技术。但是对于双眼伤患者或相对健康眼实则为亚临床状态的患者,自体健眼干细胞的移植将造成唯一有用眼视力不可逆的下降,这是大多数患者难以接受及临床医师所禁忌的。自体角膜缘干细胞移植适应证的限制迫使人们寻取另外的治疗方法,因此注意力转移到异体干细胞移植上。

2. 异体角膜缘干细胞移植 1994 年,Tsai 等报道了应用异体角膜缘移植获得成功的报告。在术前、术后适当地使用免疫抑制剂,部分病例可以获得稳定的眼表症状消失,以及部分患者有用视力的恢复都证明了这种方法的可靠性。

然而由于角膜干细胞的特殊位置,免疫排斥仍是异体角膜缘移植面临的最大难题。角膜缘丰富的血管和淋巴管,使角膜缘不再是免疫赦免区。角膜缘密集的朗格汉斯细胞可以把异体抗原呈提给 T 淋巴细胞,同时又增强了干细胞表面 HLA-Ⅱ类抗原的表达,所以角膜缘为免疫排斥的高危区域。为了进一步降低异体角膜缘移植排斥反应的发生率,可试用 HLA-DR 抗原相同或相近的异体间移植,如采用患者活着的直系亲属的角膜缘组织。HLA-DR 相近的异体干细胞间的移植降低了免疫排斥的发生率,但由于仍是同种异体间的移植,不可避免地存在着一定的免疫排斥反应。

3. 自体干细胞的培养和移植 取自体角膜缘 1 mm×1 mm 大小的组织块,用组织培养的方法培养在制备的羊膜上,形成细胞单层。然后将其移植在损伤的角膜缘部位。这种方法仅需要角膜缘组织块培养后移植,既解决了异体间移植的排斥反应,同时又培养出足够多供移植的细胞层,这将成为角膜缘移植最理想和最有前途的一种方法,目前这种方法尚处于探索阶段。

【健康宣教】

出现视力减退或眼部不适时,一定要去正规的眼科医院或眼科门诊检查病因。

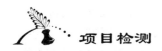

扫一扫、练一练

（王 雪）

项目十

结膜病

结膜病彩图

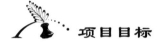 **项目目标**

①能评估结膜健康状况是否适合配戴角膜接触镜。②熟悉常见结膜疾病的临床表现和处理方法。③具备预防为主、防治结合的医学保健意识。

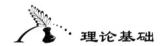 **理论基础**

结膜是由眼睑缘间部末端开始,覆盖于眼睑后和眼球前的一层半透明黏膜组织(见二维码彩图10-0-1),由球结膜、睑结膜和穹窿结膜三部分构成,睑结膜与睑板结合紧密,角结膜缘外的球结膜和穹窿结膜则与眼球结合疏松。

结膜从组织学上分为上皮层和黏膜下基质层。结膜上皮层的细胞形态变异很大,球结膜以复层鳞状上皮为主,睑结膜上皮为复层立方状,向穹窿部逐渐过渡为柱状上皮,杯状细胞在结膜上皮基底细胞约占10%,多分布在睑结膜和鼻下区域球结膜。结膜的基质层由疏松结缔组织组成,含有结膜相关淋巴样组织,包含了免疫球蛋白、中性粒细胞、淋巴细胞、肥大细胞、浆细胞等。除此之外,结膜基质层本身含有抗原提呈细胞。结膜作为黏膜相关淋巴组织,促进免疫应答的发生。

结膜富含神经和血管。睑结膜与眼睑有共同的血液供应,球结膜血液供应来源于眼动脉分支的睫状前动脉。结膜感觉由第V对脑神经眼支的泪腺、眶上、滑车上和眶下神经分支支配。

结膜上皮与角膜上皮、泪道黏膜上皮及泪腺开口的上皮相延续,关系密切,因此这些部位的疾病容易相互影响。结膜最常见的疾病为结膜炎,其次为变性性疾病。结膜上皮细胞的创伤愈合与其他的黏膜细胞相似,通常在1~2 d内可修复。而结膜基质的修复伴有新生血管的生长,修复过程受血管生成数量、炎症反应程度、组织更新速度等因素影响。结膜的浅表层由疏松组织构成,在损伤后不能恢复为与原先完全相同的组织,深层的组织(纤维组织层)损伤修复后,成纤维细胞过度增生,分泌胶原使结膜组织黏附于巩膜,这也是经结膜切口的内眼手术后结膜瘢痕组织形成的原因。

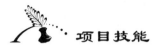 项目技能

辨认球结膜　　　翻转眼睑辨认　　　裂隙灯显微镜
　　　　　　　　睑结膜　　　　　　检查结膜

 视光学链接

（1）患有结膜炎性疾病者不宜配戴角膜接触镜。
（2）长期配戴角膜接触镜容易引起巨乳头性结膜炎病变。
（3）接触镜护理液容易引起免疫性结膜炎。

 项目思政

　　沙眼是常见的结膜病变,新中国成立前是我国第一位的致盲性眼病,农村人群患病率高达90%,给广大人民群众特别是卫生条件差的北方农村群众带来了严重的视觉伤害和生活困扰。新中国成立后,在中国共产党的领导下,我国建立了三级预防卫生保健体系,对沙眼等严重困扰人民的传染性疾病采取了得力的预防、控制、早发现、早治疗等积极有效的防控措施,现在沙眼的发病率已显著下降,人民群众的眼健康水平实现了跨越式提升。

 情景导入

　　患者,男,14岁,因"双眼痒、异物感、视物模糊3个月"就诊。查体:双眼结膜充血、水肿,结膜囊有黏液性分泌物,上睑结膜乳头增生明显,乳头直径约2 mm。患者因近视双眼配戴角膜塑形镜2年,2年中一直未更换镜片,镜片护理不太仔细。思考:患者出现上述症状的原因可能有哪些?

任务一　细菌性结膜炎

　　由于致病菌感染而引起的结膜组织的炎症性疾病称为细菌性结膜炎（bacterial conjunctivitis）,可有不同程度的结膜充血和黏液脓性分泌物。按发病快慢可分为超急性

(24 h内)、急性或亚急性(几小时或几天)、慢性(数天至数周)细菌性结膜炎。急性结膜炎通常有自限性,病程在2周左右;慢性则无自限性,治疗比较棘手。

一、急性卡他性结膜炎

急性卡他性结膜炎俗称"红眼病",是一种急性或亚急性细菌性结膜炎(acute or subacute conjunctivitis),发病急,进展快,传染性强,多双眼同时或相隔1~2 d先后发病,发病3~4 d炎症最重,病程多少于3周。常见于春秋季节,可散发感染,也可流行于学校、工厂等集体生活场所,雨水季节可出现暴发流行。

【病因】

常见致病菌为肺炎球菌、金黄色葡萄球菌、流感嗜血杆菌和Koch-Weeks杆菌,病原体可随季节变化,有研究显示冬季主要是肺炎球菌引起的感染,流感嗜血杆菌性结膜炎多见于春、夏时期。

【临床表现】

1.症状　自觉流泪、异物感、烧灼感、晨起睁眼困难。

2.体征　检查可见眼睑肿胀、结膜充血水肿、结膜囊脓性或黏液脓性分泌物、球结膜下出血等,病变累及角膜时可有明显畏光、疼痛和视力下降。儿童白喉杆菌引起的结膜炎,可有假膜形成及耳前淋巴结肿大(见二维码彩图10-1-1)。

【辅助检查】

1.裂隙灯显微镜检查　可见结膜充血水肿、结膜囊脓性或黏液脓性分泌物,累及角膜者荧光素钠染色可看到角膜着色。

2.病原学检查　结膜囊分泌物涂片和结膜刮片检查明确致病菌,药物敏感试验为临床选择敏感药物提供依据。

【诊断依据】

结合病史和临床检查基本可做出诊断,但确诊是何病因尚需依靠实验室检查。

【就医指导】

1.药物治疗　根据药敏试验结果,选择敏感抗生素滴眼剂和眼药膏。用药方式常以结膜囊冲洗、滴眼液点眼、涂抹眼膏等局部治疗为主,必要时可通过口服、肌内注射或静脉滴注全身用药。常用药物有广谱氨基糖苷类或喹诺酮类药物,如0.3%妥布霉素、0.3%氧氟沙星、0.3%加替沙星、0.6%贝西沙星、0.5%莫西沙星,以及0.3%~0.5%左氧氟沙星滴眼剂或眼药膏。还可适当使用收敛剂如0.25%硫酸锌滴眼剂。

2.局部处理

(1)当患眼分泌物多时,可用生理盐水或3%硼酸溶液冲洗结膜囊。冲洗时要小心操作,避免损伤角膜上皮,冲洗液勿流入健眼,以免造成交叉感染。

(2)切记勿包扎患眼,以免病情加重,但可配戴太阳镜以减少光线对眼部的刺激。

【健康宣教】

(1)严格注意个人卫生和集体卫生,提倡流水洗脸,勤洗手、洗脸,不用手或衣袖擦拭眼睛。

（2）急性期患者需隔离，以免传染他人。一眼患病时应防止另一眼感染。

（3）严格消毒用过的洗脸用具、手帕及接触的医疗器皿。毛巾、香皂等个人用品勿与他人混用。

（4）未彻底治愈不可以配戴角膜接触镜。

二、慢性细菌性结膜炎

慢性细菌性结膜炎又称慢性卡他性结膜炎，为多种原因引起的慢性结膜炎，发病无季节性，常为双侧。

【病因】

慢性细菌性结膜炎病因复杂，常见原因：①急性结膜炎反复发作、迁延不愈发展而来；②毒力较弱的病原菌感染所致，常见致病菌为金黄色葡萄球菌和莫-阿氏双杆菌；③不良环境如粉尘和化学烟雾刺激，眼部长期应用刺激性的药物和化妆品，眼部合并屈光不正、倒睫、慢性泪囊炎、睑缘炎等，长期不良生活习惯如烟酒过度、睡眠不足等。

【临床表现】

1. 症状　自觉眼痒、烧灼感、干涩异物感、眼刺痛、眼疲劳、夜间或阅读时加重。

2. 体征　睑结膜充血、肥厚、乳头增生，眦部可见黏液性或白色泡沫样分泌物。莫-阿氏双杆菌可引起眦部结膜炎，伴外眦部皮肤结痂、溃疡形成，以及睑结膜滤泡和乳头增生，金黄色葡萄球菌引起者，常伴有溃疡性睑缘炎或角膜周边点状浸润（见二维码彩图10-1-2）。

【辅助检查】

1. 裂隙灯显微镜检查　可见睑结膜充血、肥厚、乳头增生，眦部可见黏液性或白色泡沫样分泌物。

2. 病原学检查　必要时可进行结膜刮片和分泌物涂片检查以明确致病菌，细菌培养和药物敏感试验有助于病原学的诊断和指导治疗。

【诊断依据】

结合病史和临床检查基本可作出诊断，但确诊是何病因尚需依靠实验室检查。

【就医指导】

慢性细菌性结膜炎治疗方法与急性细菌性结膜炎相似，但需长期治疗，疗效取决于患者对治疗方案的依从性。

【健康宣教】

(1)注意个人卫生，勤洗手、洗脸，不用手揉搓眼睛。

(2)作息规律，避免过度劳累

(3)对于眼部屈光不正、急性结膜炎、倒睫、慢性泪囊炎、睑缘炎等应积极治疗，避免发展为本病。

(4)未彻底治愈不可以配戴角膜接触镜。

三、淋菌性结膜炎

淋菌性结膜炎是一种传染性极强、破坏性很大的超急性化脓性结膜炎，其特点是眼睑、结膜高度充血水肿,大量脓性分泌物,如不及时治疗,短时间内即会发生角膜溃疡穿孔,严重者可导致失明甚至丧失眼球。

【病因】

本病多为淋球菌感染所致,新生儿多为产道感染,儿童是通过患有淋病的父母的手、毛巾、洗涤用具等感染,成人是自身感染或被他人的尿道分泌物感染。

【临床表现】

1. 成人淋球菌性结膜炎　主要是通过生殖器-眼接触传播而感染,起病急,发展迅速,多双眼或单眼发病,潜伏期一般十几个小时至两三天。刺激症状重,自觉眼痛、畏光、流泪,眼睑结膜高度水肿、结膜充血明显且伴有小出血点和假膜。3～5 d 后眼睑肿胀减轻,但结膜囊有大量脓性分泌物不断流出,10 d 后逐渐减少。炎症消退后结膜留下瘢痕,角膜有不同程度浸润,重者角膜形成溃疡并穿孔。

2. 新生儿淋球菌性结膜炎　主要是分娩时新生儿经患有淋球菌性阴道炎的母体产道感染,称为新生儿淋球菌性结膜炎,出生后 2～3 d 内发病。双眼常同时受累,有畏光、流泪,眼睑、结膜高度水肿,重者球结膜突出于睑裂之外,结膜充血明显。分泌物由病初的浆液性很快转变为脓性,脓液量多,不断从睑裂流出,故又有"脓漏眼"之称。常有耳前淋巴结肿大和压痛。严重病例可并发角膜溃疡甚至眼内炎。

【辅助检查】

1. 裂隙灯显微镜检查　结膜囊大量脓性分泌物,眼睑、结膜高度水肿,结膜充血明显,角膜荧光染色检查可判断结膜和角膜损伤的范围和程度。

2. 病原学检查　结膜刮片、细菌培养和药物敏感试验有助于病原学的诊断和指导治疗,近年来奈瑟菌属出现青霉素耐药菌群,因此药物敏感试验非常重要。

【诊断依据】

根据病史、临床表现、分泌物涂片或结膜刮片等检查结果,一般即可做出临床诊断。

(1)有淋病病史或接触史。

(2)发病急剧,眼睑肿胀,结膜高度水肿、充血,有大量脓性分泌物。

(3)分泌物中可查到大量淋球菌。

(4)常伴有角膜溃疡、角膜穿孔。

【就医指导】

淋菌性结膜炎必须高度重视,及时处理,避免发生并发症。青霉素是淋球菌感染的首选治疗用药,但近几年有研究表明,新生儿淋球菌性结膜炎对青霉素敏感性仅为13%,头孢菌素类头孢曲松对淋球菌敏感性可达90%以上,是目前较为推崇的抗淋球菌药物。

【健康宣教】

(1)严格注意个人卫生,个人用品勿与他人混用,一眼患病时应防止另一眼感染。

(2)医护人员在接触患者之后必须洗手消毒以防交叉感染,必要时应戴防护眼镜。

(3)新生儿出生后应常规立即用 1% 硝酸银滴眼剂滴眼 1 次或涂 0.5% 四环素眼药膏,以预防新生儿淋球菌性结膜炎。

任务二 衣原体性结膜炎

衣原体性结膜炎是一种慢性传染性眼病,包括沙眼、包涵体性结膜炎、性病淋巴肉芽肿性结膜炎等。衣原体是介于细菌与病毒之间的微生物,具有细胞壁和细胞膜,以二分裂方式繁殖,可寄生于细胞内形成包涵体。衣原体目分为二属:属Ⅰ为沙眼衣原体,可引起沙眼、包涵体性结膜炎和淋巴肉芽肿;属Ⅱ为鹦鹉热衣原体,可引起鹦鹉热。

一、沙眼

沙眼是由沙眼衣原体感染所致的一种慢性传染性结膜角膜炎,因在睑结膜面形成粗糙不平的外观,形似沙粒而得名。20 世纪 50 年代以前该病曾在我国广泛流行,是当时致盲的首要病因,20 世纪 70 年代后随着生活水平的提高、卫生常识的普及和医疗条件的改善,其发病率大大降低。

【病因】

沙眼衣原体是感染沙眼的主要病原体,该病原体由我国微生物学家汤飞凡、张晓楼等人于 1955 年用鸡胚培养的方法在世界上首次分离出来,从抗原性上可分为 A、B、Ba、C、D、E、F、G、H、I、J、K 等 12 个免疫型,地方性流行性沙眼多由 A、B、C 或 Ba 抗原型所致,D ~ K 型主要引起生殖泌尿系统感染以及包涵体性结膜炎。沙眼为双眼发病,通过直接接触或污染物间接传播。易感危险因素包括不良的卫生条件、营养不良、酷热或沙尘气候。热带、亚热带区或干旱季节容易传播。

【临床表现】

1. 急性期　多发生在学前或低年学龄儿童,潜伏期 5 ~ 14 d。幼儿患沙眼后,症状隐匿,可自行缓解,不留后遗症。成人沙眼为亚急性或急性发病过程,早期即出现并发症。急性期症状包括异物感、痒、畏光、流泪、较多黏液或黏脓性分泌物。可出现眼睑结膜水肿、结膜明显充血、乳头增生,结膜粗糙不平,呈绒布样外观,有大量滤泡形成,数周后急性症状慢慢减轻,转为慢性期。

2. 慢性期　无明显不适,结膜肥厚,充血程度减轻,有乳头增生及滤泡形成,病变以上穹窿及睑板上缘结膜显著,并可出现垂帘状的角膜血管翳,角膜缘滤泡发生瘢痕化改变,临床上称为 Herbert 小凹。沙眼性角膜血管翳及睑结膜瘢痕为沙眼的特有体征。

沙眼晚期可发生睑内翻与倒睫、上睑下垂、睑球粘连、角膜混浊、实质性结膜干燥症、慢性泪囊炎等并发症,可严重影响视力,甚至失明。

3. 沙眼的分期

(1)国际上通用的 Mac-Callan 分期法

Ⅰ期:早期沙眼。上睑结膜出现未成熟滤泡,轻微上皮下角膜混浊、弥漫点状角膜炎和上方细小角膜血管翳。

Ⅱ期:活动期沙眼。

Ⅱa期:滤泡增生,角膜混浊、上皮下浸润和明显的上方浅层角膜血管翳。

Ⅱb期:乳头增生,滤泡模糊。可以见到滤泡坏死、上方表浅角膜血管翳和上皮下浸润。瘢痕不明显。

Ⅲ期:瘢痕形成,同我国Ⅱ期。

Ⅳ期:非活动性沙眼,同我国Ⅲ期。

(2)我国在1979年制定了适合我国国情的分期方法

Ⅰ期(进行期):即活动期,上睑结膜乳头与滤泡并存,上穹窿结膜模糊不清,有角膜血管翳。

Ⅱ期(退行期):上睑结膜自瘢痕开始出现至大部分变为瘢痕,仅留少许活动性病变。

Ⅲ期(完全瘢痕期):上睑结膜活动性病变完全消失,代之以瘢痕,无传染性。

(3)1987年世界卫生组织(WHO)介绍了一种新的简单分期法来评价沙眼严重程度。标准如下。

TF:上睑结膜5个以上滤泡。

TI:弥漫性浸润、乳头增生、血管模糊区>50%。

TS:典型的睑结膜瘢痕。

TT:严重倒睫或眼睑内翻。

CO:不同程度的角膜混浊。

其中,TF、TI是活动期沙眼,需要治疗。TS是患过沙眼的依据。TT有潜在致盲危险,需要行倒睫或睑内翻矫正手术。CO是终末期沙眼。

【辅助检查】

1.裂隙灯显微镜检查　裂隙灯下可有不同程度的眼睑结膜水肿、结膜充血、乳头增生、滤泡形成等,重者可见角膜血管翳、Herbert小凹、结膜瘢痕等特征。

2.实验室检查

(1)结膜刮片后行Giemsa染色可显示位于核周围的蓝色或红色细胞质内的包涵体,此法是临床上常用的筛查方法。

(2)衣原体分离培养是诊断沙眼的金标准,特异性强,敏感性高,但技术要求高,不能广泛应用。

(3)分子生物学技术检测包括直接免疫荧光试验、核酸探针试验、核酸扩增试验等。

【诊断依据】

大多数沙眼根据睑结膜乳头、滤泡、上皮下角膜浸润、角膜血管翳、角膜缘滤泡、Herbert小凹等特异性体征可以作出诊断。但由于睑结膜的乳头增生和滤泡形成并非为沙眼所特有,因此在临床病变尚不完全具备时沙眼早期的诊断比较困难,有时只能诊断为“疑似沙眼”,要确诊必须辅以实验室检查。WHO要求诊断沙眼时至少符合下述标准中的2条:①上睑结膜5个以上滤泡;②典型的睑结膜瘢痕;③角膜缘滤泡或Herbert小凹;④广泛的角膜血管翳。

沙眼的睑结膜滤泡需与下述几种有滤泡的结膜炎相鉴别。

1.慢性滤泡性结膜炎　常见于儿童及青少年,双眼发病,结膜充血但不肥厚,合并有分泌物,滤泡常见于下穹窿及下睑结膜,大小均匀,排列整齐,无融合倾向。一般数年后不留痕迹而自愈,无角膜血管翳。如果仅有结膜滤泡,无分泌物和结膜充血等炎症症状,称之为结膜滤泡症。该病一般不需治疗,只在有自觉症状时才按慢性结膜炎治疗。

2.春季结膜炎　上睑大而扁平的乳头,上穹窿部无病变,无角膜血管翳。结膜分泌物涂片中可见大量嗜酸性粒细胞。

3.包涵体性结膜炎　滤泡以下穹窿和下睑结膜显著,没有角膜血管翳,可通过实验室检查与沙眼鉴别。

4.巨乳头性结膜炎(giant papillary conjunctivitis,GPC)　本病所致的结膜乳头可与沙眼性滤泡相混淆,但有明确的角膜接触镜配戴史。

【就医指导】

1.局部治疗

(1)局部用0.1%利福平滴眼液、0.1%肽丁胺滴眼液或0.5%新霉素滴眼液等滴眼,夜间使用红霉素类、四环素类眼膏,疗程最少10～12周。

(2)用1∶5 000高锰酸钾、3%硼酸或1∶1 000新洁尔灭溶液冲洗结膜囊,清除脓性分泌物,直至分泌物减少。

2.全身治疗　急性期或严重的沙眼应全身应用抗生素治疗,可口服多西环素、红霉素等药物,一般疗程为3～4周。7岁以下儿童和孕期妇女忌用四环素,避免产生牙齿和骨骼损害。

3.手术治疗　手术矫正倒睫及睑内翻,是防盲的关键措施。

【健康宣教】

(1)应培养良好的卫生习惯,注意个人卫生和集体卫生,勤洗手、洗脸,避免接触传染,改善环境,加强对服务行业的卫生管理。

(2)严格消毒患者用过的洗脸用具、手帕及接触的医疗器皿。毛巾、香皂等个人用品勿与他人混用。

(3)作息规律,避免过度劳累、过度用眼。

(4)未彻底治愈不可以配戴角膜接触镜。

二、包涵体性结膜炎

包涵体性结膜炎(inclusion conjunctivitis)是 D～K 型沙眼衣原体引起的一种通过性接触或产道传播的急性或亚急性滤泡性结膜炎。

【病因】

包涵体性结膜炎好发于性生活频繁的年轻人,衣原体感染男性尿道和女性子宫颈后,成年人通过性接触或手眼接触传播,也可通过游泳间接传播;新生儿则经产道分娩而感染。由于表现不同,临床上分为新生儿和成人包涵体性结膜炎。

【临床表现】

1.成人包涵体性结膜炎　潜伏期3～4 d,单眼或双眼发病。表现为轻、中度眼红,黏脓性分泌物,部分患者可无症状。眼睑肿胀,结膜充血显著,睑结膜和穹窿结膜滤泡形成、乳头增生,多位于下方。耳前淋巴结肿大。3～4个月后急性炎症逐渐减轻消退,但结膜肥厚和滤泡持续存在,3~6个月方可恢复正常。有时可见周边部角膜上皮或上皮下浸润,或细小表浅的血管翳(<1~2 mm),无前房炎症反应。

2. 新生儿包涵体性结膜炎 潜伏期为出生后5~14 d,有胎膜早破时可在出生后第1天即出现体征,感染多为双侧,开始为水样或少许黏液样分泌物,随着病程进展,分泌物明显增多并呈脓性,睑结膜充血、肥厚、乳头肥大,主要见于下穹窿和下睑结膜。2~3个月转为慢性,晚期有显著的滤泡形成,较病毒性结膜炎的滤泡更大。严重病例有假膜形成、结膜瘢痕化。

【辅助检查】

新生儿包涵体性结膜炎上皮细胞的胞质内容易检出嗜碱性包涵体。血清学的检测对眼部感染的诊断无多大价值,但是检测 IgM 抗体水平对于诊断婴幼儿衣原体肺炎有很大帮助。

【诊断依据】

根据临床表现诊断,实验室检测手段同沙眼。上皮细胞的胞质内容易检出嗜碱性包涵体。

【就医指导】

婴幼儿可口服红霉素治疗,用药至少 14 d,如有复发,需再次全程给药,患儿父母也应口服四环素或红霉素以治疗生殖道感染。成人口服多西环素治疗 3 周,患者的性伴侣也应接受检查和治疗。

【健康宣教】

(1)应培养良好的卫生习惯,注意个人卫生和集体卫生。

(2)严格消毒患者用过的洗脸用具、手帕及接触的医疗器皿。毛巾、香皂等个人用品勿与他人混用。

(3)作息规律,避免过度劳累、过度用眼。

(4)应加强对年轻人的卫生知识特别是性知识的教育。

(5)高质量的产前护理包括生殖道衣原体感染的检测和治疗是成功预防新生儿感染的关键。有效的预防药物包括 1% 硝酸银、0.5% 红霉素和 2.5% 聚维酮碘,其中 2.5% 的聚维酮碘滴眼效果最好、毒性最小。

任务三 病毒性结膜炎

病毒性结膜炎是一种常见的感染性眼病,是常见的"红眼"原因之一,病变程度因个人免疫状况、病毒毒力大小不同而存在差异,通常有自限性。临床上按病程分为急性和慢性两组,以前者多见,包括流行性角结膜炎、流行性出血性结膜炎、咽结膜热、单纯疱疹病毒性结膜炎和新城鸡瘟结膜炎等。慢性病毒性结膜炎包括传染性软疣性睑结膜炎、水痘-带状疱疹病毒性睑结膜炎和麻疹病毒性角结膜炎等。

一、腺病毒性角结膜炎

腺病毒性角结膜炎主要表现为急性滤泡性结膜炎,常合并有角膜病变。本病传染性强,可散在或流行性发病。

【病因病理】

腺病毒是一种脱氧核糖核酸(DNA)病毒,可分为 37 个血清型。腺病毒性角结膜炎主要表现为两大类型,即流行性角结膜炎和咽结膜热。流行性角结膜炎是一种强传染性的接触性传染病,由腺病毒 8、19、29 和 37 型腺病毒(人腺病毒亚组)引起。咽结膜热是由腺病毒 3、4 和 7 型引起。

【临床表现】

1. 流行性角结膜炎　潜伏期 5~7 d,双眼或先后发病,起病急、症状重。主要症状有眼红、眼疼、畏光,伴有水样分泌物。急性期眼睑肿胀,结膜充血水肿,48 h 内出现结膜滤泡及球结膜下出血。假膜(有时真膜)形成后能导致扁平瘢痕、睑球粘连。发病数天后,角膜由弥散的斑点状上皮损害逐步发展为片状上皮浸润和角膜中央区的多个"面包渣"样上皮下浸润(见二维码彩图 10-3-1)。上皮下浸润由迟发性过敏反应引起,主要是淋巴细胞在前弹力层和前基质层的浸润,是机体对病毒抗原的免疫反应。上皮下浸润可逐渐吸收,极个别浸润会形成瘢痕,造成永久性视力损害。结膜炎症最长持续 3~4 周,患者常出现耳前淋巴结肿大和压痛,儿童可有全身症状,如发热、咽痛、中耳炎、腹泻等。

2. 咽结膜热　前驱症状为全身乏力、发热、眼红、流泪、咽痛。体征为眼部滤泡性结膜炎、一过性浅层点状角膜炎及上皮下混浊,耳前淋巴结肿大。病程 10 d 左右,有自限性。多见于 4~9 岁儿童和青少年。

【辅助检查】

结膜刮片可见大量单核细胞,有假膜形成时,中性粒细胞数量增加。病毒培养、PCR 检测、血清学检查可协助病原学诊断。

【诊断依据】

急性滤泡性结膜炎和炎症晚期出现的角膜上皮下浸润是流行性角结膜炎的典型特征,咽结膜热根据临床表现可以诊断,结膜刮片中见大量单核细胞,培养无细菌生长。

【就医指导】

(1)无特殊治疗方法,局部冷敷可减轻不适症状。

(2)急性期可使用抗病毒滴眼液频繁点眼,合并细菌感染时应加用抗生素治疗。

(3)伴有假膜形成时、上皮或上皮下角膜炎等可考虑局部使用糖皮质激素滴眼,但注意激素的不良反应。

【健康宣教】

(1)当出现感染时尽可能避免人群之间的接触,采取措施减少感染传播。

(2)所有接触感染者的器械必须仔细清洗消毒。

(3)告知患者加强个人卫生,不用手揉眼,避免接触眼睑和泪液,经常洗手。

二、流行性出血性结膜炎

流行性出血性结膜炎(epidemic hemorrhagic conjunctivitis)是由 70 型肠道病毒或柯萨

奇病毒感染引起的一种暴发流行的自限性眼部传染病,又称"阿波罗 11 号结膜炎"。

【病因】

流行性出血性结膜炎病原体多为 70 型肠道病毒,偶由柯萨奇病毒感染所致。

【临床表现】

本病潜伏期短,一般 18 ~ 48 h,病程 5 ~ 7 d。传染性强,刺激症状重,常见症状有眼痛、畏光、流泪、结膜下出血、眼睑肿胀等。结膜下出血呈点状或片状,从上方球结膜开始向下方球结膜蔓延。多数患者有结膜滤泡形成,伴有上皮性角膜炎,少数人发生前葡萄膜炎。患者耳前淋巴结肿大(见二维码彩图 10-3-2)。

【辅助检查】

结膜刮片检查显示中性粒细胞数量增加。病毒培养、PCR 检测、血清学检查可协助病原学诊断。

【诊断依据】

急性滤泡性结膜炎的症状,同时有显著的结膜下出血、耳前淋巴结肿大等为诊断依据。

【就医指导】

(1)无特殊疗法,以局部支持治疗为主。

(2)局部滴用抗病毒滴眼液。

【健康宣教】

(1)本病传染性极强,患病期间应注意隔离。

(2)医生检查患者后应常规洗手,不使用可能污染的滴眼液。

(3)患者自身应加强个人卫生,不用手揉眼,经常洗手。

任务四 免疫性结膜炎

免疫性结膜炎(immunologic conjunctivitis)又称变态反应性结膜炎,是结膜对外界过敏原的一种超敏性免疫反应。免疫性结膜炎分为速发型和迟发型两种。由体液免疫介导的免疫性结膜炎呈速发型,临床上常见的有花粉症、异位性结膜炎和春季角结膜炎;由细胞免疫介导的则呈慢性过程,常见的有泡性角结膜炎。眼部的长期用药可导致医源性结膜接触性或过敏性结膜炎,还有一种自身免疫性疾病,包括干燥性角结膜炎、结膜类天疱疮、Stevens-Johnson 综合征等。

一、春季角结膜炎

春季角结膜炎(vernal keratoconjunctivitis, VKC)又叫春季卡他性结膜炎,多发于春季,常双眼反复发作。本病特点为双眼奇痒,睑结膜面出现大而扁平的乳头,角巩膜缘附近结膜胶样增生。好发于儿童和青少年,男性多见,严重者损害角膜而影响视力。

【病因】

本病的确切病因尚不明确,一般与自身免疫相关,属于变态反应性结膜炎,致敏原可能为空气中的花粉、灰尘、动物皮屑和羽毛,以及各种微生物的蛋白质成分等。

【临床表现】

1. 症状　接触花粉、灰尘、毛屑等相关诱发因素后出现眼部奇痒难忍,同时伴随有畏光、流泪、异物感、烧灼感等,结膜囊分泌物呈黏丝状。

2. 体征　根据眼部体征的不同,临床上把春季角结膜炎分为睑结膜型、角膜缘型及混合型。

(1)睑结膜型:上睑结膜可见大小不一、扁平铺路石样乳头,乳头直径0.1～0.8 mm,重者有假膜形成,下睑结膜病变较轻(见二维码彩图10-4-1)。

(2)角膜缘型:角膜缘可见黄褐色或污红色胶样增生(见二维码彩图10-4-2),以上方角膜缘多见。病变中晚期,可见角膜血管翳及浅层上皮角膜炎。

(3)混合型:睑结膜和角膜缘同时出现上述两型表现。

【辅助检查】

结膜分泌物涂片和结膜刮片中可见大量嗜酸性粒细胞,提示局部有变态反应发生。血清学检查部分患者 IgE 的水平增高。

【诊断依据】

对于 VKC 典型病例,根据患者的特有症状及体征即可诊断:眼部奇痒、黏稠丝状分泌物、睑结膜铺路石样乳头增生或角膜缘黄褐色或污红色胶样增生。而对于不典型病例,常需要借助实验室检查确定诊断。本病需与其他可致眼部过敏的疾病相鉴别。

1. 季节性过敏性结膜炎　又称枯草热性结膜炎,是眼部过敏性疾病最常见的类型,其致敏原主要为植物的花粉。特点是接触致敏原后迅速发病,脱离致敏原后症状很快缓解或消失。发作期主要症状为眼痒,轻重不一。可同时有异物感、烧灼感、流泪、畏光及黏液性分泌物增多等不适。

2. 常年性过敏性结膜炎　由于致敏原持续存在,患者眼痒症状迁延不愈,常见致敏原为粉尘、螨虫、动物的皮毛、羽毛、棉麻等。

3. 巨乳头性结膜炎　多见于角膜接触镜和义眼配戴者,是机械性刺激与超敏反应共同作用的结果,患者表现为对接触镜或义眼不耐受和眼痒,更换高透气性接触镜或小直径硬性接触镜后症状好转。

4. 泡性角结膜炎　是由微生物蛋白质引起的迟发型免疫反应性疾病。女性多见,春夏季节好发。患者表现为角膜缘隆起、实性红色小病灶,周围结膜血管充血。

5. 过敏性结膜炎　是指由于接触药物或其他致敏原而产生超敏反应所致的结膜炎。有速发型和迟发型两种。引起速发型的致敏原有花粉、角膜接触镜及其护理液等。药物一般引起迟发型超敏反应。

【就医指导】

(1)尽可能脱离过敏原,以避免病情加重和反复发作。

(2)局部冰敷以减轻患者不适症状。

(3)局部使用糖皮质激素,抗组胺药物联合肥大细胞稳定剂治疗效果较好,可减轻眼部不适症状。

（4）对疗效欠佳、反复发作者，可使用1%环孢霉素滴眼液，疗效较好。

（5）人工泪液可以稀释肥大细胞释放的炎症介质，同时可改善因角膜上皮点状缺损引起的眼部异物感，但需使用不含防腐剂的剂型。

【健康宣教】

（1）去除房间的破布及毛毯，经常晾晒床上用品。

（2）不接触杀虫剂、花粉和草地等。

（3）患病期间不要揉搓眼睛，以免病情加重和角膜上皮受损。

二、泡性角结膜炎

泡性角结膜炎（phlyctenular keratoconjunctivitis）是由内源性微生物蛋白质引起的迟发型免疫反应性疾病。特点是结膜反复出现结节状病变，周围结膜局限性充血。

【病因病理】

泡性角结膜炎是结膜组织对内源性微生物蛋白质和毒素产生的迟发型变态反应，常见致病性微生物包括结核分枝杆菌、金黄色葡萄球菌、白念珠菌、球孢子菌属、沙眼衣原体等。本病好发于女性和营养不良及过敏体质的儿童和青少年，不良的卫生习惯、阴暗潮湿的居住环境是本病的诱发因素。春夏季节好发。

【临床表现】

1. 症状　轻微异物感，累及角膜则症状加重。

2. 体征　病变发生在结膜者称为泡性结膜炎，表现为实性隆起的灰白色泡状结节，周围有局限性充血。发生在角膜缘者称为泡性角结膜炎，病灶呈三角形，尖端指向角膜缘的灰白色结节，结节可单发或多发，顶端易溃烂形成溃疡，病灶局部结膜充血。反复发作后疱疹可向角膜中央进犯，新生血管也随之长入，称为束状角膜炎，痊愈后遗留带状薄翳，血管则逐渐萎缩（见二维码彩图10-4-3）。

【辅助检查】

细菌培养可见致病性微生物，但临床上诊断容易，一般不需要此项检查。

【诊断依据】

根据典型的临床体征即可诊断，角膜缘或球结膜处实性结节样小泡，周围结膜局限性充血。

【就医指导】

（1）局部糖皮质激素滴眼液滴眼或使用色甘酸钠滴眼液，晚上睡前涂四环素、可的松眼膏。

（2）对于束状角膜炎引起角膜瘢痕导致视力严重下降者，可考虑施行角膜移植手术。

（3）补充各种维生素，注意营养，增强体质。

【健康宣教】

（1）患病期间忌食辛辣刺激性食物。

（2）不要用手触摸眼睛，避免细菌感染。

（3）经常配戴角膜接触镜者，需认真做好镜片清洁，注意眼部卫生。一旦出现护理产品致敏现象,需立即停戴角膜接触镜,并更换不含致敏成分的护理产品。

任务五 变性性结膜病

常见的变性性结膜病有睑裂斑、翼状胬肉、结膜结石。

一、睑裂斑

睑裂斑(pinguecula)是一种黄白色、无定形样沉积的结膜变性性损害,常出现在睑裂区近角膜缘的球结膜上皮下,多见于鼻侧,好发年龄中年以上。

【病因病理】

睑裂斑的发生与长期受到烟尘和紫外线(如电焊等)照射的刺激有关,或由于老年的结膜基质变性和弹力纤维增生所致。

【临床表现】

1.症状 患者一般无明显症状,个别患者伴有干眼或反复发生的慢性炎症症状。

2.体征 在睑裂区近角膜缘的球结膜处可见基底朝向角膜的三角形略隆起的斑块,黄白色,不能移动,可极缓慢地逐渐增大(见二维码彩图10-5-1)。

【辅助检查】

1.裂隙灯显微镜检查 观察睑裂斑形态比视诊更加清晰。

2.视力检查 睑裂斑一般不引起视力改变,可用于排除其他疾病。

3.光学相干断层摄影术 睑裂斑球结膜血管化不明显,血管密度与正常无异。

4.影像学检查 眼部X射线、CT,检查眼球占位性病变、肿瘤等,排除诊断。

【诊断依据】

根据临床表现即可诊断,辅助检查有助于排除其他疾病,进一步确定诊断。

【就医指导】

睑裂斑一般不需治疗,有干眼症者应予以治疗,若睑裂斑严重影响外观或反复发生慢性炎症及干扰角膜接触镜的配戴时,可考虑手术切除。

【健康宣教】

(1)注意眼部卫生,不使用劣质化妆品。

(2)改善工作和居住环境,避免长期熬夜、过度疲劳。

(3)饮食宜清淡、易消化,营养丰富,忌烟酒。

(4)日常外出需配戴防紫外线眼镜,防风沙、光刺激,同时注意眼部保健。

二、翼状胬肉

翼状胬肉(pterygium)是在刺激因素作用下,睑裂区球结膜及其下的纤维血管组织呈三角形向角膜侵入,并与巩膜、角膜粘连所致,因其形态酷似昆虫的翅膀而得名,俗称"攀睛",不仅影响美观,还可影响视力。

【病因病理】

发病原因不明,可能与长期的紫外线照射、气候干燥和接触风尘、花粉等有关。眼局部的细胞免疫和体液免疫成分如 T 淋巴细胞、IgE、IgG 等均与发病有关。眼部微环境的改变如慢性炎症、泪液分泌不足或成分改变、变态反应及角膜缘细胞功能的失常等也为致病因素。本病多在睑裂斑的基础上发展而成,近热带和户外工作的人群如渔民和农民发病率较高。

【临床表现】

1. 症状 患者大多无自觉症状,部分患者不定期会出现局部充血发红,引起异物感等轻度不适。但当胬肉宽大肥厚,头部侵入角膜时则可引起散光,甚至部分遮盖瞳孔(见二维码彩图 10-5-2),明显影响视力。严重者可发生不同程度的眼球运动障碍。

2. 体征 可单眼或双眼同时发病,可见于鼻侧或颞侧,以鼻侧多见。初期球结膜充血、肥厚,以后发展成三角形的纤维血管性组织,可分为头、颈和体部三部分。

胬肉按其病变进行情况可分为进行期和静止期。①进行期:胬肉头部隆起,充血、肥厚,头部前段角膜灰色浸润,病变区前弹力层破坏。②静止期:胬肉头部平坦,角膜浸润吸收,体部薄,不充血或轻度充血,表面光滑,病变静止。

【辅助检查】

1. 裂隙灯显微镜检查 观察胬肉头部侵入角膜的广度和深度比视诊更加清晰。

2. 视力检查 评估胬肉对视力的影响程度。

3. 组织病理学检查 当胬肉形态不典型时,可把手术中切除下来的组织进行病理学检查。

【诊断依据】

根据典型临床表现,睑裂区有成翼状的纤维血管组织侵入角膜即可诊断。对于胬肉形态不典型的,可通过病理学检查确定诊断。

【就医指导】

(1)翼状胬肉小而静止的可不予治疗,仅治疗结膜炎症。

(2)进行性胬肉头部侵入角膜缘内 2 mm 以上,或胬肉严重影响外观、眼球运动受限或侵入瞳孔区影响视力者应选择手术治疗。手术方式有 3 种。①胬肉切除合并结膜瓣转移术:适合进行性或手术后复发者;②胬肉切除联合自体角膜缘干细胞和结膜移植术:适合胬肉宽大肥厚和术后复发者;③胬肉切除联合角膜部分板层移植术:适合手术后反复复发者和角膜受累严重者。

(3)翼状胬肉抗复发治疗:0.02% 丝裂霉素 C 和 0.1% 地塞米松滴眼液点眼,或^{90}锶(β 线)照射。

【健康宣教】

(1)注意眼部卫生,不使用劣质化妆品。

(2)日常外出需配戴防紫外线眼镜,防止风沙、光等刺激。

三、结膜结石

结膜结石(conjunctival concretion)是睑结膜表面的黄白色凝结物,常见于慢性结膜炎患者和中老年人的睑结膜表面,是由脱落的上皮细胞和变性白细胞凝固而成(见二维码彩图10-5-3)。

【病因】

1. 微生物感染　细菌、真菌、病毒感染结膜后可导致结膜组织上皮细胞脱落,堆积形成结石。

2. 外界刺激　物理性刺激或化学性刺激,如长期配戴角膜接触镜或使用劣质化妆品,引起结膜炎症而导致结石。

3. 局部炎症蔓延　眼部其他部位炎症,如角膜炎、葡萄膜炎,可蔓延至结膜,长期炎症刺激而引起结膜结石。

【临床表现】

睑结膜面可见境界清楚的黄白色或白色小颗粒状物,质硬,大小不一,单发或群集成簇。患者一般无自觉症状,如结石突出于结膜表面,磨损结膜上皮或引起角膜上皮擦伤可引起异物感。

【辅助检查】

1. 裂隙灯显微镜检查　观察结石形态及数量,比视诊更加清晰。

2. 组织病理学检查　显示结膜结石为充满上皮和角质残屑的上皮性包含性囊肿,并非真正的结石。

【诊断依据】

(1)有或无异物感。

(2)睑结膜出现境界清楚的黄白色点状物。

【就医指导】

结膜结石一般不需要特殊治疗,只有在患者有异物感或结石明显突出于结膜面时,可在表面麻醉下用异物针或注射针头将结石剔出。

【健康宣教】

(1)注意眼部卫生,避免长期熬夜、过度疲劳。

(2)饮食宜清淡、易消化,营养丰富,忌烟酒。

(3)日常外出需配戴防紫外线眼镜,防风沙、光刺激,同时注意眼部保健。

任务六　巨乳头性结膜炎

巨乳头性结膜炎(giant papillary conjunctivitis,GPC)属于变态反应性结膜炎,是一种比较特殊的结膜炎症,在医院眼视光科比较多见,多因长期配戴角膜接触镜和义眼或眼部手术后结膜表面缝线长时间刺激所致。特点是在上睑结膜面有巨大乳头形成(见二维码彩图10-6-1)。

【病因病理】

长期配戴角膜接触镜(尤其是材料低劣的软性角膜接触镜)或义眼,或者眼部术后缝线长时间存留,都可对结膜产生机械性刺激,同时这些异物表面会吸附一些细菌和蛋白颗粒,这些物质作为变应原可激发结膜的免疫反应从而致病。

【临床表现】

早期表现为轻度刺激症状,上睑结膜轻度充血、增厚,分泌物为稀薄黏液性,细丝状。病情加重时,角膜接触镜配戴者表现为戴镜不耐受、眼痒、视矇(因接触镜沉积物所致)、异物感及结膜囊白色黏液性分泌物等。检查可见上睑结膜巨大乳头(直径大于1.0 mm)。该病很少累及角膜,少数患者可以出现浅点状角膜病变及Trantas斑。持续配戴软性角膜接触镜者出现巨乳头性结膜炎的平均时间是8个月,而硬性角膜接触镜配戴者发病的平均时间是8年,症状最早出现时间戴软镜者为3周,戴硬镜者为14个月。

临床上根据病情进展分为四期。

Ⅰ期:患者眼痒,轻度睑结膜充血,细小乳头增生。

Ⅱ期:眼痒加重,黏性分泌物较多,上睑结膜充血,不规则的乳头增生。

Ⅲ期:中、重度眼痒,黏液性分泌物多,上睑结膜乳头增生,有>1 mm的乳头,上睑充血水肿。

Ⅳ期:重度眼痒,大量黏液性分泌物,上睑结膜乳头增生>1 mm,有些呈蘑菇状,顶端有坏死,荧光素染色阳性。

【辅助检查】

1.泪液或血液抗体检测评估泪液或血液中IgE抗体滴度。

2.结膜刮片或印迹细胞学检查观察嗜酸性粒细胞的形态和数量。

3.角膜活体共焦显微镜检查观察患者角膜缘、结膜、睑板腺腺体的形态学改变。

4.电镜检查患者角膜上皮大小不同,丧失正常多角形态。

【诊断依据】

通常根据病史、症状和体征,即可做出临床诊断。检查只作为辅助,通常不做强制要求。

【就医指导】

1.一般治疗 去除病因。配戴角膜接触镜者,停戴接触镜或更换为高透气性、小直径的硬性接触镜,缩短戴镜时间,避免使用含有防腐剂和汞的护理液。配戴义眼者需每日清洗义眼或根据病情轻重程度停戴义眼。对术后结膜缝线者,如情况许可应尽早拆除。

2.药物治疗 治疗原则是减少肥大细胞组胺的释放,抑制局部炎症。常用的药物有肥大细胞稳定剂、抗组胺剂、糖皮质激素及非甾体抗炎药。巨乳头性结膜炎除了急性阶段用来减轻睑板的充血和炎症外,其他情况应尽量避免使用糖皮质激素,但对于配戴义眼的患者可以放宽使用范围。

【健康宣教】

(1)注意休息,避免熬夜,早睡早起。

(2)角膜接触镜配戴者应严格做好镜片护理,取戴眼镜前均应洗手,镜片应每日取下,并用专用护理液揉搓清洗,定期对镜片进行除蛋白处理,浸泡镜片的护理液应每日更换,镜盒也应每日清洁。如出现GPC,尽量停戴治疗。

(3) 义眼配戴者应做好义眼的清洁护理,如出现 GPC,尽量停戴治疗。

任务七　球结膜下出血

球结膜下小血管破裂导致出血聚集于球结膜下称为球结膜下出血(subconjunctival hemorrhage)。单眼多见,可见于各个年龄段,以中老年多见。严格地说,球结膜下出血是症状,而不是真正的疾病。

【病因】

具体病因不清,与结膜炎、结膜松弛、外伤、过度劳累、高血压、糖尿病、动脉硬化、凝血功能异常、某些传染性疾病(如败血症、伤寒)等有关,偶尔可有激烈咳嗽、呕吐等病史。

【临床表现】

初期量少,呈鲜红色片状,患者无明显感觉;出血量大时则隆起呈紫红色,也可向眼周扩散,患者会感觉轻度眼胀。出血一般 7～12 d 内可自行吸收(见二维码彩图 10-7-1)。如果出血反复发作,应特别注意全身系统疾病的检查。

【辅助检查】

血压和空腹血糖检查,排除高血压、糖尿病;血常规和凝血功能检查,排除潜在的出血性疾病。

【诊断依据】

根据临床表现即可诊断,辅助检查有助于确定病因,对因治疗。

【就医指导】

(1) 寻找出血原因,针对原发病进行治疗。

(2) 出血早期可局部冷敷,减少再出血的可能,2 d 后热敷,促进出血吸收。

(3) 出血较多者可口服活血化瘀类药物促进出血吸收。

【健康宣教】

(1) 控制血压,避免长期熬夜、过度疲劳。

(2) 多食蔬菜水果,补充维生素 C,避免酗酒、饮用大量浓茶及咖啡等。

(3) 注意眼部卫生。

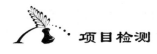 项目检测

扫一扫、练一练

(赵小蕊)

项目十一

角膜病

角膜病彩图

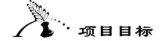 **项目目标**

①会评估角膜健康状况是否适合配戴角膜接触镜。②熟悉常见角膜疾病的临床表现和处理方法。③具备体察入微的职业素质和疾病凶险意识。

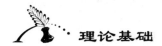 **理论基础**

角膜(cornea)和巩膜一起构成眼球壁最外层的纤维膜,对眼球有重要的保护作用。角膜中央薄,周边厚,中央厚约 0.55 mm,周边约为 1 mm。角膜水平直径 11.5~12.0 mm,垂直径约为 10.5~11.0 mm,其前表面曲率半径为 7.8 mm,后表面为 6.8 mm。角膜的屈光力为 43.05D,占眼球总屈光力的 2/3,因此角膜是重要的屈光间质,是外界光线进入眼内在视网膜上成像的必经通路(见二维码彩图 11-0-1)。

角膜在组织学上由外向内分为上皮细胞层、前弹力层、基质层、后弹力层和内皮细胞层(见二维码彩图 11-0-2),上皮层表面还覆盖有一层泪膜。

(1)上皮细胞层:由复层鳞状上皮构成,有 5~6 层细胞,在角膜缘处与球结膜上皮细胞相连。此层对细菌有较强的抵抗力,再生能力强,损伤后修复较快,且不留瘢痕。

(2)前弹力层:是一层均匀无细胞成分的透明薄膜,损伤后不能再生。

(3)基质层:占角膜全层厚度 90% 以上,由约 200 层排列整齐的纤维薄板构成,板层间互相交错排列,与角膜表面平行,极有规则,具有相同的屈光指数。板层由胶原纤维构成,其间有固定细胞和少数游走细胞,以及丰富的透明质酸和一定含量的黏多糖。基质层延伸至周围的巩膜组织中。此层损伤后不能再生,由不透明的瘢痕组织所代替。

(4)后弹力层:系一层富有弹性的透明薄膜,坚韧、抵抗力较强,损伤后可迅速再生。

(5)内皮细胞层:紧贴于后弹力层后面,由一层六角形细胞构成。具有角膜-房水屏障作用。损伤后不能再生,常引起基质层水肿,其缺损区依靠邻近的内皮细胞扩展和移行来覆盖。

完整的角膜上皮细胞和泪膜、基质层胶原纤维束的规则排列,角膜的无血管,以及角膜的"脱水状态"共同维持角膜透明性。紧密排列的上皮细胞和表面覆盖的泪膜形成了光滑的光学界面,其屈光指数近乎一致,使光散射降低。基质中胶原纤维规则的网格状排列起到了衍射光栅的作用,通过破坏干涉来减少光散射。角膜的透明也依赖角膜基质层的半脱水状态,主要由上皮和内皮的机械性屏障,以及内皮细胞的能量依赖性 Na^+–K^+ 泵来控制,内皮细胞以耗能的运输方式将基质中的水分从内皮细胞顶部胞质泵入房水中。此外,泪液蒸发的动力和渗透压梯度促使角膜浅基质水分排出,对保持角膜的脱水状态也起一定作用。

角膜没有血管和淋巴管,代谢所需的营养物质主要来源于房水中的葡萄糖和泪膜弥散的氧,周边角膜也接受来自角膜缘血管供应的氧,代谢缓慢。由于角膜中央上皮没有朗格汉斯细胞,免疫学上属于相对"赦免区域",临床上角膜移植成功率很高,但是也导致角膜一旦发生病变会进展很快、修复缓慢,出现很高的致盲率。角膜是机体神经末梢分布密度最高的器官之一,感觉神经纤维从睫状长神经发出分支,穿过前弹力层在上皮下形成上皮下神经丛,释放的神经递质包括乙酰胆碱、儿茶酚胺、P物质和降钙素基因相关肽等,因此角膜敏感度是结膜的100倍,任何深、浅层角膜病变都能导致疼痛和畏光,眼睑运动可使疼痛加剧,所以角膜的炎症大多伴有畏光、流泪、眼睑痉挛等症状。

角膜表面并非标准球面,前表面中央1/3区域接近球面,称光学区,周边部较扁平,鼻侧扁平较颞侧更明显,中央角膜的平均曲率半径是7.8 mm(6.7~9.4 mm),角膜总屈光力约为43.25D,占正常人眼总屈光力(58.60D)的74%,因此,通过角膜屈光手术改变角膜的屈光力可以改变眼的屈光状态,达到矫正屈光不正的目的。

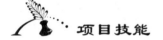 

裂隙灯显微镜　　角膜荧光染色
检查角膜　　　　检查

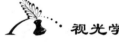

1. 患有角膜疾病者不宜配戴角膜接触镜。
2. 角膜接触镜配戴或护理不当容易引起角膜病变。
3. 在屈光介质中,角膜的屈光力占人眼总屈光力的2/3,故对于近视患者,可通过角膜屈光手术对角膜进行切削,或通过角膜塑形术对角膜进行塑形,永久性或暂时性地改变角膜曲率形态,使角膜中央区趋于平坦,改善人眼整体屈光状态从而治疗近视。

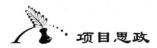

角膜作为眼屈光间质的重要组成部分,位于眼球的最前端,容易受到外界风沙、光线、病菌等的影响,因此角膜疾病种类多且影响大。很多角膜病可导致角膜严重受损而

使患者视力丧失,角膜移植治疗则成了他们重见光明的希望,但角膜移植并非人人可行,目前我国因角膜病致残而需行角膜移植手术者约有400万~500万人,而移植所需供体角膜来源困难,国内多个角膜库呈现"有库无角膜"的"空库"状态。1997年2月邓小平逝世,按照他的生前遗愿捐献角膜,体现了老一辈无产阶级革命家的唯物主义世界观和高尚情操。

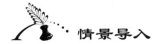 情景导入

患者,男,14岁,因"双眼痛、畏光、流泪、异物感、视物模糊3 h"就诊。患者夜间配戴隐形眼镜睡觉后出现上述症状,查体:双眼混合性充血,眼睑轻度水肿,双眼矫正视力均为0.7,角膜荧光染色检查可见角膜上皮弥漫性点状着色。思考:患者为什么出现角膜上皮弥漫性点状着色?

任务一 | 角膜炎症

当全身免疫力下降或角膜局部的防御能力减弱时,内、外源性致病因素侵袭角膜组织引起炎症,统称为角膜炎。根据病因不同,角膜炎可分为感染性、内源性和局部蔓延3类,其中感染性角膜炎居多,是世界性的常见致盲眼病。感染性角膜炎根据致病性微生物的不同又分为细菌性、病毒性、真菌性、棘阿米巴性、衣原体性等。

不同类型的角膜炎虽然病因不一,但具有基本类似的病理变化过程,分为浸润期、溃疡期、溃疡消退期和愈合期4个阶段。

1.浸润期 致病因子侵袭角膜,引起角膜缘血管网充血,炎性渗出液及炎症细胞进入病变区,产生的酶和毒素扩散,致使角膜组织结构破坏,形成局限性灰白色混浊灶,称为角膜浸润(见二维码彩图11-1-1)。此时患眼有明显的刺激症状,如畏光、流泪、眼睑痉挛,并伴有视力下降。此期若及时治疗,浸润可完全吸收,角膜能恢复透明。

2.溃疡期 浸润期若未能及时有效治疗,病原微生物侵袭,以及免疫应答所产生的毒素或组织释放的酶会导致局部组织发生变性、坏死,坏死的组织脱落即形成角膜溃疡(见二维码彩图11-1-2)。起初溃疡底部灰白污秽,边缘清晰,病灶区角膜水肿;随着炎症的发展,角膜组织坏死、脱落加重,溃疡逐渐加深,使角膜基质逐渐变薄,当变薄区靠近后弹力层时,后弹力层在眼内压作用下向外膨出,呈透明水珠状,称为后弹力层膨出。若病变继续发展,则会穿破后弹力层,发生角膜穿孔。房水急剧涌出,虹膜随之被冲至穿孔处嵌顿,部分虹膜脱出。若穿孔位于角膜中央,不易被虹膜堵塞,房水不断流出,穿孔经久不愈,形成角膜瘘。角膜穿孔或角膜瘘极易继发眼内感染,导致眼球萎缩而失明。

3.溃疡消退期 溃疡期如治疗及时恰当,能抑制住致病因子对角膜的侵袭,角膜炎

症可逐渐消退,溃疡得以修复,患者症状和体征可明显改善。

4.愈合期 炎症得到控制后,溃疡区角膜上皮可再生修复,前弹力层和基质缺损由成纤维细胞产生的瘢痕组织修复(见二维码彩图11-1-3)。浅层的瘢痕性混浊薄如云雾状,通过混浊部分仍能看清后面虹膜纹理者称为角膜云翳;混浊较厚略呈白色,但仍可透见虹膜者称为角膜斑翳;混浊区厚实呈瓷白色,不能透见虹膜者称为角膜白斑(见二维码彩图11-1-4)。如果角膜瘢痕组织中嵌有虹膜组织,所形成的角膜混浊区称为粘连性角膜白斑,提示有角膜穿孔史。若虹膜与角膜粘连范围大,则可能堵塞房角致使眼压升高,在高眼压作用下,混杂有虹膜组织的角膜瘢痕向外膨出形成紫黑色隆起,称为角膜葡萄肿。

内因性角膜炎常发生在角膜基质层内,一般不引起角膜溃疡,在炎症消退修复过程中,可有新生血管长入角膜。严重的角膜炎可引起虹膜睫状体炎,多为无菌性、反应性炎症,但也可由病原体直接感染引起。

一、细菌性角膜炎

细菌性角膜炎是指由细菌感染引起的角膜炎症的总称,又称为细菌性角膜溃疡,是临床常见的角膜炎之一。

【病因】

细菌性角膜炎的诱发因素包括眼局部因素及全身因素。局部因素有角膜外伤或剔除角膜异物、倒睫、慢性泪囊炎、配戴角膜接触镜、干眼、眼局部长期使用类固醇皮质激素等,均可导致继发性感染。全身因素包括年老体弱、维生素 A 缺乏、糖尿病、免疫缺陷、酗酒等,这些因素可降低机体抵抗力,增强角膜对致病菌的易感性。本病常见致病菌有表皮葡萄球菌、金黄色葡萄球菌、铜绿假单胞菌(绿脓杆菌)、肺炎球菌、链球菌和大肠杆菌等。

【临床表现】

细菌性角膜炎发病急,常在角膜外伤后 24~48 h 发病。

1.症状 患眼有疼痛、畏光、流泪、眼睑痉挛和视力下降。

2.体征 眼睑及球结膜水肿,睫状充血或混合性充血。病变早期角膜表现为界线清晰的上皮溃疡,溃疡下有边界模糊、致密的灰黄色浸润灶,周围组织水肿,浸润灶迅速扩大形成溃疡。革兰氏阳性球菌感染者,常表现为圆形或椭圆性局灶性溃疡,周围有灰白色浸润区,边界清晰的匐行性角膜溃疡(见二维码彩图11-1-5)。革兰氏阴性细菌感染者,发展迅猛,角膜基质广泛液化性坏死,溃疡表面有大量黏稠的脓性或黏液脓性分泌物,略带黄绿色(见二维码彩图11-1-6),溃疡周围基质可见灰白色或黄白色浸润环,伴有大量的前房积脓,感染如得不到及时控制,可导致角膜坏死穿孔、眼内容物脱出或全眼球炎。

【辅助检查】

(1)角膜溃疡病灶刮片染色检查,有助于早期的病因诊断。

(2)细菌培养和药物敏感试验,有助于明确最终的病原学诊断,并为筛选敏感抗生素提供依据。

【诊断依据】

根据患者的病史和典型临床表现,结合病灶刮片染色、细菌培养等检查,一般可明确诊断,但应排除非细菌性角膜炎。

【就医指导】

(1)急性期涂抗生素眼膏和阿托品软膏预防虹膜睫状体炎,并包盖或配戴眼罩保护。

(2)为提高房水中药物浓度,可选用广谱抗生素行全身治疗和球结膜下注射治疗。如为铜绿假单胞菌感染,可用多黏菌素滴眼液点眼及球结膜下注射。

(3)用5%碘酊灼烧角膜溃疡基底和边缘。

(4)局部使用胶原酶抑制药物,如依地酸二钠、半胱氨酸等抑制溃疡形成。

(5)炎症消退后及时使用促吸收药物预防角膜瘢痕。

(6)当药物治疗无效,病情加重,发生角膜穿孔、眼内容物脱出时,可考虑手术治疗。

【健康宣教】

(1)结膜囊进沙粒等细小灰尘时勿揉眼,可用清洁水冲洗。

(2)对于倒睫、慢性泪囊炎等疾病应积极治疗,避免炎症蔓延导致角膜炎。

(3)角膜接触镜配戴者应注意取戴镜片前均应洗手,做好镜片清洁护理,注意保持护理用具洁净无污染。角膜出现感染期间,切忌戴镜。

二、真菌性角膜炎

真菌性角膜炎(fungal keratitis,FK)是真菌直接感染角膜引起的一种严重的致盲性角膜病。该病主要与农业外伤有关,是以农业为主的发展中国家主要的致盲性眼病之一。

【病因】

常见致病菌有镰刀菌和曲霉菌,其他还有念珠菌属、青霉菌属和酵母菌等,常发生于植物性角膜外伤一周之后,或长期应用广谱抗生素、糖皮质激素造成眼表免疫环境改变或菌群失调、过敏性结膜炎、配戴角膜接触镜、角膜移植或角膜屈光手术等。念珠菌属感染多继发于已有眼表疾病或全身免疫力低下的患者。

【临床表现】

1.症状 起病相对缓慢,病程较长,早期可仅有异物感,而后逐渐出现疼痛、畏光、流泪等刺激症状,较细菌性结膜炎为轻,伴视力障碍。

2.体征 体征较重,眼部充血明显,角膜浸润灶呈灰白色,致密而欠光泽,表面微隆起,呈牙膏样或苔垢样外观,干燥而粗糙,溃疡周围有浅沟和免疫环。有时在角膜感染灶旁可见"伪足"或"卫星灶",角膜后有斑块状沉着物,伴灰白色黏稠的前房积脓(见二维码彩图11-1-7)。真菌还可进入前房,引起真菌性眼内炎、虹膜炎、继发性青光眼等。

【辅助检查】

1.角膜病灶刮片检查 找到真菌菌丝或真菌孢子即可诊断。

2.真菌培养和菌种鉴定 用于角膜病灶刮片和直接镜检不能确诊的病例,需时较长,不利于早期诊治。

3.角膜组织活检 用于角膜刮片及培养均为阴性,而临床又高度怀疑的病例。

4.角膜共聚焦显微镜检查 是一种快速、有效、可重复进行的活体检查方法,能观察角膜组织中的菌丝和孢子,并能用于动态观察治疗效果,但此法不能鉴别菌属、菌种。

【诊断依据】

根据植物性外伤史等相关病史,结合角膜病灶的特征性表现可以做出初步诊断。实验室检查找到真菌和菌丝可以确诊。

【就医指导】

(1)局部使用抗真菌药物治疗,如多烯类(两性霉素 B)、唑类(氟康唑)、嘧啶类,感染明显控制后逐渐减少使用次数。若病情较重,结膜下注射抗真菌药物有明显的毒性且疼痛剧烈,一般不用。确实需要时,可进行球结膜下注射,或抗真菌类药物静脉滴注。

(2)并发虹膜睫状体炎者,应使用1%阿托品滴眼制剂或眼膏散瞳,不宜使用糖皮质激素。

(3)对于抗真菌治疗病情不能控制者,可考虑手术治疗,包括清创术、结膜瓣遮盖术和角膜移植术。早期施行病灶清创术可促进药物进入角膜基质,提高病灶中的药物浓度和清除病原体。结膜瓣遮盖术可利用结膜瓣的血供为病变区输送抗炎因子,达到杀灭真菌的目的。角膜溃疡即将或已经穿孔者,可考虑行角膜移植术。术后继续抗真菌药物治疗,以防止术后感染复发。

【健康宣教】

(1)注意个人防护,野外旅行要配戴防护眼镜。

(2)植物性角膜外伤后应及时进行预防感染治疗。

(3)避免长期应用广谱抗生素、糖皮质激素等药物。

(4)角膜接触镜配戴者应注意手部卫生和护理用具卫生,避免直接用自来水冲洗镜片。角膜出现感染期间,切忌戴镜。

三、单纯疱疹病毒性角膜炎

单纯疱疹病毒性角膜炎(herpes simplex keratitis,HSK)是由单纯疱疹病毒(HSV)感染引起的角膜炎症性疾病,简称单疱角膜炎。HSK 多为 HSV 复发性感染所致,临床特点为反复发作,多次发作使角膜混浊逐次加重,最终可导致失明。

【病因病理】

HSV 是一种 DNA 病毒,分为两个血清型,眼部感染由 HSV-I 型引起。HSV 感染分为原发和复发两种类型。原发感染常发生于幼儿,HSV 感染三叉神经末梢和三叉神经支配的头、面部皮肤和黏膜,并在三叉神经节潜伏下来。当机体抵抗力下降,如感冒等发热性疾病、全身或局部使用糖皮质激素或免疫抑制剂等时,潜伏的病毒被激活,活化的病毒沿三叉神经至角膜组织,引起单纯疱疹病毒性角膜炎。

【临床表现】

1.原发感染 常见于幼儿,表现为发病前 2~3 d 全身低热、耳前淋巴结肿大、唇部或皮肤疱疹。眼部表现为急性滤泡性结膜炎、假膜性结膜炎、眼睑皮肤疱疹、点状或树枝状角膜炎。原发感染主要表现为角膜上皮病变且临床表现不典型。

2.复发感染 在一定诱因下复发,表现为轻微眼部刺激症状,根据角膜受累的程度和部位,视力可有不同程度下降。

（1）树枝状或地图状角膜炎：属于上皮型角膜炎，是最常见的类型。感染初期角膜上皮层呈点状浸润，排列成行或聚集成簇，逐渐融合形成树枝状溃疡（见二维码彩图11-1-8），树枝末端可见分叉和结节状膨大，周围可见水肿的边界，若病情继续发展，炎症向病灶四周和基质层扩展，可形成不规则的地图状角膜溃疡（见二维码彩图11-1-9）。患者主要表现为羞明、畏光、眼红、异物感、流泪、眼疼、视物模糊，后期角膜知觉减退。

（2）角膜基质炎：由上皮型病变向深部发展而成，或无上皮病变而直接发生。患者表现为眼红、视力下降、畏光、流泪等眼部刺激症状较轻。根据临床表现可分为免疫性和坏死性两种。

1）免疫性角膜基质炎最常见类型是盘状角膜炎。角膜上皮完整，中央基质盘状水肿、增厚，无明显炎性浸润和新生血管；后弹力层可有皱褶；伴有前葡萄膜炎时，在水肿区域角膜内皮面出现沉积物（见二维码彩图11-1-10）。

2）坏死性角膜基质炎表现为角膜基质内单个或多个黄白色坏死浸润灶、基质溶解坏死及上皮广泛缺损，严重者可形成灰白色脓肿病灶、角膜后沉积物、虹膜睫状体炎和眼压增高等。常诱发基质层新生血管，表现为一条或多条中、深层基质新生血管，从周边角膜伸向中央基质的浸润区。少数患者可引起角膜迅速变薄，甚至穿孔。

【辅助检查】

1.角膜上皮刮片　可见多核巨细胞、核内包涵体。

2.HSV单克隆抗体诊断药盒　对角膜上皮刮片做病原学诊断，有较好的敏感性和特异性，可迅速出结果。

3.血清学病毒抗体滴度测定　对原发感染有意义。

4.电镜检查　可找到病毒颗粒。

5.病毒分离　可分离到单纯疱疹病毒，但耗时较长。

【诊断依据】

根据病史、裂隙灯显微镜检查和角膜荧光素染色检查等可以诊断。实验室检查项目，如角膜上皮刮片发现多核巨细胞、角膜病灶分离到单纯疱疹病毒、血清学测试病毒抗体如膜抗原荧光抗体测定等均有助于确定诊断。

【就医指导】

（1）加强支持疗法，增强机体抵抗力和组织修复能力，注意避光和休息。

（2）使用抗病毒药物有碘苷（疱疹净）、阿糖胞苷、更昔洛韦、阿昔洛韦、利巴韦林等，可局部点眼或球结膜下注射，也可全身用药。

（3）角膜上皮完整者可适当使用糖皮质激素减轻水肿，有上皮溃疡则禁用激素。

（4）角膜基质炎可在抗病毒药物治疗的同时局部应用糖皮质激素，以减轻免疫反应对角膜造成的破坏。

（5）伴有虹膜睫状体炎时，应及时使用阿托品散瞳。

（6）已穿孔病例或有角膜白斑后遗症者，可行角膜移植手术。

【健康宣教】

（1）加强营养和体育锻炼，纠正偏食，提高自身免疫力。

（2）春秋季节传染病高发期注意防护，不去人群聚集场所。

四、棘阿米巴角膜炎

棘阿米巴角膜炎(acanlhamoeba keratitis)由棘阿米巴原虫感染引起的一种慢性、进行性溃疡性角膜炎,通过污染的角膜接触镜、土壤和水源感染角膜而发生,病程可持续数月之久。

【病因】

导致眼部感染的阿米巴原虫统称为致病性自生活阿米巴,广泛存在于自然环境中,如土壤、淡水、海水、空气中的灰尘、腐败植物、泳池、人畜粪便中,以活动的滋养体和潜伏的包囊两种形式存在,滋养体是棘阿米巴的活动与感染形式。大多数棘阿米巴角膜炎患者与角膜接触镜的使用有关,角膜外伤、角膜移植和接触棘阿米巴污染的水源都是常见的原因。

【临床表现】

1.症状　多单眼发病,发病初期有异物感、剧烈眼痛、畏光、流泪、视力下降,眼痛程度往往超出体征。

2.体征　不同阶段表现也不相同。

感染初期表现为角膜上皮混浊、假树枝状或局部点状荧光素着色。随着病情发展,炎症逐渐侵及基质层,形成角膜前基质层的斑状、半环状、环状浸润(见二维码彩图11-1-11),少数患者可出现放射状角膜神经炎。如未得到及时诊治,角膜浸润很快发展为角膜溃疡、基质脓肿,并有卫星灶形成,前房积脓严重者可发生角膜坏死穿孔。

【辅助检查】

1.涂片检查　从角膜病灶中取材,涂片染色找到棘阿米巴原虫。

2.角膜刮片　可进行棘阿米巴原虫培养,是比较常用的方法。

3.角膜共焦显微镜检查　有助于棘阿米巴角膜炎的活体诊断。

4.接触镜保存液、清洗液的病原体检查。

【诊断依据】

根据角膜接触镜配戴史、临床表现和实验室病原学检查可确定诊断。

【就医指导】

1.药物治疗　可选用二咪类、联咪类和咪唑类,通常采用联合用药。口服伊曲康唑或酮康唑也可用于棘阿米巴角膜炎的治疗。棘阿米巴药物治疗一般疗程较长,治疗初期局部用药可1次/h,待症状明显改善后逐渐减少为每天4~6次,疗程4个月以上,直至感染完全控制,虫体全部被杀死。若治疗期间中断用药,可能导致病变反复,使病情恶化。糖皮质激素有导致病情恶化的危险,一般不主张使用。

2.手术治疗　早期可试行病灶区角膜上皮清创术,可清除病原体,同时可提高药物进入角膜的浓度。当病灶局限、药物治疗无效或治愈后形成角膜混浊严重影响视力者,可行穿透性角膜移植术。

【健康宣教】

(1)注意个人卫生,不去野泳。

(2)配戴角膜接触镜者应严格按照规范操作护理镜片,摘戴镜片前均应洗手消毒,不用自来水冲洗镜片。

（3）未彻底治愈不可以配戴角膜接触镜。

五、角膜点染

角膜点染是指角膜上皮出现了损伤，从而在进行荧光素钠染色时出现点状的着色，好发于配戴角膜塑形镜和隐形眼镜的患者，通常是由于镜片划痕、镜片透氧率降低，连续配戴镜片时间过长，或者是镜片有大量蛋白质沉积等情况所导致的角膜上皮受到损伤后会出现点状的剥脱。

作为目前有效的近视防控手段之一，越来越多的家长和孩子选择配戴角膜塑形镜（OK镜）来延缓近视的增长，而在配戴角膜塑形镜的过程中，由于镜片的逆几何设计，会对角膜上皮细胞重新排列，正常情况下不会对角膜造成损伤，停戴一段时间后，角膜形态会回弹至塑形前的状态，只有配戴不当时，才会造成角膜点染。

【病因】

1. 戴镜方法错误　初期配戴时，由于摘戴镜片操作不熟练或指甲过长造成的角膜机械性损伤。

2. 镜片原因　镜片表面的划痕、磨损、蛋白质及脂质沉淀，都会降低镜片的透氧性，导致角膜上皮缺氧，进而发生角膜点染。

3. 倒睫　睫毛倒长，像雨刮器一样刷在角膜表面，时间一长，会导致表面上皮细胞受伤，甚至脱落。

4. 泪液质量　当泪液分泌量减少，角膜长时间处于受压状态，影响泪液的交换和氧代谢，导致角膜的供氧不足，出现角膜水肿及角膜上皮细胞脱落等。

【临床表现】

1. 常见症状　角膜点染表现为畏光、眼痛、流泪、视力模糊等症状，通常是由角膜上皮损伤或炎症引起的。

（1）畏光：当角膜受到损伤时，可能会导致角膜上皮细胞受损，使角膜透明度下降。如果角膜受伤后出现炎症反应，则会进一步影响角膜的正常功能，导致光线进入眼睛时被散射和折射，从而引起畏光的症状。畏光通常出现在角膜前表面，这是由于角膜本身对外界刺激非常敏感所致。

（2）眼痛：角膜点染可能由外伤、感染或其他眼部疾病引起，这些因素会导致角膜组织受到刺激，进而引发眼痛。眼痛一般集中在受累的角膜区域，有时可放射至眉弓或额部。

（3）流泪：角膜点染会引起角膜上皮细胞损伤，导致泪液分泌增多以缓解不适感，从而引起流泪的现象。流泪通常发生在眼角处，但也可能伴有结膜充血或水肿。

（4）视力模糊：角膜点染会影响角膜正常的光学特性，干扰光线的正常传播路径，从而使影像无法清晰地聚焦于视网膜上，导致暂时性视力模糊。视力模糊可能是间歇性的，取决于点染的程度和位置。

2. 体征　结膜轻度充血，严重者可能伴有角膜浑浊。

【辅助检查】

1%荧光素钠染色是可靠的检查方法。

【诊断依据】

配戴角膜塑形镜或其他接触镜过程中复查发现角膜染色即可诊断。

角膜点染按染色范围和临床表现可分为 5 级。

0 级:无点状染色,或在细致检查下仅见数个点状染色者。

Ⅰ级:有轻微划损,或散在点状染色稍多者。

Ⅱ级:点状染色较密分布,伴有轻度不适。

Ⅲ级:有小片的上皮缺损,刺激症状较明显。

Ⅳ级:有较大片的上皮缺损,刺激症状重者。

【就医指导】

角膜点染是一种佩戴角膜塑形镜比较常见的问题,多数病情轻微,自身没有感觉的患者在暂时停戴角膜塑形镜或隐形眼镜后,一般很快自愈。有症状者可以点促进角膜修复的药物治疗,如重组人表皮生长因子滴眼液,重组牛碱性成纤维细胞生长因子滴眼液等。

【健康宣教】

(1)注意接触镜戴镜时间,夜间配戴时间 6 ~ 10 h。

(2)在配镜后要进行正确、规范的镜片使用和护理。

(3)一定要遵医嘱,定期复查。

任务二　角膜变性与角膜营养不良

角膜变性和角膜营养不良是两类不同的疾病,其临床表现和发病机制均不相同,但都会造成角膜发生改变和不同程度的视力下降。

一、角膜变性

角膜变性是一组少见的、进展缓慢的变性性疾病,引起角膜变性的原发病通常为眼部炎症性疾病,少部分原因未明,但与遗传无关。常见的变性性角膜疾病有角膜老年环、带状角膜病变、边缘性角膜变性、角膜脂质变性、大泡性角膜病变等。

【病因病理】

1.角膜老年环　是角膜周边部基质内的类脂质沉着,是一种有遗传倾向的退行性改变,也可能与高脂蛋白血症或血胆固醇增高有关。

2.带状角膜病变　常继发于各种眼部或系统性疾病,多见于慢性葡萄膜炎、各种原因引起的高钙血症(如甲状旁腺功能亢进)、血磷增高而血钙正常如慢性肾功能衰竭等疾病,以及长期接触汞剂或含汞液体。

3.边缘性角膜变性　病因未明,目前认为其发病和免疫性炎症有关。

4.角膜脂质变性　分为原发性与继发性两种。原发性脂质变性病因未明,可能与角膜缘血管通透性增加有关。继发性脂质变性常见于引起角膜新生血管的疾病,如角膜基质炎、外伤、角膜水肿及角膜溃疡等。

5.大泡性角膜病变　是由于各种原因严重损伤角膜内皮细胞,导致内皮细胞功能失代偿,失去液体屏障和主动液泵功能。常见原因有眼前段手术,尤其是白内障摘除和(或)人工晶状体植入、角膜内皮营养不良、无晶状体眼的玻璃体疝接触内皮、长期高眼压或抗青光眼手术、单纯疱疹病毒或带状疱疹病毒感染损伤内皮等。

【临床表现】

1.角膜老年环　常双眼发病,患者无明显症状,主要表现为角膜的改变,多从角膜上下方开始,逐渐发展为环形。该环呈白色,宽度约 1 mm,外侧边界清楚,内侧边界稍模糊,与角膜缘之间有透明角膜带相隔。

2.带状角膜病变　早期无症状,当混浊带越过瞳孔时,视力开始下降,同时伴有刺激症状和异物感。病变起始于睑裂区角膜缘位置,在前弹力层出现细点状灰白色钙质沉着。病变外侧与角膜缘之间有透明的角膜分隔,内侧呈火焰状逐渐向中央发展,汇合成一条带状混浊横过角膜的睑裂区(见二维码彩图 11-2-1),沉着的钙盐最终变成白色斑片状,常高出于上皮表面,可引起角膜上皮缺损,有时伴有新生血管。

3.边缘性角膜变性　又称 Terrien 边缘变性(Terrien marginal degeneration),发病常于青年时期(20~30 岁)开始,进展缓慢,病程长。多为双眼,但可先后发病,两眼的病情进展也可不同。一般无疼痛、畏光,视力呈慢性进行性下降。病变多开始于上方角膜缘,由细小的点状基质混浊逐渐发展为环状,若干年后病变组织自溶形成平行于角膜缘的沟状凹陷变薄,凹陷的进行缘较陡峭,周边边缘较平坦,呈斜坡状。随着病情进展,上、下方变薄区逐渐汇合,形成全周边缘部变薄扩张。变薄区厚度通常仅为正常的 1/4~1/2,最薄处甚至仅残留上皮和膨出的后弹力层,部分患者可因轻微创伤而穿孔,但自发穿孔少见。变薄区有浅层新生血管。进展缘可有类脂质沉积。由于角膜变薄扩张导致不规则近视散光,视力进行性减退且不能矫正。

4.角膜脂质变性　继发性角膜脂质变性临床表现为突然发生的视力急剧下降,裂隙灯显微镜检查可见致密的灰色或黄白色病灶,常位于无炎症反应的新生血管区域,脂质变性形如扇形,有羽毛状边缘,病灶边缘可见胆固醇结晶。少数情况下,脂质变性也可发生于急性炎症的区域,多表现为致密的圆盘状病灶。原发性脂质变性表现为盘状致密病灶,常位于角膜中央或周边部,外观上像扩大的老年环,可引起严重视力减退。

5.大泡性角膜病变　患者症状表现为患眼雾视,轻者晨起最重,午后可有改善。重者有明显角膜刺激症状,出现疼痛、流泪、畏光,在上皮水泡破裂时症状最明显。体征为患眼混合性充血,角膜基质水肿增厚,角膜上皮呈气雾状或有大小不等的水泡,角膜后切面不清或皱褶混浊。病程久者可出现角膜基质新生血管形成和基质层混浊,视力明显减退。

【辅助检查】

1.裂隙灯显微镜检查　可清楚观察病变位置,区分变性种类、性质和严重程度。

2.角膜刮片检查　可区分角膜变性和炎症性病变。

3.甲状腺功能检查　判断是否存在甲状旁腺功能亢进现象,有助于根据危险因素辅助诊断。

4. 角膜内皮显微镜检查　明确角膜内皮的数量和功能,有助于判断疾病的严重程度。

【诊断依据】

根据特征性临床表现和辅助检查项目可明确诊断。

【就医指导】

1. 角膜老年环　无须治疗。

2. 带状角膜病变　积极治疗原发病。早期局部使用依地酸二钠滴眼液滴眼,重症者表面麻醉后刮去角膜上皮,用2.5%依地酸二钠溶液浸洗创面,通过螯合作用去除残余角膜表面的钙质。配戴浸泡有依地酸二钠溶液的接触镜和胶原帽也有较好疗效。混浊严重者可行板层角膜移植或准分子激光角膜切除术(PTK)。

3. 边缘性角膜变性　早期应验光配镜提高视力。当角膜进行性变薄有自发性穿孔危险时,可行板层角膜移植。

4. 角膜脂质变性　原发性脂质变性引起视力下降者,可考虑行穿透性角膜移植,但术后植片上可出现脂质变性复发。继发性脂质变性由急性炎症引起者,脂质沉着通常逐渐消退,但当视力下降时,可考虑行穿透性角膜移植术。

5. 大泡性角膜病变　最根本治疗是去除病因。轻症可局部应用高渗剂、角膜营养剂或戴绷带镜,上皮有缺损时用抗生素滴眼剂预防感染,病情较重者考虑穿透角膜移植术或深板层角膜内皮移植术。

【健康宣教】

(1)平时注意用眼卫生,防止视疲劳。

(2)禁食辛辣刺激性食物。

(3)避免化眼妆。

(4)体质较差的角膜变性患者,还要注意加强运动锻炼,增强体质,提高抗病力和免疫力,预防并发症。

(5)戒除烟酒,不熬夜看手机,避免病情加重。

二、角膜营养不良

角膜营养不良是一组少见的、遗传性的、双眼同时发病并带有特定组织病理特征的角膜病变。患者在出生后或青春期确诊,病程进展缓慢或静止不变。根据解剖部位和病例特征可分为上皮基底膜营养不良、颗粒状角膜基质营养不良、Fuchs角膜内皮营养不良。

【病因病理】

应用分子遗传学研究方法,越来越多疾病的遗传基因已经被定位。如Meesman角膜上皮营养不良为17q12上的角蛋白12和12q13上的角蛋白13基因发生突变;颗粒状和格子状Ⅰ和Ⅲ型角膜基质营养不良为5q31位点上的角膜上皮素基因突变;Ⅱ型格子状角膜营养不良为9q34位点上的Gelsolin基因发生突变;后部多形性角膜内皮营养不良为20pll.2-qll.2位点发生突变;胶滴状角膜营养不良则和M1S1基因异常有关。随着对本病遗传背景的不断认识,根据基因特征和遗传模式进行分类更能阐明这类疾病的本质。

【临床表现】

1. 上皮基底膜营养不良 也称地图-点状-指纹状营养不良(map-dot-finger print dystrophy),是最常见的前部角膜营养不良,发病率约 2%,女性多见,为双眼性。主要症状是自发性反复发作的眼痛、刺激症状及暂时性视物模糊。裂隙灯下可见角膜中央上皮层及基底膜内白色小点或斑片、地图样和指纹状细小线条,上皮层可发生反复性剥脱。

2. 颗粒状角膜基质营养不良 为常染色体显性遗传,通常 10~20 岁发病,但可多年无症状。双眼对称,青春期后明显。初期视力有不同程度下降,可不伴随其他症状。当角膜上皮出现糜烂时可伴随眼红与畏光。角膜中央前弹力层下可见灰白点状混浊(见二维码彩图 11-2-2),合成大小不等、界限清楚的圆形或不规则团块,形态各异,逐步向角膜实质深层发展,病灶之间角膜完全正常。

3. Fuchs 角膜内皮营养不良 多见于绝经期妇女,常于 50 岁以后出现症状并逐渐加重,双眼发病,早期病变局限于内皮层和后弹力层时无自觉症状。病情发展,后弹力层弥漫性增厚,有时内皮面有色素沉着。当角膜内皮功能失代偿时,基质和上皮出现水肿(见二维码彩图 11-2-3),出现视力下降、虹视和雾视,最终发展为大泡性角膜病变时可出现疼痛、畏光及流泪。

【辅助检查】

1. 裂隙灯显微镜检查 可以清楚角膜病变情况,便于准确判断病情。

2. 角膜 OCT 明确角膜基质混浊的深度、范围及角膜混浊的程度,有助于选择手术方式。

3. B 超 评估玻璃体腔及视网膜等部位的情况。

4. 眼轴 对病情评估有所帮助。

5. 角膜内皮镜检查 可以更加准确判断病情,且对于疾病的治疗也起到指导作用。

6. 眼压测量 明确眼压情况,判断疾病严重程度。

【诊断依据】

通过家族史、临床表现及相关检查可明确诊断。

【就医指导】

1. 上皮基底膜营养不良 局部使用黏性润滑剂和角膜营养剂。上皮剥脱时可配戴软性角膜接触镜,或刮除上皮后用压迫绷带包扎。还可采用 YAG 激光或准分子激光去除糜烂角膜上皮,重建光滑角膜表面,可促进新上皮愈合,有比较满意效果。

2. 颗粒状角膜基质营养不良 病变早期不需治疗,当视力下降明显时可考虑行穿透性角膜移植术,但术后可能复发。

3. Fuchs 角膜内皮营养不良 治疗目的是减轻角膜水肿,缓解疼痛。出现间歇性角膜水肿时可使用高渗透剂和角膜营养剂治疗,可使用糖皮质激素改善角膜水肿,但不宜长期使用。角膜水肿严重、内皮功能失代偿者可考虑穿透性角膜移植术。

【健康宣教】

(1)饮食少盐少油,不食用辛辣刺激的食物,多食用鸡蛋、新鲜水果和蔬菜。

(2)要适宜锻炼,增强体质和抵抗力。

(3)避免熬夜,远离强光刺激的环境,不在昏暗的灯光下看书。正常看书的姿势一定要端正。

（4）保持眼部的清洁卫生,可热敷眼部,促进眼部的血液循环。

（5）外出时配戴偏光太阳镜,避免强光的照射刺激。

任务三 | 角膜肿瘤

一、角膜皮样瘤

角膜皮样瘤(corneal dermoid tumor)是一种类似肿瘤的先天性异常。肿物由纤维组织和脂肪组织构成,也可含有毛囊、毛发和皮脂腺。

【病因病理】

角膜皮样瘤是先天性发育异常所致,由于在胚胎期胚裂闭合过程中,表皮及其附属物嵌入角膜组织而形成,在组织学上不属于真正的肿瘤,是典型的迷芽瘤。

【临床表现】

肿物出生即存在,多位于颞下方角膜缘处,为圆形淡黄色实性,边界清楚,表面可有纤细的毛发(见二维码彩图11-3-1)。肿物角膜区前缘可见弧形脂质沉着带。少数肿物位于角膜中央,或侵犯全角膜。可引起角膜散光,导致视力下降。

【辅助检查】

（1）裂隙灯显微镜检查。

（2）听力检查,排除Goldenhar综合征。

（3）超声生物显微镜检查可帮助了解病变深度。

【诊断依据】

根据典型临床表现即可诊断。

【就医指导】

小的皮样瘤或位于结膜者可随访观察。角膜散光明显影响视力者应手术治疗,手术方式常采用肿物切除和板层角膜移植术。

【健康宣教】

（1）角膜皮样瘤患者不能配戴角膜接触镜。

（2）角膜皮样瘤过大,侵犯全角膜时,应注意可能发生形觉剥夺性弱视。

二、角膜内上皮癌

上皮内上皮癌又称角膜原位癌或Bowen病,指病变局限于上皮层,未突破前弹力层的角膜上皮肿瘤。

【病因病理】

角结膜上皮细胞的癌变可能与日光紫外线的照射有关,紫外线照射等因素使细胞DNA受损,当DNA修复延迟或修复失败时,正常上皮细胞可发生癌变,并转换成肿瘤细胞式发展。

【临床表现】

本病多见于老年男性,常单眼发病,病程缓慢。病变多好发于角膜结膜交界处,呈粉红色或霜白色的半透明或胶冻样新生物(见二维码彩图 11-3-2),微隆起,表面可布满"发夹"或"松针"样新生血管,界限清楚。病变虽迁延多年,在裂隙灯下检查仍只侵犯角膜表浅部位,基质切面清晰锐利,临床上并无明显的炎症征象。

【辅助检查】

1. 裂隙灯显微镜检查　肿瘤有特征性的表现,尤其是病变部位局限于上皮层。

2. 组织病理学检查　可见肿瘤部位上皮细胞呈一致性增生,细胞呈多形性,大小不一,分裂象增多,肿瘤表层有角化不全细胞,但上皮基底膜仍然完整。

【诊断依据】

根据肿瘤生长特点及外在表现可以诊断,最终确诊需依靠病理学检查。

【就医指导】

早期局部切除疗效可靠。切除深度控制在角膜厚度的 1/4～1/3,将肿瘤连同其周围约 2 mm 正常组织一并切除。角膜广泛受累者,可行全角膜板层切除,同时行全板层角膜移植术。

【健康宣教】

(1)做好日常太阳光的眼部防护。

(2)患病期间不能配戴角膜接触镜。

任务四　角膜软化症

角膜软化症是由于维生素 A 缺乏而引起的一种角膜溶解坏死的致盲性眼病。多见于 3 岁以下儿童,常双眼受累,患者常因角膜溶解坏死而导致视力严重受损。角膜软化症每年至少使全球 10 万婴幼儿致盲。

【病因病理】

角膜软化症的主要病因是营养不良、消化道脂类吸收障碍、维生素 A 摄入不足等,部分患者是因为麻疹、肺炎、中毒性消化不良、慢性消耗性疾病病程中未及时补充维生素 A 所致。

【临床表现】

因维生素 A 的缺乏,患儿可表现为全身皮肤干燥、瘦弱、四肢无力,声音嘶哑、腹泻等。眼部表现可分 4 个阶段。

1. 夜盲期　夜盲是患者最早出现的主要症状,表现为患者夜间视力差,俗称"鸡盲"或"雀盲",是因为维生素 A 缺乏导致视网膜视杆细胞视紫红质缺乏原料,使暗适应功能下降。

2. 干燥前期　眼球角结膜表面失去正常光泽,结膜失去弹性,眼球转动时,球结膜显示向心性皱纹,角膜知觉减退,瞬目反射迟钝。

3. 干燥期　结膜明显干燥,在睑裂部结膜上可有特殊的银白色泡沫状三角形斑,基底朝向角膜,称为毕脱氏斑(Bitot)。角膜呈雾状混浊,如毛玻璃状。角膜的知觉可完全丧失,羞明现象明显。

4.角膜软化期 球结膜粗糙肥厚,皱褶明显,角膜浸润混浊加重,呈灰黄色或黄白色。角膜迅速自溶成溃疡,前房积脓,一般在1~2 d内可使整个角膜组织溶解坏死,最终眼球萎缩而导致完全性失明。

【辅助检查】

(1)血清维生素A含量检查低下。

(2)尿沉渣检查可发现角化上皮细胞阳性。

【诊断依据】

(1)有消化不良、慢性消耗性疾病、喂养不当等相关病史。

(2)出现典型的临床症状。

(3)血清维生素A含量低下。

(4)尿沉渣检查角化上皮细胞阳性。

【就医指导】

(1)治疗原则为改善营养,补充维生素A和防止严重并发症。

(2)病因治疗是最关键的措施。及时纠正营养不良,积极治疗原发全身病,大量补充维生素A。眼部滴用鱼肝油滴剂,每日6次。适当选用抗生素眼药水及眼膏,以防止和治疗角膜继发性感染。

(3)及时散瞳,防止虹膜粘连。

(4)对于已发生角膜穿孔的,可行结膜瓣遮盖或角膜移植术。

【健康宣教】

(1)患有消耗性疾病者,应适当补充维生素A。

(2)对于婴幼儿应常规补充维生素A,避免维生素A缺乏。

任务五 角膜先天异常

角膜先天异常常见类型有圆锥角膜、大角膜、小角膜等。其中,圆锥角膜对人眼的视力影响较大。本次内容重点介绍圆锥角膜。

圆锥角膜(keratoconus)是一种先天性发育异常,表现为局限性角膜圆锥样突起,伴突起区角膜基质变薄。本病为常染色体显性或隐性遗传,可伴有其他先天性疾病如先天性白内障、马方(Marfan)综合征、无虹膜、视网膜色素变性等。

【病因病理】

病因不明,多认为是角膜纤维板间黏合不够,板层相互滑脱,导致变薄。遗传及变态反应性疾病也是其可能诱因。

【临床表现】

圆锥角膜多发生于青春期,双眼均可发病。主要表现为视力下降较快或散光变化明显。典型体征为角膜中央或旁中央锥状前突,锥顶部角膜基质明显变薄,重者可导致高度近视和散光,视力下降严重(见二维码彩图 11-5-1)。晚期圆锥角膜常出现一些典型临床体征如下。

1. Fleischer 环　　在裂隙灯显微镜下用钴蓝光照明时,部分患者在前突的圆锥底部可见泪液浸渍后在角膜上皮和基底部形成的棕褐色铁质沉着环。

2. Vogt 线　　角膜变薄区中央基质板层有数条混浊或半透明的白色细线,角膜表面轻轻加压可使 Vogt 线消失。

3. Munson 征　　患眼下转时,下睑缘的弯度因前突的角膜锥支撑而呈畸形,此为 Munson 征(见二维码彩图 11-5-2)。

角膜圆锥进一步发展可导致后弹力层破裂,发生急性圆锥角膜,出现角膜急性水肿,视力明显下降。急性水肿一般于 6~8 周后消退,遗留中央区局灶性角膜混浊。

【辅助检查】

1. 屈光检查　　通过验光检查,确定屈光不正度数,圆锥角膜早期可用框架眼镜矫正,当发展至中后期,因出现高度近视和不规则散光,框架眼镜无法矫正。

2. 角膜地形图检查　　可发现圆锥角膜前后表面异常抬高的改变,是诊断圆锥角膜的"金标准"。

3. 其他检查　　Placido 环检查、角膜曲率检查等。

【诊断依据】

根据圆锥角膜的典型体征不难诊断。青春期视力下降较快或散光变化明显,及时行角膜地形图检查有助于圆锥角膜的早期诊断,目前最有效的圆锥角膜的早期诊断方法为角膜地形图检查。

【就医指导】

早期圆锥角膜可通过配戴硬性角膜接触镜矫正控制,当硬性角膜接触镜控制效果不理想时要及时行角膜移植术等手术方式矫正。角膜胶原交联术(CXL)可提高角膜基质的硬度和强度,对于控制和延缓圆锥角膜的发展具有很好的效果。角膜基质环植入术可使中央角膜变平,减少散光,从而提高视力。圆锥角膜发展至晚期视力不能矫正时可行角膜移植术。

【健康宣教】

(1)建立学生视光健康档案,定期检查视力。

(2)注意营养均衡,不吃辛辣刺激、油炸油腻性食物,多吃蛋白质丰富、营养全面的食物。

(3)青春期视力下降较快或散光变化明显要详细进行视光学检查。

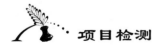
项目检测

扫一扫、练一练

(赵小蕊)

项目十二

巩膜病

巩膜病彩图

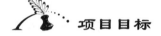 **项目目标**

①能识别巩膜上的异常。②熟悉正常巩膜状态。③具备整体医学健康理念。

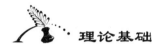 **理论基础**

巩膜为眼球壁最外层,质地坚韧、呈乳白色(见二维码彩图12-0-1)。巩膜前表面有球结膜和筋膜覆盖,不与外界直接接触。内表面则毗邻脉络膜上腔。巩膜主要由胶原纤维和少量弹性纤维致密交错排列而成,纤维束之间有少量成纤维细胞和少量色素细胞,血管很少,这种组织学特点决定了巩膜的病理改变比较单一,通常表现为巩膜胶原纤维的变性、坏死、炎症细胞浸润和肉芽肿性增殖反应,形成炎性结节或弥漫性炎性病变,而肿瘤性病变少见。由于巩膜血管和神经少,代谢缓慢,不易发病。若一旦发生炎症,病程易迁延反复,组织修复能力差,对药物治疗反应不明显,巩膜伤口也较难愈合。

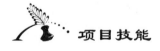 **项目技能**

裂隙灯显微镜
检查巩膜

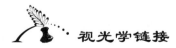 **视光学链接**

1. 患有巩膜炎症性疾病者不宜配戴角膜接触镜。
2. 高度近视患者眼轴较长,容易导致眼球壁变薄,出现后巩膜葡萄肿。
3. 对于近视度数在-8.00～-10.00D以上,且每年进展至少0.50～2.00D以上的进展性近视患者,可施行后巩膜加固术,阻止后极部的进行性扩张和眼轴进行性延长,对于减少度数的增长起到一定作用。

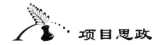

项目思政

目前,近视在我国乃至全球,普遍出现高发和增长速度过快现象,近视度数超过600度为高度近视,超过1000度称为超高度近视。高度近视患者眼部容易发生各种异常改变,其中后巩膜葡萄肿是其中一种,发生率约77.1%,近视度数越高,后巩膜葡萄肿的发生率越高,继而可导致视网膜变性、脱落、出血等,可严重影响视力,甚至会导致失明。高度近视者无缘飞行员、航天员等特殊人才的选拔,如果近视人口持续增加,在航空航天、精密制造、军事等领域,符合视力要求的劳动力将会面临巨大缺口,甚至会直接威胁国家安全,因此儿童青少年的近视问题引起了国家的高度重视。2008年教育部制定了《中小学生近视眼防控工作方案》,就保护学生视力提出工作措施,包括保证睡眠、建立视力定期检测制度、坚持每天1 h体育锻炼制度等;2018年8月,教育部、国家卫生健康委员会、国家体育总局、财政部、人力资源和社会保障部等八部门联合印发了《综合防控儿童青少年近视实施方案》。

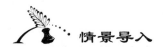

情景导入

患者,男,70岁,自觉视物模糊,左眼前常有黑影飘动,一月余来院就诊,眼科检查:左眼屈光度−10.00D,玻璃体混浊。超声检查见:左眼眼轴增长达29 mm,玻璃体混浊,玻璃体内可见机化物强回声,视网膜、脉络膜及球后组织不均匀后移。B超诊断:后巩膜葡萄肿。思考:该患者出现后巩膜葡萄肿的原因是什么?

任务一 | 巩膜炎症

巩膜炎症性疾病有较为特殊的病理改变特点和发病过程。发病率女性多于男性,双侧巩膜炎占50%左右,后巩膜炎占10%左右,发病年龄35岁以上较多。根据炎症累及部位,巩膜炎可分为巩膜外层炎和巩膜炎。

一、巩膜外层炎

巩膜外层炎(episcleritis)是巩膜表面的薄层血管结缔组织的炎症反应,多位于角膜缘至直肌附着线之间的赤道前部,具有自限性。女性多见,多为单眼发病。巩膜外层炎易反复发病,持续数年。

【病因病理】

目前巩膜外层炎的病因尚未明了,多认为是外源性抗原-抗体过敏反应。其他与全身病如代谢性疾病、痛风有一定关系。

【临床表现】

巩膜外层炎临床上通常分为两种类型:结节性巩膜外层炎和单纯性巩膜外层炎。

1.结节性巩膜外层炎　是以局限性结节为特征的一种巩膜表层炎症,较常见,常急性发病,主要症状有眼红、眼痛、畏光、溢泪、触痛等,在近角膜缘尤其是颞侧,出现粉红色或紫红色结节,圆形或椭圆形,直径 2~3 mm,结节表面结膜可被推动,结膜充血和水肿,视力一般正常。病程 2 周左右,炎症逐渐消退。

2.单纯性巩膜外层炎　发病时病变部位的巩膜表层和球结膜呈扇形局限性或弥漫性充血水肿,呈暗红色外观(见二维码彩图 12-1-1)。患者症状较轻,偶尔有眼痛、畏光,视力多不受影响,小部分患者会出现暂时性近视。本病发作时间短暂,数小时或数天即可痊愈,可周期性复发。

【辅助检查】

1.实验室检查　包括类风湿因子、抗核抗体、血清尿酸、红细胞沉降率(简称血沉)、全血细胞计数等。

2.去氧肾上腺素检查　用于鉴别巩膜外层炎和深层巩膜炎。

【诊断依据】

根据临床表现容易诊断。

【就医指导】

巩膜外层炎多为自限性,通常可在 1~2 周内自愈,一般无须特殊处理。局部滴用血管收缩剂可减轻充血。若患者感觉疼痛,可用0.5%可的松滴眼液或0.1%地塞米松滴眼液滴眼,必要时可全身应用非甾体抗炎药或糖皮质激素。

【健康宣教】

(1)养成健康合理饮食习惯,不食野味,勿暴饮暴食,不酗酒。

(2)加强体育锻炼,控制体重。

(3)患病期间禁止配戴角膜接触镜。

二、巩膜炎

巩膜炎又称深层巩膜炎,为巩膜基质层的炎症,其病理特征为细胞浸润、胶原纤维破坏和血管重建,其病情和预后远比巩膜外层炎严重。本病好发于 40~60 岁,女性多见,50%以上为双眼性。

【病因】

病因不明,可能与免疫和感染有关。

(1)与多种全身感染性疾病如结核、麻风、梅毒、带状疱疹有关,也可能与感染病灶引起的过敏反应有关。

(2)与自身免疫性结缔组织疾病如风湿性关节炎、Wegener 肉芽肿、系统性红斑狼疮、多发性结节性动脉炎等有关。

（3）可能与代谢性疾病如痛风有关。

（4）外伤或结膜创面感染扩散，常见病原体为细菌、真菌和病毒。附近组织如结膜、角膜、葡萄膜或眶内组织炎症直接蔓延也可引起巩膜炎。

【临床表现】

巩膜炎可分为前巩膜炎和后巩膜炎。

1. 前巩膜炎　病变位于赤道部前，表现为眼疼、压痛，病变位于直肌附着处时，有眼球转动疼，部分患者有同侧偏头痛，视力一般轻度下降，眼压略有增高。裂隙灯下可见病变部位可呈紫色外观，巩膜表层和巩膜本身均有水肿。本病可反复发作，病程迁延数月至数年。前巩膜炎可表现为弥漫性、结节性和坏死性3种类型。

（1）弥漫性前巩膜炎：病变处巩膜呈弥漫性充血，血管扩张扭曲，球结膜水肿。炎症可累及一个象限或整个前部巩膜。本病预后较好，占大约40%。

（2）结节性前巩膜炎：局部巩膜呈紫红色充血，炎症浸润与肿胀形成结节样隆起，结节质硬、压痛、不能推动，部分病例可有数个结节并可伴有巩膜外层炎。

（3）坏死性前巩膜炎：是前巩膜炎最严重的类型，破坏性大，患者常并发多种眼部病变，视力明显下降。发病初期表现为局部巩膜炎性斑块，病灶边缘炎症反应较中心重。如果未及时治疗，巩膜病变可迅速向后和向周围蔓延扩展。炎症消退后，巩膜可呈蓝灰色外观，且有粗大吻合血管围绕病灶区。

2. 后巩膜炎　是发生于赤道后方巩膜及视神经周围巩膜的一种炎症性疾病，发病位置隐蔽，易被误诊或漏诊。患者主诉眼球深部剧烈疼痛，眼球转动时明显，视力减退。眼睑及球结膜水肿，充血不明显，眼球可轻度突出，因眼外肌受累可致眼球运动受限及复视。

【辅助检查】

1. 实验室检查　血常规、血沉、结核菌素试验、C反应蛋白、血清学分析及胸部影像学检查等有助于病因学诊断。

2. 眼底检查　在后巩膜炎的诊断中十分重要，较常见的眼底改变包括脉络膜视网膜皱褶和条纹，视盘和黄斑水肿，局限性隆起等。

3. 其他检查　A超、B超、CT扫描或MRI能显示后部巩膜增厚，有助于后巩膜炎的诊断。荧光素眼底血管造影有助于与其他眼底疾病鉴别。

【诊断依据】

根据临床表现，结合实验室检查，可确定诊断。

【就医指导】

1. 抗感染治疗　局部或全身应用糖皮质激素或非甾体抗炎药，缓解炎症和疼痛。对于严重病例慎用结膜下注射、球周或球后注射以防巩膜穿孔。若糖皮质激素疗效差，可考虑采用免疫抑制剂治疗，如氨甲蝶呤、硫唑嘌呤、环磷酰胺、环孢素等。

2. 手术治疗　对坏死、穿孔的巩膜部位可试行巩膜加固术或异体巩膜移植术。

3. 并发症治疗　并发青光眼，应及时降低眼压；并发虹膜睫状体炎时，应予以散瞳治疗。

【健康宣教】

（1）养成规律的作息习惯。

（2）避免眼睛过度劳累，不能长期熬夜和使用手机、电脑等。

（3）患病期间饮食清淡、避免食用辛辣刺激性食物，多食水果、蔬菜。

（4）巩膜炎未治愈前禁止配戴角膜接触镜。

任务二 | 先天性巩膜异常

巩膜的先天性异常比较少见，多与全身结缔组织代谢紊乱有关。常见的先天性巩膜异常有蓝色巩膜、巩膜色素斑、先天性巩膜扩张。

一、蓝色巩膜

蓝色巩膜是巩膜发育停顿在胚胎状态所致。巩膜厚度未发育成熟而较正常者薄，其巩膜纤维减少，纤维间黏多糖基质增多，使巩膜透明度增加，透见深部葡萄膜的颜色而呈蓝色。一般认为，出生后 3 年巩膜仍持续为蓝色者，才视为病理状态。

【病因病理】

蓝色巩膜的原因是胚胎发育期巩膜停止发育所致，多与其他全身发育异常和全身支持组织发育异常伴发，如骨脆症、关节脱臼、耳聋等。本病有明显遗传倾向，主要为常染色体显性遗传，少数为常染色体隐性遗传。

【临床表现】

患者眼部体征为蓝巩膜，除了邻近角巩膜缘 1～2 mm 区域，其他全部巩膜外观呈均匀亮蓝色或蓝灰色。本病一般不单独出现，常见于蓝色巩膜–脆骨综合征，患者除了蓝色巩膜，还可出现骨脆症和耳聋。

【辅助检查】

1. 听力检查　患者一般会有不同程度听力障碍。

2. 甲状腺功能检查　本病可能与甲状旁腺功能亢进有关。

【诊断依据】

根据临床表现和相关临床检查可确定诊断。

【就医指导】

蓝色巩膜目前无特殊疗法。

二、巩膜色素斑

巩膜色素斑又称巩膜黑变病。

【病因病理】

有些病例有遗传倾向，遗传方式多为常染色体显性遗传，但也有隐性者。病理改变表现为巩膜棕黑层一般正常，中层色素减少，色素主要集聚于表层和上巩膜层胶原纤维之间。可见典型的载色细胞，其长突在巩膜纤维束之间缠绕。

【临床表现】

在巩膜前部约距角膜缘 3.5 mm 处,有紫灰色或蓝灰色境界鲜明的着色斑块,斑块不隆起,形状呈不规则花斑状,特别多见于睫状血管穿过处,病侧眼虹膜呈深褐色,眼底也可见色素增多。多数为单眼,仅 10% 为双眼,同时伴有同侧颜面,特别是眼睑皮肤范围较广的色素斑,视功能一般不受影响。

【辅助检查】

巩膜色素斑一般易于观察,如需与深层组织黑色素瘤和巩膜葡萄肿鉴别,可行眼科 B 超、UBM 或 CT 检查。

【诊断依据】

根据临床表现一般可确定诊断。

【就医指导】

巩膜色素斑目前无特殊疗法。

三、先天性巩膜扩张

先天性巩膜扩张,使眼球后极部向深部凹陷,凹陷区的边缘清楚,并有一个萎缩的脉络膜晕环,有时在环里暴露出白色巩膜。这种先天异常并非眼组织缺陷,主要由于中胚叶形成眼球后极部致密巩膜的发育延误。这种异常有时还可见于某些小眼球,也有的影响黄斑区或偏颞侧而不累及视乳头。目前无特殊治疗方法。

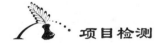

扫一扫、练一练

（赵小蕊）

项目十三

晶状体病

晶状体病彩图

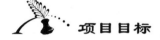 **项目目标**

①能对白内障患者进行初选筛查并指导就医。②熟悉常见晶状体疾病的临床表现。③具备尊老爱幼的道德修养。

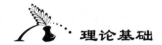 **理论基础**

一、晶状体的局部解剖与组织结构

晶状体是眼内容物之一，呈双凸透镜状，透明富有弹性，借晶状体悬韧带与睫状体相连，固定于虹膜、瞳孔的后面、玻璃体的前面。晶状体分前、后两面，两面交接处称晶状体赤道部，两面的顶点分别称为前极和后极。

晶状体由晶状体囊和晶状体纤维组成。晶状体囊是晶状体表面的一层有弹性的均质基底膜，前囊和赤道部囊下有一层上皮细胞，赤道部上皮细胞向前后伸展、延长形成晶状体纤维。一生中晶状体纤维不断生成，将旧的纤维挤向中心，逐渐硬化形成晶状体核，核外较新的纤维称为晶状体皮质。随着年龄的增长，晶状体核逐渐浓缩、增大，弹性逐渐减弱。

二、晶状体的生理与生化

（一）晶状体的屈光性与调节

晶状体是眼的屈光间质之一，屈光力范围一般在+17～+26D，平均+19D，约占眼总屈光力的1/3。正常人眼能将5 m以外远距离的物像聚焦在视网膜上，形成清晰的图像。看近距离物体时，晶状体悬韧带松弛，晶状体因本身的弹性变厚、前凸，增加屈光力，从而保证近物清晰地成像在视网膜上，这种变化称为调节。随着年龄的增大，晶状体弹性下降，调节力降低。

（二）晶状体的透明性

晶状体纤维排列整齐而规则，层层相叠，保证了折光的一致性。同时，晶状体纤维的蛋白基质高度有序化也有助于维持晶状体的透明度。晶状体的透明性还依赖于晶状体囊膜的正常通透性及晶状体的正常物质代谢。晶状体的高屈光力是由晶状体细胞的高浓度蛋白,特别是一种被称为晶状体蛋白的可溶性蛋白所决定。晶状体的蛋白在一生中极其稳定,以保持其正常的功能。当晶状体囊受损或房水代谢发生变化时,晶状体将发生混浊,形成白内障。晶状体本身不含血管、色素,其营养来自房水和玻璃体,主要通过无氧糖酵解途径来获取能量。

(三)年龄对晶状体的影响

晶状体的大小和重量随年龄的增加而增大,出生时晶状体直径 5 mm、中央厚度 3.5~4 mm,重量 65 mg,成人晶状体直径 9~10 mm,中央厚度 4~5 mm,90 岁时重量可达 260 mg。

晶状体对紫外线的透过率随年龄增加而减少,一般到 50 岁以后,晶状体内含水量增多,颜色变黄,透明性降低,对可见光的透过率也降低。

晶状体的屈光力随年龄的变化而变化,幼年时晶状体几乎呈球形,屈光力大,部分代偿短眼轴造成的屈光力不足。随着年龄的增加眼轴增长,晶状体变大变扁,屈光力减低。但由于年龄因素,晶状体核心硬化,屈光指数增加,两者相抵使晶状体总屈光力不变。若晶状体变扁的屈光改变超过了核心硬化的补偿能力,则随年龄的增加而偏远视,反之则偏近视,如核性年龄相关性白内障。随年龄增加晶状体的调节力降低,出现老视。10 岁时,眼的调节幅度可达 14D,20 岁时为 11D,50 岁以上调节能力不到 2D。

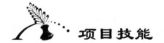 **项目技能**

裂隙灯显微镜
检查晶状体

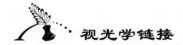 **视光学链接**

1. 晶状体摘除+人工晶体植入手术是矫正屈光异常的方式之一。

2. 配戴框架眼镜(包含太阳镜)能预防日光中紫外线对眼的伤害,减少白内障等辐射性眼病的发生。

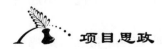 **项目思政**

白内障是我国老年人失明的第一位眼病。"白内障复明工程"是我国开展的一项重要惠民工程,面向因白内障致盲和视力低下患者,通过国家补贴的方式,使白内障患者可以得到全免费或部分免费治疗而重见光明,体现了党和国家对老年人和弱势群体的关爱。

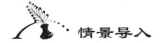

患者,女,84 岁,诉左眼视力下降半年,红痛 5 d。体格检查如下。Vos：HM／眼前,眼压 35 mmHg,轻度角膜水肿,房角开放,晶状体白色混浊,前房内可见白色絮状物质,眼底窥不清。思考:该患者诊断为何病？ 如何对其进行就医指导？

任务一 白内障概述

晶状体混浊即为白内障(cataract),因多数白内障患者瞳孔区变为白色而故名。白内障是全球第一位致盲性眼病,在全球的 4 000 万 ～ 4 500 万盲人中,因白内障致盲者占 46%。随着全球人口的老龄化和人类活动对自然环境的影响和破坏,白内障的发病率以及患者总数还在不断上升。我国目前白内障患者约 500 多万,急需手术治疗的将近 200 万,每年新增的白内障盲人 40 万～120 万。

【病因】

白内障形成的原因比较复杂,与年龄增长、遗传、外伤、电磁波辐射、药物、化学物质蓄积等因素有关。

1.年龄增长 随着年龄的增长,眼部晶状体逐渐硬化、变性,导致透光度下降,从而引起白内障。

2.遗传因素 如果家族中有人患有先天性白内障,则个体患此病的风险增加。

3.外伤 眼外伤可能导致晶状体组织受损,进而诱发白内障。

4.日光暴露 长期日晒会导致晶状体蛋白质变性,这是白内障发生发展的重要原因之一。我国西藏地区是白内障高发区,与日照时间长密切相关。

5.药物不良反应 某些药物如糖皮质激素和免疫抑制剂,长期使用可能会对晶状体造成损害,增加白内障的发生率。

6.全身疾病 如糖尿病也常并发白内障及糖尿病性白内障,又称代谢性白内障。

7.眼内炎症 如葡萄膜炎,眼内疾病如视网膜脱离,眼内肿瘤等等都能够引起白内障。

8.眼部外伤 车祸、钝器伤害、尖锐物品的刺伤或者穿透性眼内异物也会造成白内障。

9.辐射 雷击和触电、红外线、微波、电离辐射等,也都是造成白内障的原因。

10.生活方式因素 长期饮酒、抽烟、熬夜、通宵工作、近距离伏案,长期眼睛疲劳、长期高糖食物的人都有很大的概率得白内障。

11.环境因素 主要是由于长期强紫外线照射,如电焊工人、生活在高海拔地区的强紫外线照射的野外工人。野外配戴太阳镜、遮阳帽等阻挡紫外线措施是重要的防护手段。

【分类】

白内障可以按病因、发生年龄、发展速度、部位和形态进行分类。

1. 根据病因 老年性、辐射性、外伤性、代谢性、并发性、遗传性、药物及中毒性等。

2. 根据发生年龄 先天性、婴儿性、青年性、成年性、老年性。

3. 根据发展速度 静止性、进行性。

4. 根据混浊部位 核性、皮质性、囊性、囊下。

5. 根据混浊的形态 板层状、冠状、点状及其他形态。

任务二 年龄相关性白内障

年龄相关性白内障是最为常见的白内障类型,由于多见于 45 岁以上的中老年人,以往称为老年性白内障。随着年龄增加,患病率明显增高。

【病因病理】

年龄相关性白内障病因较为复杂,可能是环境、遗传、营养,以及代谢等多种因素综合作用的结果。流行病学研究表明,年龄、职业、紫外线照射过多、过量饮酒、吸烟,以及糖尿病、高血压、心血管疾病等与年龄相关性白内障有关。

【临床表现】

1. 症状 多为双眼同时或先后发病,呈渐进性、无痛性视力减退。由于光线通过部分混浊的晶状体时产生散射,可出现畏光、眩光或单眼复视和多视。白内障早期可因吸收水分,晶状体膨胀或晶状体核混浊,使晶状体屈光力增加而产生近视性表现。此外,因晶状体纤维吸水后肿胀,注视灯光时可出现虹视。

2. 体征 根据晶状体开始出现混浊的部位不同,在形态学上可将年龄相关性白内障分为皮质性、核性和后囊下性 3 种类型。

(1)皮质性白内障:最为常见,约占年龄相关性白内障的 70%,临床上按其发展过程可分为 4 期。

1)初发期:皮质性白内障早期表现是裂隙灯显微镜下可见晶状体前、后或赤道区皮质内出现空泡和水隙,水隙从周边向中央逐渐扩大。继续发展则在晶状体周边前、后皮质出现放射状、楔状混浊,尖端指向晶状体中心,基底位于赤道部。此时晶状体的瞳孔区尚未累及,一般不明显影响视力(见二维码彩图 13-2-1),因晶状体吸水膨胀偶有"老视减轻"或中老年"近视加重"现象。初发期晶状体混浊发展缓慢,可持续数年。

2)膨胀期:又称未成熟期(immature stage)。晶状体混浊继续加重,呈不均匀灰白色混浊。因皮质吸水肿胀,晶状体的体积增加,将虹膜向前推挤,前房变浅,如患者原来具有急性闭角型青光眼的解剖因素,可诱发急性闭角型青光眼发作。以裂隙灯显微镜斜照法检查时,投照侧虹膜在深层混浊皮质和浅层透明皮质之间形成新月形阴影,称为虹膜投影,虹膜投影阳性为此期的特征性体征(见二维码彩图13-2-2)。此期患者视力明显下降,眼底难以看清。

3)成熟期:膨胀期过后,晶状体内水分溢出,晶状体的体积恢复,前房深度亦恢复正常。晶状体囊膜与核之间的皮质已完全混浊呈乳白色(见二维码彩图13-2-3)。患眼视力降至眼前手动或光感,虹膜投影阴性,眼底不能窥入。

4)过熟期:成熟期白内障经过数年后,进入过熟期(见二维码彩图13-2-4)。此时,晶状体内水分继续丢失,体积缩小,囊膜皱缩,表面出现钙化点或胆固醇结晶,晶状体纤维分解液化成乳白色,棕黄色的晶状体核沉于囊袋下方,称为Morgagnian白内障(图13-2-1)。

由于晶状体核下沉,瞳孔区可出现透明区,视力可能会较前有所提高。晶状体体积缩小后,虹膜和晶状体之间产生缝隙而使虹膜失去支撑,出现虹膜震颤现象。过熟期白内障囊膜通透性增加或出现细小的破裂,液化的皮质漏出,可诱发自身免疫反应,产生晶状体过敏性葡萄膜炎。长期存在于房水中的晶状体皮质堵塞前房角,可引起青光眼,称为晶状体溶解性青光眼。由于悬韧带变性,容易出现晶状体脱位。所以,白内障手术的最好时机在过熟期之前。

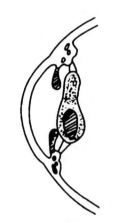

图13-2-1 Morgagnian 白内障

(2)核性白内障:一般40岁左右开始发病,进展缓慢,高度近视患者多见。混浊初期晶状体核为黄色,与正常人的核硬化不易区别,对视力影响不大。随病程进展,核的颜色逐渐加深呈黄褐色、棕色、棕黑色甚至黑色,视力极度减退,眼底不能窥见。

核性白内障混浊多从胚胎核开始,由于胚胎核密度增大,屈光系数增高,而边缘部位的透明晶状体屈光系数不变,因此,晶状体的周边部和中央部表现出不同的屈光状态,视力表现也不同,这种可以表现出不同焦点的晶状体即称为双焦点晶状体。这种双焦点晶状体患者的验光和散瞳检影的结果一般不一致,往往主观验光的度数能使患者满意。

(3)后囊下性白内障:后囊下性白内障(posterior subcapsular cataract)可单独发生,也可与其他类型的白内障合并存在。裂隙灯下可见后囊下浅层皮质出现棕黄色混浊,其中有小空泡和结晶样颗粒,外观似锅巴状。由于混浊位于视轴,早期即可出现明显的视力障碍。后期可合并晶状体皮质和核混浊,也可发展至完全性白内障。

【诊断依据】

根据患者的年龄、典型的病史、晶状体混浊的形态,排除引起白内障的其他原因如糖尿病、葡萄膜炎等,即可诊断年龄相关性白内障。为充分了解晶状体混浊的情况,必须散瞳,用检眼镜或裂隙灯进行详细检查。当视力与晶状体混浊程度不相符合时,应进一步做检眼镜、眼压、视野、B超、视觉电生理等检查,防止遗漏其他病变如青光眼、视网膜脱离、视神经病变等。

【就医指导】

1.白内障药物治疗 多年来人们对白内障的病因和发生机制进行了大量研究,针对不同的病因学说应用不同的药物治疗白内障。尽管目前临床上有包括中药在内的十余种抗白内障药物在使用,但其疗效均不十分确切。

2.白内障手术治疗 手术治疗仍然是各种白内障的主要治疗手段。通常采用在手术显微镜下施行的白内障超声乳化术或白内障囊外摘除术联合人工晶状体植入术,可以获得满意的效果。

(1)手术适应证

1)白内障手术的主要适应证是视功能不能满足患者的需要,而手术后可改善患者视功能并提高生活质量。

2)白内障摘除也适用于因晶状体混浊而妨碍眼后节疾病的最佳治疗,如视网膜脱离、糖尿病性视网膜病变和眼内炎等。

3)因晶状体引起其他眼部病变,如晶状体引起的炎症(晶状体溶解、晶状体过敏反应),晶状体膨胀诱发的闭角型青光眼。

4)虽然患眼已丧失视力,但成熟或过熟的白内障使瞳孔区变成白色,影响外观时,可以在患者要求下考虑施行白内障手术。

(2)手术禁忌证:①患者不愿手术,不能获得患者或其代理人的知情同意。②患者的生活质量没有受到影响,或能够通过眼镜或者其他辅助装置获得患者需要的视力时。③患者同时患有其他严重疾病,不能安全地完成手术。

(3)术前检查和准备

眼部检查:①检查患者的视力、光感及光定位、红绿色觉;②裂隙灯、检眼镜检查,记录角膜、虹膜、前房、视网膜情况及晶状体混浊情况,排除眼部活动性炎症等病变。

特殊检查:①检查眼压;②角膜曲率及眼轴长度测量,计算人工晶状体度数;③检查角膜内皮细胞;④眼部 B 超等检查。

全身检查:①对高血压、糖尿病患者控制血压和血糖;②心、肺、肝、肾等脏器功能检查,确保可耐受手术,必要时请内科会诊。

术前准备:包括术前冲洗结膜囊和泪道,散瞳剂扩大瞳孔等。

(4)手术方法

(1)白内障囊外摘除术(extracapsular cataract extraction,ECCE):将混浊的晶状体核和皮质摘除而保留后囊膜的术式。手术需在显微镜下完成,对术者手术技巧要求较高。因为完整保留了后囊膜,减少了对眼内结构的干扰和破坏,防止了玻璃体脱出及其引起的并发症,同时为顺利植入后房型人工晶状体创造了条件。术中保留的后囊膜在术后易发生混浊,形成后发性白内障。

(2)超声乳化白内障吸除术:应用超声能量将混浊晶状体核和皮质乳化后吸除、保留晶状体后囊的手术方法。超声乳化技术自 20 世纪 60 年代问世以来,发展迅速,配合折叠式人工晶状体的应用,技术趋于成熟。目前在美国,95% 以上的白内障手术是通过超声乳化完成的,在我国也有日益推广的趋势。超声乳化技术将白内障手术切口缩小到3 mm 甚至更小,具有组织损伤小、切口不用缝合、手术时间短、视力恢复快、角膜散光小等优点,并可在表面麻醉下完成手术。随着超声乳化技术的发展,近年来出现了微切口超声乳化术,该技术的最大优点是将白内障手术切口缩小至 1.5～2.0 mm,大大减少了组织损伤和术后角膜散光,术后视力恢复更快。

5.白内障术后视力矫正　白内障摘除术后,患眼呈高度远视状态,根据患者的实际情况不同,可采取不同的方式矫正视力。

(1)人工晶体:人工晶状体植入为白内障术后屈光矫正的最好方法,植入后可迅速恢复视力及双眼单视和立体视觉,物像放大倍率小,无环形暗点,周边视野正常。人工晶状体解决了无晶体眼因镜片前移距离所产生的放大、球面像差等光学问题。

(2)框架眼镜:白内障术后无晶体眼可用高度数(+10～+14D)的凸透镜矫正,其优点是经济,易于更换。但高度数的正镜片会带来一系列因光学缺陷所产生的问题。

(3)角膜接触镜:单眼无晶状体眼可配戴角膜接触镜,其耐受性较框架眼镜好,物像放大率为 7%～12%,无环形暗点和球面差,周边视野正常。缺点是取、戴麻烦,使用不当易造成角膜感染。

【健康宣教】

(1)日照强烈时户外活动或旅游要配戴太阳镜等具有过滤掉紫外线的防护眼镜。

(2)饮食多样化,多食蔬菜、水果等维生素丰富的新鲜食材。

任务三　其他类型白内障

一、先天性白内障

先天性白内障(congenital cataract)是指出生时或出生后一年内发生的晶状体混浊,是造成儿童视力障碍和弱视的重要原因,为儿童常见眼病。

【病因病理】

各种影响胎儿晶状体发育的因素都可能引起先天性白内障,常见于以下 3 种情况:遗传、环境及不明原因。常见与遗传有关的为常染色体显性遗传;环境因素多为妊娠期病毒性感染、营养不良、盆腔放射线照射,以及服用某些药物等。

【临床表现】

可为单眼或双眼发病,多数为静止性。少数出生后继续发展,直至儿童期才影响视力。可伴或不伴有眼部及全身其他先天性异常。因晶状体混浊的部位和程度不同,形态学表现各异。

二、外伤性白内障

由眼球钝挫伤、穿通伤、爆炸伤、电击伤,以及眼内异物等引起的晶状体混浊称为外伤性白内障(traumatic cataract)。常单眼发病,多见于儿童或青年。

【临床表现】

各种外伤的性质和程度不同,所引起的晶状体混浊也有不同的临床表现。

1. 钝挫伤所致白内障　挫伤时瞳孔缘部色素上皮细胞脱落(Vossius环),晶状体前囊出现环形浅层皮质混浊。挫伤严重时晶状体囊膜破裂,晶状体混浊。钝挫伤还可并发前房积血、房角后退、晶状体脱位、继发性青光眼等。

2. 穿通伤所致白内障　眼球穿通伤时往往伴有晶状体囊膜破裂,引起晶状体混浊。若囊膜破口较小,可自行关闭,仅形成局限性混浊;若破口较大,晶状体可在短时间内完全混浊,且皮质溢出至前房引起继发性青光眼或葡萄膜炎。若合并有眼内异物,可因炎症反应或铜锈症、铁锈症等导致白内障的发生。

3. 爆炸伤所致白内障　爆炸时的气浪可对眼部产生压力,引起类似钝挫伤所致的晶状体损伤。爆炸物本身或掀起的杂物也可造成类似于穿通伤所致的白内障。

4. 电击性白内障　触电和雷击均可引起晶状体局限性或完全性混浊,多为双侧性、静止性,其形态与挫伤性白内障类似。

三、代谢性白内障

因代谢障碍引起的晶状体混浊,称为代谢性白内障。糖尿病、半乳糖血症、低钙血症等引起的代谢性白内障最为常见。

【病因病理】

1. 糖尿病性白内障　血糖增高导致房水中葡萄糖含量增高,使晶状体内葡萄糖异常增高,糖代谢障碍,引起晶状体内渗透压增高,纤维吸水肿胀变性而混浊。临床上分为两种类型:真性糖尿病性白内障和糖尿病合并年龄相关性白内障。

2. 半乳糖性白内障　为常染色体隐性遗传病。患儿因缺乏半乳糖-1-磷酸尿苷转移酶和半乳糖激酶,导致半乳糖不能转化为葡萄糖,在体内积聚被醛糖还原酶还原为渗透性很强的半乳糖醇,晶状体内的半乳糖醇吸水肿胀使囊膜破裂而引起晶状体混浊。

3. 手足搐搦白内障　又称低钙性白内障。多见于先天性甲状旁腺功能不足、甲状旁腺受损及摘除、营养障碍等原因,导致血清钙过低,晶状体囊膜渗透性改变,电解质失衡,代谢障碍导致晶状体混浊。

【临床表现】

1. 糖尿病性白内障

(1)真性糖尿病性白内障:多见于1型糖尿病患者,常双眼发病,发展迅速。病变过程中可伴有屈光改变:血糖升高时,房水渗入晶状体使之变凸,形成近视;血糖降低时,晶状体内水分渗出变扁平,形成远视。

(2)糖尿病合并年龄相关性白内障:较多见,早期典型体征为后囊膜下菊花样混浊。临床表现与年龄相关性白内障相似,但发病早且进展快。

(3)半乳糖性白内障:可在出生后数日至数周发病,多见绕核性白内障。

2. 低血钙性白内障　有3个典型病变,即手脚搐搦、骨质软化和白内障。常双眼发病,晶状体前后皮质内呈放射状或条纹状混浊,囊膜下有红、绿、蓝色结晶微粒。如低血钙反复发作可发展成全白内障。

四、并发性白内障

并发性白内障（complicated cataract）是指由眼部炎症或退行性病变等引起的白内障。如葡萄膜炎、视网膜色素变性、视网膜脱离、青光眼、眼内肿瘤、高度近视及低眼压等，使晶状体营养或代谢发生障碍，引起白内障。

【临床表现】

常为单眼发生，一般在原发眼病的后期，发展的程度与原发眼病病程的发展相一致，但与年龄不成正比，患者常有原发病的表现。眼前节疾病并发的白内障多由前囊膜或前皮质开始，而眼后节疾病引起者则相反。

五、药物及中毒性白内障

长期使用或接触对晶状体有毒性作用的药物或化学物可导致晶状体混浊，称为药物及中毒性白内障。常见的药物有糖皮质激素、氯丙嗪、缩瞳剂等，化学物质包括苯及其化合物、氟、萘、金属等。

【临床表现】

患者有与上述药物或化学物品的接触史。

1. 糖皮质激素性白内障　白内障的发生与用药量和用药时间关系密切。停药后混浊可逐渐减退，若长期应用可发展为全白内障。

2. 缩瞳剂性白内障　缩瞳剂所致的晶状体混浊位于前囊膜下，一般不影响视力，停药后可逐渐消失。

3. 氯丙嗪性白内障　长期大量服用氯丙嗪后可对晶状体和角膜产生毒性作用。引起晶状体混浊、角膜内皮和后弹力层色素沉着。

4. 三硝基甲苯性白内障　长期接触三硝基甲苯（TNT）可发生白内障，并可以损害肝脏和造血系统。停止接触 TNT 后晶状体的混浊仍可继续发展，但较为缓慢。

六、后发性白内障

后发性白内障（after-cataract）是指白内障囊外摘除术后或外伤性白内障部分皮质吸收后，残留的晶状体皮质或晶状体上皮细胞增生所形成的晶状体后囊膜混浊。

【病因病理】

白内障囊外摘除术后早期残留的晶状体皮质呈灰白色或陶瓷样混浊，形成所谓的纤维膜，术后数月到数年残存的囊膜下晶状体上皮细胞增生，形成 Elschnig 珠样小体，这些上皮细胞收缩后可使晶状体后囊膜产生细小的皱褶。

【临床表现】

主要症状为白内障术后视力下降、视物变形、闪光等。白内障囊外摘除术后晶状体后囊膜混浊的发生率可达 50%，儿童晶状体上皮细胞的增殖能力强，后发性白内障发病率几乎为 100%。视力影响的程度与晶状体后囊膜混浊程度和厚度有关。

任务四 晶状体异位和脱位

生理状态下,晶状体由悬韧带悬挂于瞳孔区正后方,晶状体的前后轴与视轴几乎一致。若由于先天因素、外伤或某些疾病使晶状体位置改变,则产生异位或脱位。晶状体脱位可分为先天性和外伤性,有全脱位和半脱位。

【病因病理】

晶状体脱位或半脱位常见于先天性悬韧带发育不全或松弛无力、外伤引起悬韧带断裂、眼内一些病变使悬韧带机械性伸长、眼内炎症使悬韧带变性等。

【临床表现】

先天性晶状体脱位多见于一些遗传病,如 Marfan 综合征等;外伤性晶状体脱位伴有眼部挫伤史及眼外其他损伤体征。

(一)晶状体全脱位

晶状体悬韧带全部断裂,晶状体可脱位至前房内、玻璃体腔内、嵌于瞳孔区甚至脱位于眼球外(图 13-4-2)。

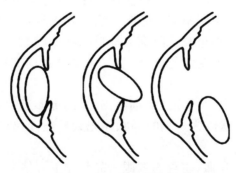

图 13-4-2 晶状体全脱位

当晶状体全脱位离开瞳孔区后,患眼的视力为无晶状体眼视力,前房加深,虹膜震颤。脱位早期,晶状体可随体位的改变而移动。全脱位的晶状体如在玻璃体内可与睫状体不断摩擦致使房水分泌过多,会继发青光眼;如脱位晶状体囊膜破裂后,在晶状体蛋白分解吸收过程中,可导致葡萄膜炎。

(二)晶状体半脱位

部分悬韧带断裂,散大瞳孔后可见部分晶状体赤道部。前房深浅不一,虹膜震颤,可产生单眼复视。眼底可见到双像,一个像为通过正常晶状体区所形成,另一个像较小,为通过无晶状体区所见。所出现的症状取决于晶状体移位的程度。如果晶状体的前后轴仍在视轴上,则仅由于悬韧带松弛、晶状体凸度增加而引起晶状体性近视。

任务五 晶状体先天性异常

先天性晶状体异常包括晶状体形成的异常、形态异常、透明度异常和位置异常,它可发生于胚胎晶状体泡形成至出生的不同阶段。

【病因病理与临床表现】

1. 晶状体形成异常

(1)先天性无晶状体:胚胎早期未形成晶状体极,为原发性无晶状体,极为罕见。当晶状体形成后发生退行变性,使其结构消失,仅遗留其痕迹者为继发性无晶状体,多见于小眼球和发育不良的眼球。

(2)晶状体形成不全:晶状体泡与表面外胚叶分离延迟时,会发生角膜混浊和后部锥形角膜及晶状体前部圆锥畸形,晶状体纤维发育异常时可发生晶状体双核或无核,或晶状体内异常裂隙。

2. 晶状体形态异常

(1)球形晶状体:又名小晶状体,多为双侧。晶状体呈球形,直径较小,前后径较长。充分散大瞳孔后晶状体赤道部和悬韧带完全暴露。由于晶状体悬韧带松弛,晶状体前移,容易导致瞳孔阻滞而发生闭角型青光眼。滴用缩瞳剂后可使睫状肌收缩,晶状体悬韧带更松弛,晶状体前移而加重瞳孔阻滞。球形晶状体屈光力增大,可致高度近视。常发生晶状体不全脱位,有时可发生全脱位。由于晶状体悬韧带延长,牵拉力减弱,因而无调节功能。

(2)圆锥形晶状体:晶状体前面或后面突出,呈圆锥形通常为皮质突出,多发于胎儿后期或出生后。圆锥形晶状体为少见的晶状体先天异常,前圆锥更为少见,常伴有先天性白内障和高度近视。

(3)晶状体缺损:多为单眼,也可为双眼。晶状体下方偏内赤道部有切迹样缺损,形状大小不等,晶状体悬韧带减少或缺如。晶状体各方向屈光力不等,呈不规则散光。

(4)晶状体脐状缺陷:极为少见。在晶状体前表面或后表面有一小的凹陷。

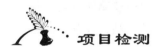

扫一扫、练一练

（郑建奇）

项目十四

青光眼

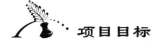

项目目标

①能做青光眼预防宣教。②会测量眼压。③熟悉青光眼的典型症状和体征。④树立生物-心理-社会现代医学理念。

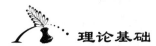

理论基础

青光眼是一组具有病理性眼压升高导致特征性的视神经损害和视野缺损的眼病。眼压升高的程度和视神经对眼压损害的耐受性与青光眼视野缺损和视神经萎缩的发生、发展有关。青光眼具有一定的遗传倾向,不同类型的青光眼具有不同的发病机制,其遗传方式也有所不同,常见为常染色体显性遗传、常染色体隐性遗传及多因子遗传。

青光眼是以视神经病变为特征的视网膜神经节细胞的进行性退化。这些中枢神经系统的神经元,在视网膜内有细胞体和神经轴突,发生变性后会出现特征性的视杯,是青光眼发生在视盘造成视功能损失的特征性改变。尽管青光眼的发病机制尚不完全清楚,但已知眼压的水平与视网膜神经节细胞凋亡密切相关。睫状体房水分泌与通过小梁网和葡萄膜巩膜房水引流之间的动态平衡,决定了眼内压水平。开角型青光眼患者,小梁网房水引流受阻。与此相反,闭角型青光眼患者房水引流通常被阻滞于虹膜(见二维码彩图14-0-1)。

一、眼压

眼压(intraocular pressure,IOP)是眼球内容物作用于眼球壁的压力。统计学上95%正常人群的生理性眼压范围在 10~21 mmHg,平均值为(16±3)mmHg。由于视神经对眼压的耐受力存在个体差异,所以对某一个个体而言正常眼压不能以某一准确数值来定义。在临床上,一些人的眼压已超过正常值的上限,但长期随访并不出现视神经与视野损害,被称为高眼压症。而有些人的眼压虽在正常范围,却发生了典型的青光眼视盘形态与视野损害,称为正常眼压青光眼。因此,不能以眼压作为判断青光眼的唯一标准,但眼压升高是引起视神经、视野损害的重要因素。

眼压和血压相似,其数值在一天当中不是固定不变的,在正常情况下,24 h 眼压波动范围不应>8 mmHg,双眼眼压差不应>5 mmHg。正常眼压不仅反映在眼压的绝对值上,还有双眼对称、昼夜压力相对稳定的特点,同时眼压与体位、心跳、血压、呼吸、运动、液体摄入、全身或局部用药等多种因素有关。

眼球内容物中除房水外,晶状体、玻璃体及眼内血流量对眼压的影响不大,眼压是否稳定取决于房水生成量与排出量是否能达到一个动态平衡。房水循环途径中任何一个环节发生障碍,都会影响到房水生成与排出之间的平衡,引起眼压的波动。临床上的青光眼多为房水外流阻力增加所致。目前各种抗青光眼治疗的方法都围绕着减少房水生成或促进房水排出,以达到重新恢复房水循环平衡,维持正常眼压,保存视功能的目的。

除眼压因素外,遗传、种族、年龄、高度近视与远视,以及任何可以引起视神经供血不足的情况,如心血管疾病、糖尿病、血液流变学异常等,都可能是青光眼的危险因素(见二维码彩图 14-0-2)。

二、前房角

前房的周边部分是由角膜缘后面和虹膜根部前面构成的隐窝,称为前房角。前房角的前外侧壁为角膜缘,后壁内侧壁为虹膜根部和睫状体的前端,两壁相互移行,组成前房角,略呈钝圆形,故非真正的几何角。前房角的前外侧壁后部的巩膜内沟中包藏小梁网和巩膜静脉窦,是房水引流的重要通道,与青光眼的发生密切相关(图 14-0-1)。

前房角的前界线,也是小梁网的前界,为角膜后弹力层的终止端,即 Schwalbe 线。后界为巩膜突,此处为小梁网后缘的巩膜组织向内面突出的部分,巩膜突形成向后凹陷的内巩膜沟,巩膜静脉窦即位于此沟内,小梁网的大部分纤维及睫状肌的部分肌纤维都嵌在巩膜突,故睫状体的活动可通过巩膜突影响小梁网,从而影响房水引流。前房角镜检查可见有色素小梁起始于虹膜,跨越前房角,终止于巩膜突部位,也有一部分终止于小梁网的中部,状如梳齿,故名梳状韧带,又名虹膜突,可见于大多数成人。

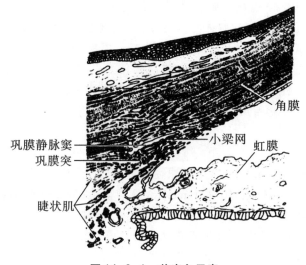

图 14-0-1 前房角示意

小梁网位于巩膜内沟、Schwalbe 线与巩膜突之间，构成 Schlemm 管的内侧壁，其切面呈三角形，三角形的尖端附着于 Schwalbe 线，基底部与巩膜突相接。小梁网为由一疏松海绵样网状结构，这种网架结构构成丰富的间隙和网眼，可以允许房水通过且不可反流。小梁的中轴核心由胶原纤维和弹力纤维构成，外被覆单层内皮细胞，即小梁细胞。小梁网从内向外可分为葡萄膜小梁、角巩膜小梁和邻管区。葡萄膜小梁在最内层，小梁排列疏松而不规则，网眼间隙较大，多呈椭圆形。角巩膜小梁占小梁网的大部分，此部分小梁呈放射状，前端较窄，为 4～5 层，向后则层次逐渐增加，到巩膜突附近时增至 15～20 层，其网眼较圆而小。邻管区为一紧邻 Schlemm 管内皮细胞的薄层结构。

大部分房水引流是从前房穿过小梁网间隙进入巩膜静脉窦，房水引流的阻力主要位于小梁网，小梁的网眼间隙大小自内层葡萄膜小梁向外层邻管区逐渐变小，因此邻管区的房水流出阻力最大。小梁网的细胞可以通过改变形状来改变网眼的大小，从而调整通过小梁网的房水排出速度。如临床上小梁硬化、变性或小梁网阻塞，均可影响房水排出而引起眼压升高，导致青光眼。

巩膜静脉窦是一个包绕小梁网、有内皮细胞衬里的环形管道，又称 Schlemm 管。位于内巩膜沟的后部，后侧为巩膜突，外侧与上方为角膜缘的巩膜胶原纤维。切面略呈三角形，其功能为集纳排出的房水。巩膜静脉窦内侧壁与小梁网邻管区相毗邻，其管壁很薄，由一层内皮细胞、不连续的基膜和薄层结缔组织构成，外侧壁借少量结缔组织与巩膜相连。电子显微镜下可见巩膜静脉窦壁内皮细胞内有一些吞饮空泡，与房水的引流有关，可使房水从小梁网间隙进入巩膜静脉窦管腔内。

房水经巩膜静脉窦引流入外集合管，外集合管汇入深层巩膜静脉丛，将房水引流入睫状前静脉，回流到体循环。外集合管总数为 20～30 条。也有一些外集合管不汇入深层巩膜静脉丛而穿行于巩膜中，在角膜缘处穿出呈现于结膜下，这些管道内只含有透明的房水而不含有血液，故称其为房水静脉。房水静脉将房水引流入角膜缘处的结膜静脉内，汇入睫状前静脉系统。

三、青光眼的分类

根据前房角形态(开角或闭角)、病因机制(明确或不明确)以及发病年龄 3 个主要因素，一般将青光眼分为原发性、继发性和先天性三大类。

1. 原发性青光眼　分为两型。①原发性闭角型青光眼：急性闭角型青光眼、慢性闭角型青光眼；②原发性开角型青光眼。

2. 继发性青光眼。

3. 先天性青光眼　分为 3 型。①婴幼儿型青光眼；②青少年型青光眼；③先天性青光眼伴有其他先天异常。

四、青光眼常规临床检查

青光眼的常规检查项目有眼压、房角、视野和视盘检查，以上检查对各种类型的青光眼均适用。

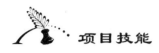 **项目技能**

指测眼压　　　　非接触眼压计

 视光学链接

1. 有色框架眼镜或接触镜都会减少入瞳光线使瞳孔变大而诱发青光眼发作。
2. 散瞳验光要排除青少年儿童发育性青光眼。

 项目思政

负性心理情绪是诱使青光眼发作的最常见因素,"家和万事兴",家庭是社会的基本单元,建设好和谐幸福家庭是构建和谐社会的重要环节。

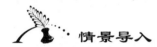 **情景导入**

患者,女,52岁,因左眼严重眼球后痛和视力模糊24 h而到急诊就诊。该患者描述疼痛为刺痛,持续几秒。左眼检查发现瞳孔扩大,对光反射消失,结膜发红,左侧眼眶硬化。左眼视力为20/125。眼内压增高为55 mmHg,该患者自述没有服用药物的病史,也没有发现任何其他原因。请问:①该患者初步诊断是什么？②如何进行进一步检查和护理？

任务一　原发性青光眼

原发性青光眼是一类病因机制尚不十分明了的青光眼。根据其眼压升高时前房角的状态是开放的还是关闭的,分为闭角型青光眼和开角型青光眼。

一、原发性闭角型青光眼

原发性闭角型青光眼(primary angle-closure glaucoma,PACG)是指周边虹膜堵塞小梁网或与小梁网发生永久性粘连,导致房水外流阻,引起眼压升高的一类青光眼。闭角型青光眼的发病有地域、种族、性别及年龄差异,主要分布于亚洲地区,黄种人发病率最高,白人最少,在我国患病率为 1.79%,多发生在 40 岁以上。根据眼压升高是骤然发生还是逐渐发展,又可分为急性和慢性闭角型青光眼。

【病因】

病因尚未充分阐明。目前认为发生原发性闭角型青光眼须具备两个因素,即眼球解剖结构的异常与促发机制的存在。①眼球解剖结构的异常:闭角型青光眼患者多有以下特征。较浅的前房、狭窄的房角、较短的眼轴、相对较小的角膜、晶状体相对较大较厚且位置偏前使眼前段相对拥挤狭小,增加了生理性瞳孔阻滞,使房水从后房经由瞳孔流向前房时的阻力增加而造成后房压力升高,从而将周边虹膜向前推移,使原本狭窄的房角很容易发生堵塞或关闭。②促发机制:内在或外在的因素,包括眼局部的或全身性的;生理性的或病理性的。临床上常见的病理生理因素如情绪波动、过度疲劳、近距离用眼过度、暗室环境、全身疾病等,以及气候变化、季节更替都可诱发青光眼的发作,神经-体液调节失常也与本病有关。

目前超声波、超声生物显微镜(UBM)、前节 OCT 等生物测量已经证实了闭角型青光眼的解剖结构异常。在促发机制方面,越来越多的关于神经血管调节功能、内分泌因子及精神心理因素的定量分析等在逐步被揭示。

【临床表现】

1. 急性闭角型青光眼　急性闭角型青光眼(acute angle-closure glaucoma)是一种以眼压急剧升高并伴有相应症状和眼前段组织改变为特征的眼病。根据急性闭角型青光眼的临床发展规律可分为 5 个阶段,即临床前期、发作期、间歇缓解期、慢性进展期和绝对期。

(1)临床前期:急性闭角型青光眼是双侧性眼病,当一眼确诊为急性闭角型青光眼,另一只眼睛虽无症状,但具有急性闭角型青光眼发生的解剖结构特征,如浅前房和窄房角即可诊断为急性闭角型青光眼临床前期;或无自觉症状但具有急性闭角型青光眼发生的解剖学基础,激发试验阳性者亦属于临床前期。

(2)发作期:当周边虹膜堵塞了房角,引起眼压升高,出现一系列临床症状,即进入发作期,根据发作的临床表现可分为两类。

1)先兆期:又称小发作或不典型发作。患者自觉症状轻微,多在劳累或较长时间在黑暗环境中工作或近距离用眼后出现短暂的雾视、虹视,可伴患侧额部疼痛、鼻根部酸胀等,休息或睡眠后自行缓解或消失。上述症状出现时眼压可升高在 40 mmHg 以上,结膜可轻度充血或不充血,角膜上皮呈轻度雾状水肿(见二维码彩图 14-1-1),前房浅,虹膜大多呈膨隆状,瞳孔形态正常,对光反射迟钝。小发作缓解后,一般不留永久性组织损害。

2)急性大发作:是急性闭角型青光眼的危重阶段。由于房角突然大部分或全部关闭,导致眼压急剧上升。临床表现为:起病急,患者视力急剧下降,严重者甚至仅存光感;常伴有剧烈的眼痛及同侧头痛,还可出现恶心、呕吐等全身症状。眼部检查可见球结膜水肿、睫状充血或混合性充血;角膜水肿呈雾状混浊、角膜后可有色素颗粒沉着(色素性 KP);前房极浅,房角闭塞;房水混浊;虹膜水肿、虹膜萎缩;瞳孔扩大,对光反应消失;晶状体前囊下出现半透明瓷白色或乳白色混浊斑点(青光眼斑),眼底常因角膜水肿而难以窥见,如用甘油消除角膜水肿后,可见视网膜中央动脉搏动、视网膜出血;眼压多在

50 mmHg 以上,甚至可超过 80 mmHg。急性发作后的患眼,常留有永久性的损害,如虹膜扇形萎缩、色素脱失、局限性后粘连、瞳孔散大固定,房角广泛性粘连,晶状体前囊下的青光眼斑(Vogt 斑),这些体征可提示曾经有青光眼急性发作的病史。

如果急性发作持续时间很短,眼压控制及时,视力一般可以逐渐恢复,视野也可恢复正常,但常遗留不同程度的色觉、对比敏感度损害。如果高眼压持续时间过久,患者可在数日内失明。

(3)间歇缓解期:又称间歇期,小发作或急性发作经治疗或自行缓解,眼压可恢复到正常范围,结膜充血与角膜水肿消退,中心视力恢复到发作前水平或略有下降,房角重新开放或大部分开放,小梁网损害不太严重,病情得到暂时的缓解或稳定。

(4)慢性进展期:反复的小发作或急性发作可形成局部的房角粘连,当房角形成广泛的粘连时(通常>180°),小梁网组织被严重破坏,房水引流减少,出现眼压的持续升高,视盘逐渐凹陷和萎缩,视野开始受损并逐渐缩小,进入慢性进展期。

(5)绝对期:慢性进展期到一定阶段,高眼压持续时间过久,视神经萎缩,视力无光感即绝对期。

2. 慢性闭角型青光眼　慢性闭角型青光眼(chronic angle-closure glaucoma)是一种由周边虹膜与小梁网逐渐发生粘连,小梁网功能逐步受损,房水外流受阻,眼压缓慢升高,最终导致视神经损害和视野缺损的青光眼。这类青光眼多见于 50 岁左右的男性,病程缓慢,临床上难以做出类似急性闭角型青光眼的分期,通常分为早期、进展期和晚期。

慢性闭角型青光眼患者多有反复发作的病史,发作时可出现轻度的眼痛、头痛和虹视等症状。眼科检查可见周边前房浅,房角狭窄,随病程的进展,周边虹膜前粘连范围可逐渐扩大,眼压也随之缓慢上升,视盘逐渐形成凹陷性萎缩,视野也发生相应的进行性损害(图 14-1-1)。由于没有眼压急剧升高的症状,眼前段组织也没有虹膜萎缩、瞳孔开大等急性闭角型青光眼的体征。因临床症状轻微,患者常常是在常规眼科检查时或病程晚期有严重视野缺损时才被发现,因此更具有潜在的危害性。

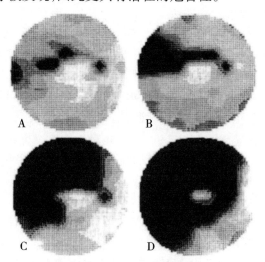

A. 旁中心暗点;B. 弓形暗点及鼻侧阶梯;C. 象限型缺损;D. 管状视野和颞侧视岛。

图 14-1-1　青光眼视野缺损

(四)诊断与鉴别诊断

根据急性闭角型青光眼发作时的典型表现,如起病急,眼痛、眼红、视力急剧下降、前房浅、房角关闭、瞳孔开大、眼压急剧升高等比较容易诊断。但要注意和急性胃肠炎、颅内疾病、偏头痛及急性虹膜睫状体炎等相鉴别。

先兆期小发作持续时间很短,容易漏诊,需及时做眼压和前房角检查等做出诊断。

慢性闭角型青光眼自觉症状不明显,极易被漏诊或误诊,需进行全面的眼部检查,根据眼压中等度升高、浅前房、窄房角、视盘凹陷萎缩和视野缺损等做出诊断。慢性闭角型青光眼主要应与开角型青光眼鉴别。两者鉴别要点是后者前房深度正常,高眼压状态下房角仍保持开放。

【就医指导】

闭角型青光眼治疗目的是解除瞳孔阻滞及其他房角关闭的诱因,重新开放房角,降低眼压防止再次发作。治疗原则是先用药物治疗,迅速降低眼压减少组织损害,待眼压下降后及时选择适当的手术治疗;若药物治疗不能使眼压降至正常,应尽早采用手术方法进行降眼压处理。急性闭角型青光眼具体治疗时应根据其所处的不同阶段给予相应的治疗。

1. 临床前期及小发作 治疗目的是预防发作。主张及时行周边虹膜切除(开)术以解除瞳孔阻滞。对暂时非手术治疗者应给予缩瞳剂预防发作,并定期随访。

2. 急性发作期 治疗目的是挽救视功能和保护房角。应在眼科急诊全力抢救,在最短时间内控制高眼压,减少对视功能的损害并防止房角形成永久性粘连。应同时选择使用缩瞳剂、房水生成抑制剂以及高渗剂等,必要时可行前房穿刺术降低眼压,待眼压被控制后可行眼内或眼外引流手术治疗。

3. 间歇缓解期 治疗目的是阻止病程进展。可施行周边虹膜切除(开)术,防止房角关闭。

4. 慢性进展期 治疗目的是控制眼压,常选择小梁切除术治疗。

5. 慢性闭角型青光眼 早期处理原则同急性闭角型青光眼的间歇缓解期和临床前期。进展期和晚期应行小梁切除术,并给予神经保护治疗。

6. 伴有白内障的闭角型青光眼 原发性闭角型青光眼如伴有具有手术指征的白内障,可考虑行白内障摘除手术。对于房角粘连已久的病例可行白内障摘除联合青光眼滤过手术。

7. 绝对期的青光眼 多需手术缓解症状,可考虑眼外引流的滤过性手术或睫状体破坏手术。有角膜大泡性病变的可配戴软性角膜接触镜。

【健康宣教】

(1)保持愉快的情绪,生气、着急及精神受刺激很容易使眼压升高引起青光眼。

(2)保持良好的睡眠,避免过劳,不要暴饮暴食。

(3)老年人减少在光线暗的环境中工作或娱乐。

(4)有家族性青光眼史者勿配戴有色眼镜或接触镜。

二、原发性开角型青光眼

原发性开角型青光眼(primary open angle glaucorna,POAG)常见于中青年,病程进展缓慢,症状隐蔽,24 h眼压峰值超过21 mmHg,眼压升高时房角始终是开放的,并且没有与眼压升高相关的病因性眼病或全身其他异常。存在获得性青光眼特征性视网膜视神经损害和(或)视野损害。该型青光眼患者男性高于女性,具有种族和家族倾向性。糖尿病、甲状腺功能减退、心血管疾病和血液流变学异常、中高度近视眼,以及视网膜静脉阻塞等患者是原发性开角型青光眼的高危人群。

【病因和发病机制】

开角型青光眼房角外观正常,并且是开放的,眼压升高是由小梁途径的房水外流排出系统发生病变,房水流出阻力增加所致。确切的发病机制尚不完全明了,可能与多基因或多因素的基因致病有关。

【临床表现】

1.症状　多数患者早期无明显症状,少数患者在眼压波动时可出现轻微头痛、眼胀及视力疲劳。多数患者偶然发现眼前暗影,中心视力影响不大,晚期因双眼视野缩小,可有行动不便和夜盲等表现。部分患者早期可有视疲劳,变性近视加深。

2.体征

(1)眼压:早期眼压波动较大,眼压波动与季节、昼夜有关,一半以上患者眼压峰值不在白天,冬季较夏季高。随着病情发展,眼压逐步攀升到中等水平,少有超过60 mmHg的。

(2)眼前节:多无明显异常。前房深度正常,房角开放,且眼压升高不影响房角形态。当视神经与视野损害较重时可出现相对性传入性瞳孔障碍。

(3)眼底特征性视网膜视神经损害:是诊断开角型青光眼必需的指标,典型表现为视盘凹陷的进行性扩大和加深。早期特征性表现为眼底颞上、颞下象限视网膜神经纤维层缺损,视盘上下方盘沿变窄,视盘杯凹切迹,视盘表面或附近线状出血;晚期视盘呈盂状凹陷,色泽淡白,视网膜中央血管在越过视杯边缘处呈屈膝或爬坡状。

(4)视功能:主要表现为视野损害和缺损,往往伴有对比敏感度的变化。视野检测是评价青光眼病变的严重程度和治疗效果的重要指标。青光眼的视野损害与视网膜神经纤维层缺损、视盘的盘沿变窄、杯凹切迹等损害程度相对应。典型的青光眼视野损害如下。①中心视野的损害:早期多表现为旁中心暗点,进一步发展形成弓形暗点、鼻侧阶梯、环形暗点。②周边视野的损害:可与中心视野的暗点同时或稍后出现,多按照鼻上方、鼻下方、颞侧的顺序出现,发展到晚期,仅残存管状视野和颞侧视岛。近年来,随着短波长自动视野检查(蓝-黄视野检查)、高通分辨视野检查、运动视野检查及倍频视野检查等视野检查设备的应用,可以发现更为早期的视野缺损。原发性开角型青光眼一般为双眼性,但因双眼发病时间不同,双眼在眼压、视盘、视野改变,以及瞳孔对光反射方面的表现存在不对称性。

【诊断依据】

开角型青光眼患者无明显的临床症状,可根据眼压升高、青光眼性视盘改变和相应的视野损害及房角开放等典型表现作出诊断。

【就医指导】

先用药物降低眼压,若药物降眼压不满意,则采用激光、手术或联合治疗。对于已有明显视神经和视野损害的病例应手术治疗,并给予相应的视神经保护。

1.药物降眼压治疗　若局部滴用 1~2 种药物即可使眼压控制在安全水平,视野和眼底改变不再进展,患者依从性好,则可长期选择药物治疗。常用的眼局部及全身用药主要有以下几种。

(1)胆碱能作用药(缩瞳剂):常用 1%~2% 的毛果芸香碱(pilocarpine)眼药水。通过缩小瞳孔,解除周边虹膜对小梁网的阻塞,重新开放房角,进而降低眼压。急性发作时,每 5~10 min 点眼 1 次,待瞳孔缩小,眼压降低后改为 1~2 h 1 次。每次点药后应压迫泪囊数分钟,以免药物经鼻黏膜吸收引起全身中毒症状。

(2)碳酸酐酶抑制剂:根据给药途径可分为全身和局部两种剂型。全身用药以乙酰唑胺(diamox)为代表,通过减少房水生成降低眼压。使用后可能出现口周及手脚麻木,停药后可消失。此药不宜长期服用,因其可引起低血钾、尿路结石、白细胞减少等,故多作为短期辅助性用药。局部用药有布林左胺、杜塞酰胺。

(3)β 肾上腺受体阻滞剂:常用噻吗洛尔、倍他洛尔、美替洛尔、卡替洛尔等滴眼液,作用是抑制房水生成降低眼压。使用时应观察心率变化,心传导阻滞、窦房结功能不全、支气管哮喘的患者忌用。

(4)α$_2$ 肾上腺素受体激动剂:常用选择性 α$_2$ 受体激动剂溴莫尼定,其降压作用除了直接抑制房水生成外,还可能与其增加了葡萄膜巩膜途径房水外流有关。

(5)前列腺素衍生物:可以促进房水经葡萄膜巩膜途径外流,也可增加小梁途径房水外流。常用拉坦前列素、曲伏前列素、贝美前列素和他氟前列素。毛果芸香碱与前列腺素衍生物滴眼液之间存在一定的拮抗作用。

(6)复方固定制剂:将两种或两种以上的降眼压药物混合制成一种滴眼液,加强了降眼压疗效,提高了患者用药依从性,并且减少了防腐剂对眼表的损伤。目前主要有前列腺素衍生物+β 肾上腺受体阻滞剂,β 肾上腺受体阻滞剂+碳酸酐酶抑制剂,β 肾上腺受体阻滞剂+α 肾上腺素受体激动剂等。

(7)高渗剂:常用 20% 甘露醇注射液 250 mL,快速静脉滴注,可迅速提高血浆渗透压,使玻璃体脱水,进而减少眼内容积,缓解房角阻塞。对年老体弱或有心血管疾病患者,应注意呼吸及脉搏变化,防止发生意外。用药后部分患者可出现头痛、恶心等症状,系因颅压降低所致,宜平卧休息。

(8)辅助治疗:全身症状重者,可给予止吐、镇静、安眠药物。局部滴用糖皮质激素有利于减轻充血及虹膜炎症反应。

(9)神经保护性治疗:青光眼治疗除降眼压外,应重视保护视神经。钙通道阻滞剂、自由基清除剂、神经营养因子、抗氧化剂(维生素 C、维生素 E)、α 肾上腺素受体激动剂及某些中药如葛根素、当归素、黄芩苷、灯盏细辛等,可能对受损的视网膜视神经组织起一定的保护作用。

2.激光降眼压治疗　对于年老体弱不能耐受药物治疗的青光眼或当眼局部降眼压药物治疗不理想时,推荐使用选择性激光小梁成形术;对于绝对期的患者可考虑使用激光睫状体光凝术缓解疼痛。

3. 手术降眼压治疗 传统的手术方式是建立房水外引流通道性手术如小梁切除术。对于多次滤过性手术失败的患眼,可采用青光眼减压阀植入手术。

【健康宣教】

(1)保持愉悦的心情和正常生活作息习惯。

(2)有糖尿病、低血压、视网膜血管性疾病,以及用糖皮质激素类滴眼后眼压升高等情况时,须注意罹患开角型青光眼的可能,应定期进行眼科检查,以免漏诊或误诊。

(3)慎重使用激素类眼药水。

(4)与开角型青光眼患者有血缘关系者,应定期进行眼科检查,并学会自查单眼视野。

任务二 | 正常眼压性青光眼与高眼压症

一、正常眼压性青光眼

正常眼压性青光眼(normal tension glaucora,NTG)是指眼压在 24 h 之内测量最高水平始终不超过正常范围 10 ~ 21 mmHg,房角结构正常并且完全开放,但是眼部在晚期会出现青光眼的表现,比如视力减退、视物模糊、视野缺损,眼底检查也会发现眼底视盘的凹陷扩大,视盘周围的线状出血等一系列的青光眼表现,称正常眼压性的青光眼。NTG占开角型青光眼的 20% ~ 50% ,发病年龄多为 40 ~ 60 岁,女性多于男性患者。

【病因】

病因不明,目前普遍认为与相关易感基因、眼局部血液循环障碍、自身免疫等有关。

【临床表现】

1. 症状 早期无明显自觉症状,常因体检时偶尔被发现或出现视野缺损时就诊,部分患者低血压。

2. 体征 视盘的杯凹较浅,颞侧和颞下象限的盘沿更窄,视盘周围的晕轮和萎缩征较多,视网膜视盘出血发生率较高,视盘杯凹与视野损害不成比例。视野与原发性开角型青光眼的视野缺损类似,但缺损更靠近固视点。眼压虽然在正常范围内,但日夜波动较大,24 h 眼压波动>8 mmHg,且受体位改变的影响大。

【诊断依据】

NTG 需综合眼部和全身检查,以及完整细致的病史,根据具有类似于原发性开角型青光眼的视盘改变、视野缺损和视网膜神经纤维层损害、峰值眼压<21 mmHg、房角开放等特点,且排除造成视神经损害、视野缺损等其他因素,即可确定诊断。

【就医指导】

治疗 NTG 主要是持续平稳地降低眼压,达到病情不再进展的安全靶眼压范围,改善微循环,保护视神经。当药物和激光治疗难以控制眼压达到目标要求或病情仍在进展时,可考虑手术治疗。

【健康宣教】

清淡饮食,作息规律,不暴饮暴食,多食富含维生素及利尿食物。

二、高眼压症

经多次眼压测量,其双眼眼压高于 21 mmHg,房角正常,无青光眼性损伤表现,称为高眼压症(ocular hypertension,OHT)。青光眼的高致盲性和损伤不可逆性使得临床不得不对高眼压症给予充分重视。此外,高眼压症还与视网膜静脉阻塞这一特殊疾病相关,据统计约3%高眼压症者会发生视网膜静脉阻塞。高眼压症在人群中的患病率较高,40 岁以上人群可达到 3%~10%。若不进行干预,将有 10% 以上的高眼压症者在 5~10 年内发展为青光眼。

【病因】

1.高眼压症患者女性较多,且大多在 40 岁以上,这可能与女性的内分泌的变化,尤其是闭经前期的自主神经功能紊乱有一定的关系。

2.血压升高与眼压升高的伴随现象,也与血管的自主神经功能自主调节障碍有关。

3.眼压与季节变化,以及日间变化(往往早上较高)的联系多认为是与体内肾上腺皮质激素的周期性变化相关。

4.与高眼压症相关全身因素还有种族(黑人较多见)、身高、体重,以及脉率、糖尿病和吸烟等。

【临床表现】

仅仅出现眼压的升高,视盘及视野均无损害。高眼压症的发展表现为缓慢而比较良性的过程。通过长期观察,绝大多数高眼压症者眼压稳定,甚至还有下降的趋势,这与开角型青光眼的缓慢进行性加重形成鲜明对比。视盘出血被认为是向开角型青光眼过渡的征兆,大多位于视盘的上下极,下极更为多见,应对高眼压症者进行密切随访和观察。

【诊断依据】

高眼压症的初步诊断要结合眼压、视盘、视野。其明确诊断是一个排除青光眼诊断的长期过程。青光眼与高眼压症均是双侧的,如果一眼已有明确的青光眼性视乳头或视野损害,另一眼即使有眼压升高而未出现视乳头或视野的损害,也应该诊断为青光眼。

【就医指导】

对高眼压症是否进行治疗意见尚不一致,部分轻度眼压偏高而身体健康的患者可不用药,定期随访。对于具有危险因素(IOP>30 mmHg、阳性青光眼家族史、高度近视、糖尿病患者、心血管疾病、偏头痛、低血压等)的高眼压症患者,可选择性治疗。治疗时可选择毒副作用较小的药物。尽可能将基础眼压控制在正常统计学范围之内,或将基础眼压降低 30% 最为理想。一般选择用 β 肾上腺素受体阻滞剂,心房传导阻滞、窦房结病变、支气管哮喘等疾病禁用,肾上腺素类衍生物可作为一线用药。一般不考虑手术治疗。

【健康宣教】

最重要的是密切随访,主要是监测眼压、眼底视神经乳头形态和视野的变化;推荐随诊检查和视神经乳头及视野指南。

任务三 继发性青光眼

继发性青光眼是指由于某些眼及全身疾病,或某些手术与药物的应用,干扰了正常的房水循环而引起眼压升高的一组青光眼。继发性青光眼除了眼压增高的危害外,常见的病变主要有炎症、外伤、出血、血管疾病、相关综合征及眼部占位性病变等,因此,病情更为复杂,预后也往往较差。

一、炎症相关性青光眼

(一)继发于虹膜睫状体炎的青光眼

虹膜睫状体炎引起的青光眼,可为开角型或闭角型。炎症细胞及受损的组织细胞碎片等阻塞小梁网,炎症介质和毒性物质损害小梁细胞使其功能失调,而引起房水外流障碍,导致继发开角型青光眼;虹膜睫状体炎症还可形成广泛的周边虹膜前粘连、瞳孔闭锁或瞳孔膜闭,造成房水流出障碍,导致眼压升高,发生继发性闭角型青光眼。

对急性虹膜睫状体炎继发青光眼时,以控制急性炎症为主,应予充分扩瞳、局部(必要时全身)足量的糖皮质激素,同时配合降眼压药治疗;陈旧性虹膜睫状体炎合并青光眼时,多需手术治疗,手术前后应给予适量的糖皮质激素治疗,以防手术干扰引起虹膜炎症的复发。

(二)青光眼睫状体炎综合征

青光眼睫状体炎综合征是前部葡萄膜炎伴青光眼的一种特殊形式,以非肉芽肿性睫状体炎伴眼压升高为特征。

临床表现为单眼发病,起病急,可出现视物模糊、虹视等症状。眼压升高达 40 ~ 60 mmHg,角膜后羊脂状沉着物,多沉积在角膜下方 1/3 区域,前房深,房角开放,房水无明显混浊,不引起瞳孔后粘连。

本病属于一种自限性疾病,常能自行缓解,预后较 POAG 好,但易复发,反复发作后可出现视盘萎缩和视野缺损。糖皮质激素、降眼压治疗可以缩短病程。反复发作引起视盘损害和视野缺损的可施行滤过性手术。

二、外伤性青光眼

眼球钝挫伤可以引起眼内出血(前房积血与玻璃体积血)、房角后退,以及晶状体、玻璃体位置异常或葡萄膜炎症,造成眼压升高。

钝挫伤引起的前房积血可以阻塞小梁网,或引起瞳孔阻滞,导致眼压升高。眼内出血特别是玻璃体积血时小梁细胞因吞噬过多的血细胞后发生功能障碍,而发生溶血性青光眼。血影细胞因不能变形通过小梁网而堆积阻碍小梁网功能,引起血影细胞性青光眼。另外,长期或复发性玻璃体积血,血红蛋白中的铁离子释出可造成小梁组织的铁锈症,引起血黄素性青光眼。钝挫伤还可以造成房角后退,阻碍房水外流,导致房角后退性青光眼。

外伤性青光眼在抗青光眼治疗时还可进行前房冲洗,必要时联合玻璃体切割术。如果小梁网功能已失代偿,需行滤过性手术治疗。房角后退性青光眼较难用药物控制,在滤过性手术治疗时常需加用抗代谢药。

三、晶状体相关性青光眼

白内障在发展的过程中可诱发闭角型青光眼、晶状体溶解性青光眼和晶状体过敏性青光眼。白内障手术后残留的晶状体物质可导致晶状体颗粒性青光眼。治疗可采用白内障摘除并进行人工晶状体植入术,如房角已有广泛粘连,可同时联合青光眼手术治疗。

四、新生血管性青光眼

新生血管性青光眼是以虹膜和房角新生血管形成为特征的难治性青光眼。该类青光眼由广泛累及眼后节缺氧或局部性的眼前节缺氧性疾病所引起,房角新生血管伴有的纤维组织膜可阻塞小梁网引起开角型青光眼,最终纤维血管膜收缩,形成周边前粘连,房角关闭。虹膜前表面的纤维血管膜收缩,造成瞳孔缘的色素上皮层外翻,瞳孔固定扩大。

发生虹膜新生血管时,可采用全视网膜光凝术或冷凝术。药物治疗可选用血管内皮生长因子(VEGF)拮抗剂如贝伐单抗、雷珠单抗、VEGF-trap 等眼内注射。手术首选青光眼引流阀植入术,无效的患者可以考虑行冷冻术或光凝术破坏睫状体,减少房水生成,降低眼压。

五、睫状环阻塞性青光眼

睫状环阻塞性青光眼又称恶性青光眼,多见于眼前段手术后,具有特殊的临床表现:眼部充血、疼痛、前房消失,眼压不断升高。确诊后尽快使用1%阿托品滴眼散瞳,以解除睫状环阻滞,促使前房重新形成而降低眼压;全身及局部使用降眼压药物,如碳酸酐酶抑制剂、高渗剂;全身应用糖皮质激素,减轻睫状体水肿和炎症,防止房角和虹膜粘连的发生。药物治疗无效者,采用手术治疗,如前部玻璃体切除联合前房成形术、经睫状体平坦部抽吸玻璃体联合前房成形术、晶状体摘除联合前部玻璃体切除及前房成形术等。

六、激素性青光眼

眼局部或全身应用激素后引起的开角型青光眼即为激素性青光眼。其临床表现与原发性开角型青光眼相似。眼压升高可在局部或全身使用激素后数天到数年内发生。停用激素后眼压多可恢复正常;如果停药后眼压不下降,可按开角型青光眼治疗。药物治疗无效时选用激光小梁成形术及滤过性手术。

任务四 发育性青光眼

发育性青光眼(developmental glaucoma)是胚胎期和发育期内,前房角发育异常、小梁网管系统不能发挥有效的房水引流功能而使眼压升高的一类青光眼。发育性青光眼的发病率在新生儿中约占万分之一,是多基因遗传疾病,有明确家族遗传史的约10%。

一、婴幼儿型青光眼

多在出生后1年内发病,男孩占65%~76%。早期症状有畏光、流泪、眼睑痉挛。高眼压可引起眼球壁代偿性扩张,眼轴延长,角膜横径可达12 mm以上(正常新生儿角膜横径9.5~10.5 mm),巩膜变薄,呈现浅蓝色,角膜水肿混浊、后弹力层断裂形成Haab纹,前房加深,瞳孔扩大,对光反射迟钝或消失,视盘生理凹陷扩大,眼压升高超过24 mmHg。本病发病越早,症状越重,预后越差。

婴幼儿型青光眼往往形成弱视,应及早发现、尽早手术。术式采用房角切开术、小梁切开术或小梁切除术。术后应注意矫正可能合并存在的屈光不正,并纠正弱视。

二、青少年型青光眼

青少年型青光眼一般在6岁以后,30岁以前发病。眼压增高一般不会导致眼球壁代偿性扩张,患者通常无症状,直到出现明显的视功能损害如视野缺损,甚至出现失用性斜视时才就诊。本病表现与原发性开角型青光眼相似,诊断和治疗原则也基本相同。

三、伴有其他先天异常的青光眼

这一类青光眼同时伴有眼部或全身其他器官的发育异常,常以综合征的形式表现出来,如前房角发育不全(Axnfeld-Rieger综合征)、Peters异常,伴有骨骼、心脏及晶状体形态或位置异常的青光眼(Marfan综合征、Marchesani综合征);伴有颜面部血管病和脉络膜血管瘤的青光眼(Sturge-Weber综合征)等。

本病预后不良,治疗主要依靠手术,但眼压控制往往不理想。

任务五 混合型青光眼

原发性闭角型青光眼合并原发性开角型青光眼;继发闭角型青光眼合并继发开角型青光眼,常见的有各种继发性开角型青光眼手术后发生房角广泛粘连者;晶体摘出术后又合并玻璃体疝而引起瞳孔阻滞者;原发性开角型青光眼并发虹膜炎或手术引起周边虹膜前粘连所致的眼压升高;原发性开角型或闭角型青光眼合并青光眼睫状体炎综合征等,均属于混合型青光眼。

【病因病理】

详见本章任务一。

【临床表现】

1.症状　主要表现为眼胀,眼部不适,或者有头痛、恶心等因眼压增高所引起的症状。

2.体征　根据混合类型的不同,眼部体征也不相同。眼压可轻度升高,也可因合并房角关闭而出现高达 10.00 kPa 以上的眼压。

【诊断依据】

混合型青光眼的诊断一般比较困难,需详细询问病史,反复的房角检查,分析眼压不降的原因,结合随访情况,才能最后确诊。

(1)若术前已有房角关闭,高低眼压状态下房角明显差异,支持闭角型青光眼的存在,但在周边虹膜切除后房角已经开放,但眼压仍不降低,C 值(房水流畅系数)下降,青光眼依然存在,可诊断为混合型青光眼。

(2)若在眼压升高时,C 值下降,房角非常狭窄但仍开放,功能小梁仍然可见;当眼压再度升高时,房角关闭,或呈急性闭角型青光眼样发作,则可诊断为混合型青光眼。

(3)已确诊为青光眼睫状体炎综合征,在间歇期虽然眼压不高,但饮水试验强阳性,视盘有病理性凹陷,或皮质类固醇滴眼后眼压升高,应考虑为混合型青光眼。

(4)若高低眼压下房角有明显差异,饮水试验与暗室试验均为强阳性,也应考虑可能为混合型青光眼。

【就医指导】

应根据混合型青光眼的病因及病理改变作具体分析,针对病因和发病机制进行药物治疗或手术治疗。

【健康宣教】

积极随访(详见本章任务一)。

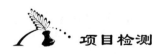

项目检测

扫一扫、练一练

（王　雪）

项目十五

葡萄膜疾病

葡萄膜疾病
彩图

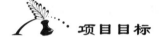

项目目标

①会识别虹膜和瞳孔。②熟悉葡萄膜炎症性疾病的特点和预防措施。③具有医患沟通和心理疏导职业素质。

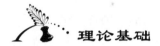

理论基础

葡萄膜又名色素膜，含有丰富的血管和色素，由虹膜、睫状体和脉络膜3部分组成，解剖上和生理上密切相连，其特点如下。

1. 虹膜、睫状体、脉络膜都含有丰富的色素组织，能遮隔外界弥散光，保证视物成像的清晰性，但色素组织具有抗原特异性，容易产生自身免疫反应而发病。

2. 虹膜、睫状体、脉络膜在解剖上从前向后顺序相连，亦为同一血源。两支睫状后长动脉到睫状体、虹膜根部后面时，与睫状前动脉交通，形成虹膜动脉大环，再分支形成虹膜动脉小环，营养虹膜、睫状体，因此虹膜与睫状体常同时发炎。睫状后短动脉主要供应脉络膜，与虹膜、睫状体间互有交通支相连，故炎症亦能向后蔓延，产生全葡萄膜炎。由于脉络膜与视网膜相邻，故脉络膜炎症常影响视网膜形成脉络膜视网膜炎。

3. 葡萄膜具有丰富的血管，且属于人体血管系统终末支，血流缓慢，易受全身性疾病的影响而产生反应，如通过血流播散来的转移性栓子或致病因子，易在葡萄膜的血管内停滞下来，引起病变。

4. 葡萄膜发生炎症后，炎性产物通过房水干扰晶体和玻璃体的代谢，导致混浊。虹膜睫状体炎时，积聚在虹膜与晶状体面的渗出物，可形成粘连和机化，阻碍房水循环时则继发青光眼。晚期睫状体严重破坏时，房水分泌减少，眼球萎缩。

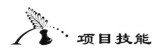 **项目技能**

裂灯显微镜
检查虹膜

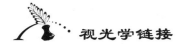 **视光学链接**

美瞳眼镜即彩色隐形眼镜,除了矫正视力的功能外,在美容和医疗方面也具有用途。通过一定浓度颜色的镜片来改变虹膜的颜色,具有时尚的美容作用,一般为个人及职业的需要。而在临床上的应用,则一般用于角膜白斑的遮盖,虹膜缺损时发挥人造瞳孔的作用,配戴红色的隐形眼镜还能改变色盲眼对红绿颜色明暗度的区分,但实质上并未能提高辨色能力。

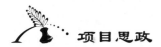 **项目思政**

传染性结核病曾经是诱发特异性葡萄膜炎的内源性感染疾病。新中国成立后,党和政府高度重视结核病防治工作,建立了覆盖全国的结核病防治网络和定点机构,推行结核病免费检查和诊治政策,使所有结核病患者都能及时得到救治,并成功阻断了结核病的传播,现在结核性葡萄膜炎已极为罕见,体现了党对人民群众身体健康的高度重视和关怀。

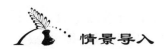 **情景导入**

患者,男,60岁,右眼红痛伴视力下降6 d,伴头痛和畏光、流泪,无眼分泌物。曾在外院诊治,无明显好转。眼部检查:右眼视力0.25,右眼结膜混合性充血,角膜后沉着物阳性,房水闪辉阳性,瞳孔小,虹膜后粘连。眼压11 mmHg。左眼未见异常。思考:①该患者的诊断可能是什么? ②该患者最可能发生的并发症是什么? ③治疗原则是什么?

任务一 葡萄膜炎概述

一、病因与发病机制

葡萄膜炎的病因和发病机制非常复杂,目前已报道的病因和类型有一百余种,自身免疫、感染、外伤、肿瘤等均可引起葡萄膜炎,其中,自身免疫反应引起的葡萄膜炎最为常见。

(一)感染性因素

外源性和内源性感染均可导致。细菌、病毒、真菌、立克次体、寄生虫等病原体可以直接侵犯葡萄膜,或通过外伤、手术直接引起葡萄膜炎,也可通过诱发免疫反应而引起葡萄膜炎。

(二)自身免疫因素

正常眼组织中存在的多种可导致葡萄膜炎的抗原,如视网膜S抗原、黑色素相关抗原、晶状体抗原等,在机体免疫功能紊乱时,可产生对这些抗原的免疫应答,从而引起葡萄膜炎。

(三)创伤与理化损伤

外伤或手术等创伤与理化损伤可以通过激活花生四烯酸代谢产物而引起葡萄膜炎,而炎症发生后又可以导致抗原暴露进一步引起自身免疫反应性炎症。

(四)免疫遗传

目前已经发现某些葡萄膜炎的发生与特定的抗原相关,并有遗传因素参与。

二、葡萄膜炎分类方法

葡萄膜炎的分类方法很多,常用以下几种。

(一)按病因分类

葡萄膜炎可分为感染性和非感染性两大类。

1.感染性因素　包括细菌、病毒、真菌、立克次体、寄生虫等病原体感染。按照感染来源又可分为内源性感染(通过血液流入眼内)和外源性感染(外伤或手术)。

2.非感染性因素　分为内源性(主要指自身因素对变性组织、坏死肿瘤组织等产生的免疫反应)和外源性(主要指外来致病因素)两大类。单一病因的葡萄膜炎很少,故临床上还有部分患者很难查出明确的病因。

(二)按临床病理分类

葡萄膜炎可分为肉芽肿性和非肉芽肿性葡萄膜炎。

肉芽肿性葡萄膜炎与病原体感染有关,非肉芽肿性葡萄膜炎与免疫反应有关。

(三)根据炎症发病部位分类

葡萄膜炎可分为前葡萄膜炎、中间葡萄膜炎、后葡萄膜炎和全葡萄膜炎。

1.前葡萄膜炎　炎症累及虹膜、睫状冠以前的睫状体。

2.中间葡萄膜炎　炎症累及睫状体的平坦部、周边视网膜和玻璃体基底膜。

3.后葡萄膜炎　炎症累及脉络膜和视网膜。

4.全葡萄膜炎　前、中、后部葡萄膜炎的混合类型。

(四)按病程分类

葡萄膜炎可分为急性、慢性和陈旧性葡萄膜炎。

病程少于 3 个月为急性葡萄膜炎,3 个月以上为慢性葡萄膜炎。

任务二　葡萄膜炎

一、前葡萄膜炎

前葡萄膜炎(anterior uveitis)是虹膜炎和睫状体炎的总称,二者常同时存在,是最常见的葡萄膜炎,在我国占葡萄膜炎总数的 50% 以上。

【病因病理】

在 HLA-B27 相关性和特发性疾病中,急性前葡萄膜炎(acute anterior uveitis,AAU)是最常见的表现,所占比例最大。这些疾病的致病原因不明,可能与遗传易感性个体中特定的微生物抗原交叉反应有关。AAU 可以是多种眼部疾病的特征,如创伤(包括手术);晶状体相关性炎症,如细菌性角膜炎、巩膜炎;AAU 也可以提示某些系统性疾病,包括慢性炎症性疾病如结节病,而不伴有中间或后葡萄膜炎。

【临床表现】

1. 症状

(1)眼痛:由于丰富的三叉神经末梢受到炎症因子和毒素的刺激所致。

(2)视力减退:因为病程中出现房水混浊、角膜后沉着物、反应性黄斑或视盘水肿、睫状体痉挛可引起暂时性近视、继发性青光眼、慢性病程并发白内障等因素引起。

(3)畏光、流泪、眼睑痉挛:由于受炎症激惹,可有畏光、流泪,面神经与眼轮匝肌紧张性增高,导致眼睑痉挛。

2. 体征

(1)睫状充血:位于角膜缘周围的表层巩膜血管的充血,是急性前葡萄膜炎的一个常见体征。有时睫状充血可能合并结膜充血,称为混合性充血。

(2)房水混浊:主要因为虹膜血管壁的血-房水屏障功能遭到破坏,蛋白质、纤维素性成分的渗出物、炎症细胞等进入房水,使房水透明度下降。用裂隙灯显微镜观察可见狭窄光束呈灰白色反射,属于 Tyndall 现象,称为房水闪辉。葡萄膜炎时主要是炎症细胞。炎症细胞大量渗出后,可沉积在下方房角内,甚至可以出现液平面,称为前房积脓。

(3)角膜后沉着物(keratic precipitates,KP):血-房水屏障受到破坏,渗出物进入房水。因为房水流动和重力的作用,渗出物逐渐附着在角膜内皮上,下方沉积得多,上方沉积得少,形成基底向下、尖角向上的三角形或扇形的角膜后沉着物附着区。因渗出成分不同,KP 表现有所不同:①粉尘状 KP,灰白色,点状;②羊脂状 KP,灰白色,粗大,球形如脂;③色素性 KP,主要是小色素颗粒(见二维码彩图 15-2-1)。

(4)虹膜改变:急性期充血,水肿,色泽略暗,纹理不清。慢性期虹膜渗出和增殖,使虹膜根部与周边部角膜粘连,称为虹膜前粘连。若虹膜与晶状体表面粘连,称为虹膜后粘连。

(5)瞳孔改变:因为炎症刺激,瞳孔括约肌痉挛收缩,瞳孔变小,瞳孔直接与间接对光反应减弱或消失。虹膜后粘连,以致散瞳后呈花瓣样瞳孔,或形成瞳孔闭锁,重者晶状体前面渗出物形成膜状,称瞳孔膜闭(见二维码彩图15-2-2)。

(6)晶状体改变:前葡萄膜炎时,色素可沉积于晶状体前表面,或遗留下环形色素。

(7)玻璃体和眼底改变:葡萄膜的炎症渗出物可渗出至玻璃体,重度炎症可偶有反应性囊样黄斑水肿和视盘水肿。

3.并发症及后遗症 常见为并发性白内障、继发性青光眼、低眼压及眼球萎缩。

【辅助检查】

实验室检查包括血常规、血沉等,对怀疑病原体感染所致者,应进行相应的病原学检查。

【诊断依据】

根据临床表现,检查有睫状充血、瞳孔缩小、KP、房水闪辉、虹膜纹理不清及虹膜后粘连等即可明确诊断。起病急,病程在3个月以内者为急性炎症;发病缓慢,病程超过3个月者为慢性炎症。如果没有新的炎症改变及充血,仅有虹膜后粘连及晶状体前囊色素沉着时,表示曾患过虹膜睫状体炎,诊断为陈旧性虹膜睫状体炎。由于多种全身性疾病都可引起或伴发此种炎症,确定病因和伴随疾病对指导本病的治疗、判断预后有重要参考价值。因此,做相应实验室检查十分必要,但确切的病因诊断很困难。

本病应与急性结膜炎、急性闭角型青光眼及眼内肿瘤进行鉴别。

【就医指导】

1.散瞳 为治疗虹膜睫状体炎的首要措施,对预后至关重要。

瞳孔散大可使痉挛的瞳孔括约肌、睫状肌麻痹,改善血液循环,减轻疼痛,防止虹膜后粘连,利于病情恢复。常用1%阿托品点眼,每日3次。若瞳孔散大不充分,可于球结膜下注射散瞳合剂(含1%阿托品、4%可卡因、0.1%肾上腺素等量)0.2~0.3 mL,双眼同时注药总量不超过0.5 mL。对阿托品过敏者可用0.5%~1.0%东莨菪碱或2.5%~10.0%苯甲肾上腺素或0.5%托品酰胺点眼。遇老年人、浅前房者须排除青光眼。

2.皮质类固醇 具有较强的抗炎作用,轻症者多局部用药。用0.5%醋酸可地松、醋酸氢化可地松、强地松龙或0.1%地塞米松眼液点眼,每日4~6次。亦可球结膜下注射其混悬液,每次0.2~0.3 mL,7~10 d后可依病情重复注射。重症者采用全身给药,强地松10~15 mg或地塞米松0.75~1.5 mg口服,每6~8 h 1次,5~7 d递减,静脉滴注常用促肾上腺皮质激素(ACTH)25~50 mg或地塞米松10 mg溶于5%葡萄糖液500~1 000 mL中6~8 h滴完,每日1次,7~9 d后减半量,后用口服药维持。

3.非激素类抗炎药物 常用消炎痛25 mg口服,每日3次;水杨酸钠1.0 g口服,每日3次,利用其抗炎作用。注意胃肠道刺激等不良反应。

4.免疫抑制剂 重症或炎症向后部葡萄膜蔓延时,用环磷酰胺能较强抑制抗体产生,每次口服50~100 mg,每日2~3次;胸腺嘧啶、氮芥口服或静脉注射均可,每日1~2 mg;乙双吗啉为我国近年来自行研制的免疫抑制剂,不良反应小,对交感性眼炎疗效较好,每次 0.4 g,每日 3 次口服,连服 2~3 周后停服 1 周;重复此法 1~2 次后,若病情稳定减量口服,每日 1 次 0.4 g,服 1 个月后停药。用药期注意副作用及血象变化,白细胞<4×10^9/L 者停药。转移因子、干扰素、左旋咪唑、环孢霉素 A 亦较常用。

5.抗生素 常用 0.25% 氯霉素、0.4% 庆大霉素、复方新霉素点眼,每日 4~6 次,针对致病菌选药,亦可口服或肌内注射。

6.理疗 热敷,每日 2 次;1% 狄奥宁点眼,超短波可的松离子导入均可改善局部血运,减轻疼痛。

7.遮光 戴有色眼镜,避免强光刺激瞳孔,减少疼痛。

8.其他 选择性使用安妥碘、碘化钾、糜蛋白酶、透明质酸酶,可能促进炎症吸收。

【健康宣教】

葡萄膜炎往往反复发作,给患者带来沉重的心理负担,睡眠不足和焦虑等不良因素是病情反复发作和病情加重的主要原因。患者和自身免疫病体质人群要养成规律的生活习惯,不熬夜,戒除烟酒等不良嗜好,调适好个人心理状态。

二、中间葡萄膜炎

中间葡萄膜炎(intermediate uveitis,IU)指累及玻璃体基底部、睫状体平坦部和周边部视网膜及脉络膜的炎症性和增殖性疾病,也称为睫状体平坦部炎,病程缓慢、隐匿。多见于 40 岁以下的年轻人,常累及双眼,可先后发病。

【病因病理】

1.感染因素 细菌、真菌、病毒、寄生虫、立克次体等可通过直接侵犯葡萄膜、视网膜、视网膜血管或眼内容物引起炎症。

2.自身免疫因素 正常眼组织中的抗原,如视网膜 S 抗原、光感受器间维生素 A 类结合蛋白、黑素相关抗原等,在机体免疫功能紊乱时,被系统识别,引起免疫反应,通过 Th17 细胞(白介素-23/白介素-17)和(或)Th1 细胞及其产生的细胞因子引起葡萄膜炎,由于调节性 T 细胞功能紊乱或数量降低,不能有效抑制免疫反应。

3.创伤及理化损伤 创伤和理化损伤主要通过激活花生四烯酸代谢产物而引起葡萄膜炎,花生四烯酸在环氧酶作用下形成前列腺素和血栓烷 A2,在脂氧酶作用下形成白三烯等炎症介质,这些介质可引起葡萄膜炎,炎症又可导致抗原暴露,从而引起自身免疫反应性炎症。

【临床表现】

症状轻,初发可无明显症状,或仅感眼前黑影飘动、雾视或一过性近视,偶有眼红、眼痛。眼前节多无或仅有轻微的炎症改变,少量角膜后沉着物呈羊脂状或粉尘状,轻度房水闪辉,用三面镜可以发现玻璃体基底部、睫状体平坦部和周边部视网膜有炎症表现。

1.症状 发病隐匿,多不能确定确切发病时间,轻者可无任何症状或仅出现飞蚊症,重者可有视物模糊、暂时性近视;黄斑受累或出现白内障,可有明显视力下降,少数患者可出现眼红、眼痛等表现。

2.体征 玻璃体雪球状浑浊、睫状体扁平部雪堤样(snow bank)改变、周边视网膜静脉周围炎及炎症病灶是最常见的改变,同时也可出现眼前段受累和后极部视网膜改变。

（1）眼前段改变：可有羊脂状或尘状 KP，轻度前房闪辉，少量至中等量前房细胞，可出现虹膜后粘连、前粘连及天幕状房角粘连。在儿童患者可出现睫状充血、房水中大量炎症细胞等急性前葡萄膜炎的体征。

（2）玻璃体及睫状体扁平部改变：玻璃体雪球状浑浊最为常见，多见于下方玻璃体基底部，呈大小一致的灰白色点状浑浊。雪堤样改变是特征性改变，是指发生于睫状体扁平部并伸向玻璃体中央的一种舌形病灶，多见于下方，严重者可累及鼻侧和颞侧，甚至所有象限。

（3）视网膜脉络膜损害：可出现下方周边部视网膜炎、视网膜血管炎和周边部的视网膜脉络膜炎。

【辅助检查】

实验室检查包括血常规、血沉、C 反应蛋白等，还有三面镜检查及排除潜在病因的相关检查。

【诊断依据】

三面镜或间接检眼镜检查，可见睫状体平坦部有灰白色隆起的"雪堤样"改变，玻璃体前部及基底部小白球样混浊，融合成黄白色棉球样外观，"雪堤样"病灶附近视网膜血管炎及血管周围炎等，眼底荧光造影可协助诊断。

【就医指导】

1. 如无前房炎症，不宜用强扩瞳药，以免引起虹膜周边前粘连。可选用弱扩瞳药如 1% 环戊通（cyclopentolate）或新扩瞳合剂（含等量的 0.5% 去氧肾上腺素、0.4% 后马托品及 1% 普鲁卡因）及 0.3%~0.5% 地塞米松点眼，炎症缓解后改用 0.1% 双氯芬酸眼水。

2. 发作时，可考虑下列手术治疗。

（1）冷凝术：冷凝能清除诱发抗原抗体反应的血管病灶；破坏周边视网膜炎和玻璃体炎的血管成分，阻止其向眼内释放炎症介质，从而达到消除炎症和炎症复发的目的。

（2）激光光凝：适用于大面积雪堤样渗出与存在大量新生血管的病例。因病灶位置使激光不能满意射击者，可联合冷凝术。

（3）玻璃体切割术：存在玻璃体条索或宽阔的机化膜，有导致视网膜及（或）脉络膜脱离趋势者，行玻璃体切割术以解除牵引。

（4）白内障摘除及人工晶状体植入术：IU 最易发生并发性白内障，炎症完全安静 6 个月后可作白内障摘除术。但此种并发性白内障有其特殊性，即 Berger 晶状体后间隙内有焦黄色"锅粑"样膜，有的极为致密，术后常需施行激光打孔提高视力。至于是否植入人工晶状体，意见不一。

三、后葡萄膜炎

后葡萄膜炎是指累及脉络膜、视网膜、视网膜血管和玻璃体的炎症性疾病。脉络膜血管源于睫状后短动脉，可单独发病。但因脉络膜与视网膜邻接，并供应视网膜外层营养，二者关系密切，常相互波及。包括脉络膜炎、视网膜炎、脉络膜视网膜炎和视网膜血管炎等。

【病因】

按病因分为感染性后葡萄膜炎与非感染性后葡萄膜炎，前者又分为外源性与内源性。

【临床表现】

1.症状　主要取决于炎症受累的部位及严重程度。早期多无症状或仅有闪光感。当炎症渗出造成玻璃体混浊时出现眼前飘动的黑影。当累及黄斑时出现明显的视力下降,或合并全身症状。

2.体征

(1)玻璃体混浊:由炎症细胞及渗出物进入玻璃体所致。后部玻璃体呈尘埃状或絮状混浊,严重时看不清眼底。

(2)局灶性脉络膜炎:视网膜血管下可见大小不一、境界不清的黄白色渗出。

(3)视网膜血管炎:出现血管鞘、血管闭塞和出血等。

(4)视网膜黄斑水肿。

(5)晚期视网膜有色素围绕、黄色或白色萎缩斑、棕红色晚霞样眼底。

(6)可以出现渗出性视网膜脱离、增生性视网膜病变和玻璃体积血等。

【辅助检查】

眼科门诊规范、彻底眼部检查如视网膜血管荧光造影、眼部 B 超、OCT 检查、UBM等;全身检查包括血常规、血沉、病毒相关检查等。

【诊断依据】

根据发病特点及典型的临床表现即可诊断。眼底荧光血管造影(FFA)对判断视网膜、视网膜血管及视网膜色素上皮病变有很大帮助。吲哚菁绿脉络膜血管造影(ICGA)有助于判定脉络膜血管受累程度。血清学检查、眼内液病原体直接涂片检查、聚合酶链反应(PCR)测定感染因子的 DNA、病原体培养、抗体测定等,有助于诊断。

【就医指导】

1.查找病因　对原发病治疗,去除病因。

2.皮质类固醇　地塞米松 0.75～1.5 mg,口服,每 6～8 h 1 次;ACTH 25～50 mg 或地塞米松 10 mg 加入 5% 葡萄糖液 500～1 000 mL 中,每日 1 次,静脉滴注。若要加强局部药物浓度可并用地塞米松 2.0 mg 和妥拉苏林 12.5 mg 球后注射,每周 1 次。

3.免疫抑制剂和非激素类抗炎药物及抗生素　参照虹膜睫状体炎治疗方法。

4.全身用药　血管扩张剂、能量合剂、维生素类药物等。

任务三　特殊类型的葡萄膜炎

一、交感性眼炎

交感性眼炎是指眼穿通性外伤或眼内手术后,一眼经过一段时间的肉芽肿性(非化脓性)全葡萄膜炎,另一眼也发生同样性质的全葡萄膜炎,受伤眼或手术眼称为诱发眼,未受伤眼称为交感眼。

【病因病理】

本病主要由外伤或手术造成眼内抗原暴露并激发自身免疫应答所致。

【临床表现】

诱发眼到交感眼出现炎症的时间从 2 周到 2 年不等(最早可在 5 d,最晚可在 56 年后发病),但大多数在 2 个月以内发病。超过 2 年发病的概率随时间的延长而减少。

1. 症状 具有明确的外伤史,受伤眼通常表现为眼红、炎症更重,交感眼继之出现炎症、视物模糊、畏光及调节丧失。

2. 体征 眼底可出现与伏格特(Vogt)-小柳-原田综合征相似的晚霞状眼底和 Dalen-Fuchs 结节,可见到渗出性视网膜脱离、血管炎及视盘水肿,也可出现一些眼外表现,如白癜风、毛发变白、脱发、听力下降或脑膜刺激征等。

【辅助检查】

眼部 OCT、B 超、FFA、ICGA 等检查有助于此病诊断。

【诊断依据】

外伤和内眼手术史对诊断有重要价值,FFA 检查可见视网膜色素上皮和脉络膜水平的早期多灶性渗漏和晚期染料积存。

【就医指导】

(1)诱发眼经过早期积极治疗,视力已完全丧失者应早期摘除。若有恢复视力的可能,仍应积极搭救双眼。

(2)交感眼一经诊断,及时散瞳、皮质类固醇、控制炎症,进行综合治疗。

(3)局部和全身应用抗生素及辅助治疗。

(4)穿通性眼外伤一般应随诊 3 年以上,每年随访一次。

二、Vogt-小柳-原田综合征

Vogt-小柳-原田综合征(Vogt-koyanani-Harada syndrome,VKH 综合征)又名特发性葡萄膜大脑炎,特征是双侧全葡萄膜炎伴有脑膜刺激征、听力障碍、白癜风、毛发变白或脱落等病症。可能的病因是病毒感染、自身免疫反应异常。

【病因】

本病由自身免疫反应所致,此病发生中尚有遗传因素参与。

【临床表现】

发病前多有感冒样或其他前驱症状,表现为发热、头痛、耳鸣、听力下降、头皮过敏和颈项强直等改变,3~5 d 后双眼视力突然下降,表现为脉络膜炎、视网膜脉络膜炎甚至浆液性视网膜脱离等,2 个月后炎症渐退,眼底检查发现色素脱失及萎缩病灶的晚霞样改变。

除上述表现外,在疾病发展过程中,还可出现脱发、毛发变白、白癜风等眼外改变。常见眼部并发症有并发性白内障、继发性青光眼和渗出性视网膜脱离。

1. 症状

(1)前驱期(前葡萄膜炎发病前 1~2 周内):患者可有颈项强直、头痛、耳鸣、听力下降和头皮过敏等改变。

(2)后葡萄膜炎期(葡萄膜炎发生后2周内):典型表现为双侧弥漫性脉络膜炎、视盘炎、视网膜神经上皮脱离、视网膜脱离等。

(3)前葡萄膜炎受累期(发病后约2周至2个月):除后葡萄膜炎期的表现外,出现尘状KP、前房闪辉、前房细胞等非肉芽肿性前葡萄膜炎改变。

(4)前葡萄膜炎反复发作期(约于发病2个月后):典型表现为复发性肉芽肿性前葡萄膜炎,常有眼底晚霞状改变、Dalen-Fuchs结节和眼部并发症。

2. 体征 视网膜脱离、晚霞状眼底改变、Dalen-Fuchs结节等。

【辅助检查】

前置镜下眼底检查,眼部OCT及FFA等。

【诊断依据】

根据典型的病史及特征性的改变诊断。眼底荧光素血管造影检查可见早期出现多发性细小的荧光素渗漏点,以后扩大融合,对诊断有帮助。脑脊液检查可见淋巴细胞增多。

任务四 葡萄膜肿瘤

一、脉络膜恶性黑色素瘤

脉络膜恶性黑色素瘤起源于脉络膜色素细胞和痣细胞,恶性度高,是我国第二大眼内恶性肿瘤,易与脉络膜结核等眼底病相混淆。

【临床表现】

早期视力减退、视物变形、视野缺损。眼底可见边界清晰暗黑色斑块。青光眼期由于局部占位向前推动虹膜,房水流出受阻,或压迫涡状静脉,引起静脉回流受阻。眼外期侵及眼球外组织。

1. 症状 视力下降或丧失、闪光感、视野缺损、眼前黑影、眼红、眼痛等症状。

2. 体征 眼底通常可见穹窿状或分叶状肿物,或见弥漫轻度隆起的病变;低色素或无色素肿瘤,可看到大的肿瘤血管常伴渗出性视网膜脱离;橘黄色的脂褐质在视网膜色素上皮水平沉着。

【辅助检查】

超声检查、B超可见实性肿物、脉络膜挖空征现象与凹陷征,肿物突破Bruch时,显示蘑菇样形状外观的肿物。A超显示高入波及低至中度的内反射,伴有平滑衰减和血管搏动。FFA检查可见双环征。CT检查可见眼内占位性病变,但不如超声敏感。

【诊断依据】

早期诊断有时较困难,应根据病史和眼底临床特征综合分析,荧光素眼底血管造影、脉络膜造影、CT、磁共振及眼部超声检查、眼内组织针吸活检有助于诊断。

二、其他

（一）脉络膜血管瘤

脉络膜血管瘤为先天性血管发育畸形，多发生于年轻人。病变主要位于视盘及后极部，可为孤立性、淡红色的圆形或近似球形隆起；也可为弥漫性，为广泛、扁平、边界不清的红褐色增厚。超声波和 FFA 有助于诊断和鉴别诊断。本病可采用激光治疗。

（二）脉络膜转移癌

其他脏器的恶性肿瘤晚期时可通过血行转移至脉络膜，可为单眼或双眼，因为血管结构的不同，左眼多于右眼。乳腺癌最为多见，肺癌次之，其次包括肾癌、消化道癌、甲状腺癌、肝癌，病灶好发于眼底后极部，表现为边界模糊不清的黄色或灰黄色圆盘状或半球形隆起。根据病史、原发病灶的存在，眼部 CT、MRI 超声波和 FFA 有助于诊断。可考虑化疗或放疗。

任务五 | 葡萄膜先天性异常

一、无虹膜、虹膜和（或）脉络膜缺损

（一）无虹膜

无虹膜是一种少见的眼内结构异常，与早期胚胎发育中胚裂闭合不全有关，属常染色体显性遗传，常双侧受累，检查看不到虹膜组织，可见晶状体赤道部及悬韧带暴露，患者严重畏光，常伴有其他眼部发育异常。可戴有色眼镜或美容性角膜接触镜来减轻畏光等不适。

（二）虹膜和（或）脉络膜缺损

由于胚胎发育过程中视杯下方的胚裂闭合不全所致，虹膜缺损，形成尖端向下的瞳孔呈裂形，缺损组织的边缘有色素上皮所覆盖。脉络膜缺损时，可见视盘下方开始有大片巩膜透露，可见位于其表面的视网膜血管，缺损区边缘常有不规则色素围绕。可以不影响视力，但部分患者伴有眼部的先天异常，有程度不同的视力障碍。

二、瞳孔残膜

葡萄膜的先天异常都与胚胎时期视杯发育不良有关。先天性瞳孔残膜也称永存瞳孔膜，为胚胎时期晶状体表面血管膜吸收不全所遗留的残迹，常呈丝状、索状或蛛网状，自一侧的虹膜瞳孔缘处，附着在对侧的虹膜小环处。若不影响视力，瞳孔活动正常，一般不需治疗，偶尔有大片残膜遮盖晶状体表面而影响视力者，可考虑及早手术切除或者激光治疗。

【病因病理】

脉络膜缺损包括典型和非典型。典型的脉络膜缺损多位于视盘下方,有部分包括视盘在内。瞳孔残膜为胚胎时期晶状体表面的血管膜吸收不全的残迹。无虹膜是一种少见的眼部先天畸形,常双眼受累。虹膜缺损分为典型性和单纯性两种。

【临床表现】

1.症状　可能有畏光,以及因视力不佳引起的各种眼部畸形。主要表现为不同程度的视觉功能下降,有时也会出现夜盲症等症状。

2.体征　脉络膜缺损于黄斑区最多见,可伴缺损区无脉络膜,可通过菲薄的视网膜透见白色巩膜,边缘大多整齐。虹膜可表现为部分或完全缺失,可伴有小眼球、视神经异常、晶状体缺损及黄斑部发育异常等。典型的虹膜缺陷可形成梨形瞳孔,尖端向下,常伴有睫状体或脉络膜缺陷等先天性眼部畸形;简单的虹膜缺陷不影响视力。瞳孔残余物通常不影响视力和瞳孔活动,但如果瞳孔残余物薄膜较厚,也会对视力产生影响。

【诊断依据】

根据详细病史采集、患者典型的临床表现及相关辅助检查即可诊断。

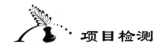

扫一扫、练一练

（郑建奇）

项目十六

玻璃体疾病

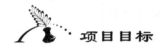

项目目标

①会在验光中检查玻璃体混浊。②熟悉飞蚊症的病因。③具备探索求知的职业追求。

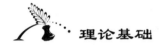

理论基础

一、玻璃体的局部解剖与组织结构

玻璃体为一种无色透明的凝胶体,约占眼球后 4/5 的容积。它位于晶状体的后方,其他部分与视网膜和睫状体相贴。玻璃体正对晶状体后表面有一盘状凹陷,用来容纳晶状体,称为玻璃体凹,两者之间存在一潜在的腔隙,称为晶状体后间隙或 Berge 间隙。

玻璃体由玻璃体皮质、中央玻璃体及中央管构成。玻璃体的外周部分黏稠,称为玻璃体皮质,玻璃体的内部较为稀薄,称为中央玻璃体。皮质的表面组织较为浓稠,形成所谓界膜,其实并非真正的玻璃体膜。玻璃体内细胞很少,多分布于皮质表面,这些细胞与胶原及透明质酸的合成有关,另外还含有一些成纤维细胞,也参与胶原的合成。

1. 玻璃体皮质 是玻璃体与睫状体及视网膜相贴的外周部分,由致密的玻璃体胶原纤维积聚而成。以锯齿缘为界可将其分为玻璃体前皮质及玻璃体后皮质两个部分。位于锯齿缘向前约 2 mm、向后约 4 mm 处的这一区域,玻璃体的胶原纤维插入视网膜的内界膜,是玻璃体与视网膜结合最紧密的部位,当发生病变或外伤时,此处也不易脱离,称为玻璃体基底部。玻璃体与视盘边缘处连接也较为紧密,视盘表面则无皮质附着。位于晶状体后方的玻璃体前皮质部分沿着玻璃体凹的周边与晶状体有一环形粘连,此粘连在年轻人较牢固,老年人则减弱,因此老年人常见玻璃体前脱离。

2. 中央玻璃体 为玻璃体皮质和中央管之间的玻璃体,此部分与玻璃体皮质部没有明显的分界,但质地较为稀薄。玻璃体内没有固定的细胞和血管。电子显微镜下,可见玻璃体内有由纵横交错的胶原纤维构成的网架结构,此网架为填充在其中的透明质酸提供了依附之处。

3.中央管　在玻璃体的中央有一狭长而弯曲的透明管道,称为玻璃体管,又称Cloquet管。此管从视盘一直向前延伸到晶状体后极部,宽约 2 mm,此处密度较低,为胚胎发育中的原始玻璃体所在部位,是胚胎时期玻璃体动脉的残留,出生后消失,有时可有此动脉的残迹。

二、玻璃体的生理特点与功能

玻璃体的主要成分为水,约占99%,其余1%为透明质酸和胶原纤维,此外还含有微量的可溶性蛋白质、葡萄糖、尿素、维生素 C、氨基酸、脂类等物质。玻璃体屈光指数与房水十分接近,除了屈光功能以外,还对眼球壁和视网膜起支持作用。玻璃体不含血管,新陈代谢缓慢,抵抗力较低,常成为细菌的良好培养基。玻璃体的化学成分并不稳定,一些物理化学因素或外伤、炎症,都可改变它的性状,形成液化或脱离等现象。玻璃体流失过多易导致视网膜脱离。玻璃体不能再生,其缺失的部分将由房水填补。玻璃体的生理功能主要有以下几点。

(1)屈光作用:玻璃体内无血管,通过玻璃体的光线基本不发生散射,因而具有高度的透明性,是重要的屈光间质之一,其屈光指数约为 1.335。玻璃体本身代谢能力极低,损伤后不能再生,缺失的空隙由房水填充。玻璃体周围组织发生病变时,玻璃体代谢受到影响可发生液化、变性和混浊。

(2)支撑作用:玻璃体对视网膜、脉络膜、巩膜、晶状体等周围组织有支持、减震作用,有维持眼球形状的功能。

(3)正常的玻璃体成分具有对新生血管和细胞增生的抑制作用。

(4)维持眼内压。

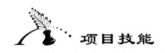

红光发射检查

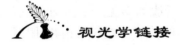

高度近视是玻璃体变性、液化、混浊及玻璃体积血的常见因素。

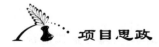

玻璃体内寄生虫是某些爱食用野生动物人群常见的玻璃体混浊性疾病。地球是人类和其他生物的共同家园,维持良好的生态平衡才能保证人类在地球上的长期生存和发展,滥捕滥杀野生动物破坏了自然界生态平衡,最终会威胁人类的生存环境,爱护野生动物、保护自然生态环境人人有责。

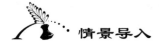

　　患者,男,50岁,患1型糖尿病13年。诉1年来双眼视力逐渐下降,左眼加重1个月。查体:右眼视力0.3,左眼视力1 m光感,双眼角膜透明,前房清,虹膜纹理清,瞳孔直径约3 mm,对光反射(+),晶状体皮质混浊。散瞳查眼底,右眼视盘鼻侧、鼻下可见新生血管,黄斑轻度水肿,视网膜散在出血斑和渗出。左眼玻璃体积血,眼底无红光反射。B超示左眼玻璃体积血。思考:患者视力下降的原因是什么? 如何进行就医指导?

任务一 | 玻璃体液化与后脱离

一、玻璃体液化

　　玻璃体液化随着年龄增长,或高度近视者,原为凝胶状的玻璃体逐渐脱水,变性而成为溶胶状,玻璃体腔内出现含水的腔隙,称为玻璃体液化。同时玻璃体内的网状结构因脱水而凝集,在裂隙灯下可见到细长而屈曲的膜样纤维带,其上有小的白色颗粒附着,多发生于玻璃体中央。

二、玻璃体后脱离

　　在靠近视网膜的玻璃体皮质部分较致密,与视网膜的附着也较紧密。在玻璃体液化时随液化腔的扩大,液化的玻璃体通过后玻璃体膜的裂孔入视网膜前,使玻璃体与视网膜之间发生分离,称为玻璃体后脱离。表现为玻璃体皮质-视网膜分离;后玻璃体膜变薄,出现裂口,玻璃体进入;视乳头前有后玻璃体环。玻璃体后脱离多见于后上方,在裂隙灯下,玻璃体后部有一大的透明"空腔",前方为脱离并塌陷的玻璃体网状结构,随眼球运动而漂动。患者可有飞蚊症、眼前闪光感或视力减退,应及时散瞳检查,以便早期发现视网膜裂孔等病变,及时治疗。

三、飞蚊症

　　飞蚊症多见于许多老年人或高度近视患者,感觉眼前有飘动的小黑影,尤其是看白色或明亮的背景时更明显,玻璃体液化和后脱离是飞蚊症的主要原因。生理性飞蚊症源自于眼内液体或玻璃体组织碎片、气泡等,常常在旷野活动中发现,表现为眼前簇状小透明飘动影,随眼动而飘动,不影响视力。内眼检查没有眼组织病变,不需要处理,但须做必要的解释。眼前不透明的小黑影为病理性飞蚊症,说明眼内组织发生了器质性病变,需要做必要的内眼检查并定期随访,若短时间内黑影增多或增大、位置固定等要及时就诊。

任务二　玻璃体混浊

玻璃体的生理、生化特性,伴有年龄性改变的特征,随着年龄的增长,可能发生玻璃体液化、胶原纤维凝聚和玻璃体后脱离。玻璃体液化、后脱离都可以表现为玻璃体混浊。玻璃体混浊在医学上并不是指一种眼病,而是玻璃体最常见的一种病理变化,玻璃体本身或邻近组织的病变常导致玻璃体混浊。

【病因病理】

玻璃体混浊发病的原因比较多,可以是先天性疾病如玻璃体动脉残留,也可能是退行性玻璃体病变如闪光性的玻璃体液化、星状玻璃体病变、玻璃体后脱离。临床上最常见的是生理性老化或者病理性因素。生理性老化和年龄有关,随着年龄增长玻璃体性状发生改变,液化而浑浊。病理性因素常见的是玻璃体积血、玻璃体炎症等,如糖尿病、高血压患者,以及眼内炎、高度近视或者是玻璃体腔有寄生虫等。另外眼科手术后造成玻璃体流失,也会形成混浊。

玻璃体内代谢变化,或因光线与玻璃体内的维生素 C、氧和铁离子发生光氧化反应,使透明质酸大分子降解,胶原纤维支架结构塌陷或收缩,水分析出,凝胶状态破坏,变为液体,称玻璃体液化(liquefaction)。玻璃体液化常合并玻璃体脱离,基底部以后的玻璃体与视网膜分离,称玻璃体后脱离(posterior vitreous detachment,PVD)。炎症、出血和外伤也可形成玻璃体后脱离。玻璃体本身蛋白凝固变性或者炎症细胞渗出、出血、机化物长入等都可以引起玻璃体混浊。

【临床表现】

1. 症状　飞蚊症与闪光感。飞蚊症是指眼前有飘动的小黑影,黑影形状与混浊形态密切相关,尤其看白色明亮背景时症状更明显,有时还伴有闪光感。

2. 体征　裂隙灯下玻璃体失去了正常的光学结构,眼球运动时,液化结构上下飘动。由于玻璃体与视盘边缘粘连紧密,玻璃体发生后脱离时,视盘周围胶质组织附着在后玻璃体皮质上,若从视盘撕下,在视网膜前出现如视盘大小的环形混浊物,称为 Weiss 环。玻璃体后脱离可伴有视网膜裂孔形成。

【辅助检查】

当主诉有飞蚊症,特别是有闪光感时,需要散瞳检查眼底,并结合超声判断有无视网膜裂孔或者视网膜脱离等病变。

任务三　玻璃体积血

玻璃体本身没有血管,玻璃体积血(vitreous hemorrhage)通常来自眼外伤视网膜和葡萄膜破损的血管或视网膜血管性疾病形成的新生血管。玻璃体积血的后果根据玻璃体积血量多少、吸收情况、眼部反应及原发病的情况而有很大的不同。

【病因】

1. 视网膜病变　高血压或糖尿病性视网膜病变、高度近视、视网膜静脉阻塞、视网膜静脉周围炎等视网膜血管性疾病,病变血管或新生血管出血进入玻璃体,是玻璃体积血的常见原因;视网膜裂孔处血管、老年性黄斑变性视网膜下新生血管出血,血液也可穿破视网膜进入玻璃体。

2. 眼外伤或手术　眼球穿通伤、钝挫伤等造成眼球壁组织内的血管破裂,血液进入玻璃体,内眼手术也可能造成玻璃体积血。

【临床表现】

1. 症状　单眼发病多,不易早期发现。初发时眼前墨汁状扩散阴影。少量积血时,患者有飞蚊症,视力多不受影响。大量积血时,视力急剧减退。有引起玻璃体积血的原发病的表现。

2. 体征　少量积血时,眼底检查可见玻璃体内有小混浊物。大量积血时,裂隙灯检查可见前玻璃体内有大量红细胞,眼底检查仅见微弱红光反射或无红光。

【辅助检查】

玻璃体积血量大,检眼镜无法窥见眼底时,需行眼部超声检查,排除视网膜脱离和眼内肿瘤。

【诊断依据】

根据症状和眼底检查进行诊断。

【就医指导】

1. 眼前突现阴影时眼科玻璃体疾病专科就诊。

2. 安静休息,痊愈期内勿做剧烈活动,非眼球穿通伤引起的玻璃体积血,大多数病例自发吸收需4~6个月。可给予安妥碘、卵磷脂络合碘等促进血液分解吸收的药物。

3. 视网膜血管性疾病或眼外伤造成的玻璃体积血,适宜在1~2周内行玻璃体切割术。

【健康宣教】

防控近视发展,积极控制高血压、糖尿病等原发疾病。

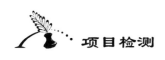 项目检测

扫一扫、练一练

（闫锡秋　李颖艳）

项目十七

视网膜疾病

视网膜疾病彩图

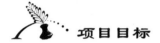

项目目标

①能在验光中对眼底状况做出评估和防病指导。②能利用眼底病知识进行近视防控宣教。③熟悉高度近视的常见眼底病变知识。④树立大健康理念和职业使命感。

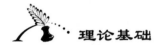

理论基础

一、视网膜的解剖与组织结构

视网膜为眼球壁的最内层,是一层主要由神经组织构成的薄膜。其向前延伸并覆盖睫状体和虹膜后表面,后界为视乳头周围,外侧与脉络膜的 Bruch 膜相连接,内侧包绕玻璃体。视网膜为一透明膜,在活体视网膜因血流及视杆细胞内视紫红质的影响而显红色。视盘附近的视网膜较厚,约为 0.56 mm,锯齿缘处视网膜较薄,仅为 0.1 mm,中心凹处视网膜最薄。视网膜在两处附着较紧,一为视盘周围,另一处为锯齿缘。

视网膜可分为感光部和非感光部两部分。从视神经向前延伸至锯齿缘之间的视网膜可感受光线的刺激,称为感光部,也称视网膜视部;从锯齿缘处向前延伸并覆盖睫状体和虹膜后表面部分的视网膜不含神经组织,不能感受光线的刺激,因而称为非感光部,也称视网膜盲部。

眼球后极部鼻侧约 3.0 mm 有一直径约 1.5 mm 边界清楚的盘状结构,称为视盘或视乳头,是视网膜神经纤维汇集穿出眼球壁的部位,也是视网膜中央动静脉出入的地方。视盘形态呈圆形或竖卵圆形,垂直径略大于水平径,呈淡粉红色,其中央有一小凹称为视杯或生理凹陷,色泽稍淡,凹陷部隐约可见有暗灰色小点,为巩膜筛孔。视杯的位置、形状、大小和深度有个体差异。正常眼视杯的大小与视盘的面积有关,即视盘越大,视杯也越大。临床上经常需要估算视杯与视盘的直径比值(C/D),正常人视杯/视盘(C/D)多在 0.3 以下,若超过 0.6 或两眼 C/D 相差超过 0.2 都应行青光眼排除检查。视盘处有大量视神经纤维通过,但没有视细胞,故无感受光线刺激的能力,称为"生理性盲点"。视盘中心有视网膜中央动、静脉伴行穿过,分为鼻上、鼻下、颞上和颞下四支分布于视网膜内,供应视网膜内层的营养。

在视网膜后极部,视盘颞侧约 3 mm 处有一直径约 5 mm 的椭圆形的浅凹陷区,色泽淡黄色,称为黄斑。黄斑中央有一小凹,称为中心凹,位于视盘颞侧缘外 3.5~4.0 mm 处略偏下,此处是视力最敏锐的区域。在眼底镜检查时可见中心凹有一针尖大小的反光点,称为中心凹反射。黄斑部无视网膜血管分布,且高度透明,此处的视网膜极薄,中心凹的底部只有视锥细胞,且密度最高,每个细胞与相连的双极细胞和神经节细胞是一对一的传导方式,所以中心凹是视觉最敏锐、分辨颜色能力最强的部位。

视网膜的组织由色素上皮层和神经感觉层组成,两者均来源于胚胎时期的神经外胚层。色素上皮层由胚胎视杯的外层发育而成,神经感觉层则来源于胚胎视杯的内层。

从组织学结构上,可将视网膜从外向内分为 10 层,依次为:①色素上皮层;②视杆视锥细胞层;③外界膜;④外核层;⑤外丛状层;⑥内核层;⑦内丛状层;⑧神经节细胞层;⑨神经纤维层;⑩内界膜。其中第 2~10 层构成神经感觉层(图 17-0-1)。

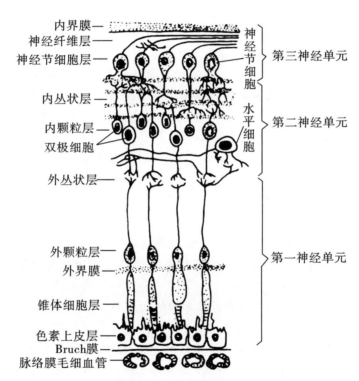

图 17-0-1 视网膜组织示意

(一)视网膜色素上皮层

位于视网膜的最外层,由单层排列整齐的六角形细胞组成,细胞核位于胞浆底部,其胞质内充满色素颗粒,主要分布在细胞的顶部和中段,顶部朝着视杆、视锥细胞的方向发出许多微绒毛,可伸入视杆和视锥细胞之间。黄斑部色素上皮细胞较窄而高,故此处颜色较深,在锯齿缘部的细胞则体积较大,且排列紊乱。色素上皮细胞之间,以及色素上皮层与神经上皮层之间由酸性黏多糖填充。色素细胞之间的紧密连接参与构成了血-视网膜屏障,可阻止大分子物质进入视网膜。视网膜色素上皮层和神经上皮层之间有一潜在的间隙,视网膜脱离时色素上皮层和神经上皮层常从此处分离。

视网膜色素上皮细胞可以吸收光线,保护视锥、视杆细胞,还能储存维生素 A,参与视紫红质的形成。顶部微绒毛可吞噬脱落的视细胞的外节膜盘末端,与视细胞的代谢相关。

(二)神经感觉层

1. 视杆视锥细胞层　视杆和视锥细胞是视觉感受器,可以感受光线的刺激。视杆细胞感弱光,视锥细胞感强光和色觉。视杆细胞较多,约有 1.25 亿个,而视锥细胞约为 700 万个。视杆细胞和视锥细胞的分布部位不同,视杆细胞从距中心凹 0.13 mm 处开始出现,距中心凹 5~6 mm 处最多,再往周边逐渐减少;视锥细胞主要分布在黄斑部,在距中心凹 10 mm 开始迅速减少,视网膜周边部很少。中心凹处没有视杆细胞,只有视锥细胞。每一视锥或视杆细胞都有内节和外节,只有外节可以感光,视杆细胞的外节呈圆柱状,而视锥细胞的外节呈圆锥状,因而得名。

视杆细胞的外节由 600~1 000 个扁平膜盘形似一叠硬币般互相堆叠而成。含有视紫红质的微小颗粒位于膜盘的膜内,膜盘与外部的胞膜彼此分离。视杆细胞外节膜盘不断脱落更新,被色素上皮细胞所吞噬。视锥细胞的结构与视杆细胞相似,但外节较短,底部比视杆细胞宽,尖端较细,视锥细胞内不含有视紫红质,但含有视紫蓝质,也位于膜盘的膜内。与视杆细胞不同的是,视锥细胞膜盘与外部的胞膜相延续,视锥细胞的外节不会被色素上皮细胞所吞噬。

2. 外界膜　为一层薄网状膜,它从视乳头开始,延伸至锯齿缘。视杆、视锥细胞从其中穿过,形成大小不一的网眼。该层是由邻近的光感受器和米勒(Müller)细胞的结合所形成的,因此外界膜并不是一层真正意义上的膜。

3. 外核层　由视杆和视锥细胞的细胞核构成。通常有多层细胞核,视杆细胞核较小,呈圆形或椭圆形,视锥细胞核较大,呈椭圆形。视网膜各处外核层厚度不一,视乳头附近外核层较薄,至黄斑部方向,细胞核层次增多,近中心凹处该层最厚,约有 10 层细胞核,均为视锥细胞核。

4. 外丛状层　由光感受器视杆和视锥细胞的轴突与双极细胞的树突吻合形成的,参与这层的还有水平细胞的突起及 Müller 细胞的突起。外丛状层在黄斑部最厚,到周边部变薄。这是由于黄斑部的锥体细胞纤维呈倾斜走向,在中心凹处几乎与视网膜平行,呈放射状外观,黄斑部的外丛状层也称 Henle 纤维层,是黄斑囊样水肿花瓣样外观和黄斑星芒状渗出的解剖基础。光感受器越到视网膜周边越少,所以外丛状层到周边部变薄。

5. 内核层　由水平细胞、双极细胞、Müller 细胞及无长突细胞的细胞体等层次排列组成。无长突细胞位于此层细胞的外侧,双极细胞为此层的主要成分,位于中间层,水平细胞位于此层的内侧,Müller 细胞则穿插在这些细胞核之间。双极细胞连接视锥、视杆细胞和神经节细胞,是视觉传导通路的第二级神经元,双极细胞可与数个视细胞相联系,但在黄斑区,一个双极细胞只与一个视锥细胞和一个神经节细胞相连。水平细胞属于多极细胞,其细胞突起较长且走行方向与视网膜表面相平行。无长突细胞因无轴突而得名,此两种细胞均为横向联系的中间神经元,它们与光感受器细胞、双极细胞、神经节细胞均有广泛联系,对于视觉信息的整合起着重要作用。Müller 细胞较大,细胞核呈狭长形,对其周围的神经细胞起支持、营养和绝缘的作用。

6. 内丛状层　主要由双极细胞的轴突与神经节细胞的树突组成,还有无长突细胞的胞突、Müller 细胞纤维、视网膜血管分支等。

7. 神经节细胞层　主要由神经节细胞的胞体组成,还含有一些神经胶质细胞、Müller 细胞、视网膜血管的分支等。视网膜的神经节细胞一般为单层,接近黄斑区时,神经节细胞层数可增至 10 层,然后逐渐减少,到中心凹处消失。神经节细胞比较大,圆形或卵圆形,视网膜周边多为大的神经节细胞,黄斑部则以小型神经节细胞为多,小型的节细胞只与一个双极细胞和一个视锥细胞连接,而大的节细胞则与多个双极细胞和多个视锥、视杆细胞相连。神经节细胞的轴突没有髓鞘,轴突成直角弯曲离开视网膜会聚于视盘处,构成视神经。从筛板以后,神经纤维变为有髓神经纤维。

8. 神经纤维层　主要由神经节细胞的轴突所组成,还有 Müller 纤维、神经胶质细胞和视网膜血管等。由神经节细胞发出的神经纤维排列成束,与视网膜表面平行,向视乳头汇聚形成视神经。视神经周围的神经纤维层最厚,视网膜周边部较薄。黄斑部纤维直达视乳头颞侧,颞侧起源的纤维绕过黄斑分别从上下进入视乳头,鼻侧上下部的纤维直趋视乳头。

9. 内界膜　为位于视网膜内面和玻璃体表面的一层薄膜,为 Müller 纤维终止于玻璃体后界膜所致。此膜为无细胞性膜,厚 $1 \sim 2 \ \mu m$。

视网膜的血液供应有两个来源:视网膜的外五层由脉络膜毛细血管供血,视网膜的内 5 层由视网膜中央动脉供血,这两个供血系统缺一不可。视网膜中央动脉是供应视网膜内层的主要血管,属终末动脉。少数人后极部视网膜还由睫状后短动脉发出的睫状视网膜动脉供应。视网膜中央动脉从眼动脉发出后,于眼球后 $9 \sim 11 \ mm$ 处穿入视神经中央,被交感神经丛环绕并由视网膜中央静脉伴行,穿过筛板进入眼球,再分为鼻上、鼻下、颞上和颞下 4 支,分布于视网膜内。视网膜中央动脉的分支在内界膜下的神经纤维层内走行,分布于视网膜内 5 层的不同层次,在视网膜的表面和深层形成毛细血管网。毛细血管网在黄斑区最密集,但中心凹处为一无血管区。视网膜动脉接受交感神经节后纤维的支配。

睫状后短动脉在视神经周围穿进巩膜,在视盘四周的巩膜内形成一个吻合的血管环,称为视神经动脉环,又称为 Zinn-Haller 动脉环。筛板和筛板前的视神经的血供由此环提供,此环与视网膜中央动脉之间有很多细小的吻合支。视盘表面的神经纤维层则由视网膜中央动脉供应。

二、视网膜病变的表现特点

(一)视网膜血管改变

1. 管径变化

(1)正常视网膜动、静脉管径比为 2∶3。

(2)血管迂曲扩张。

(3)部分视网膜动脉或静脉管径粗细不均。

2. 动脉硬化改变　管壁增厚,透明性下降,反光增强,动脉呈现"铜丝"甚至"银丝"样改变。静脉受压后出现扭曲、截断、腊肠状等压迫征。

3.血管白鞘和白线征白鞘　提示血管周围有炎症细胞浸润,白线征提示管壁纤维化或闭塞。

4.异常血管　血管旁出现侧支血管、动静脉交通支、脉络膜-视网膜血管吻合及视盘或视网膜新生血管。

(二)血-视网膜屏障破坏的改变

1.视网膜水肿

(1)细胞内水肿视网膜呈白色雾状混浊,常见于视网膜动脉阻塞造成的视网膜急性缺血缺氧。

(2)细胞外水肿血-视网膜内屏障破坏引起,视网膜颜色灰白,黄斑区常形成多个囊状积液。

2.视网膜渗出　血浆内的脂质或脂蛋白从视网膜血管渗出,沉积在视网膜内,呈黄色颗粒或斑块状,称为硬性渗出。微动脉阻塞导致神经纤维层的微小梗死,呈形态不规则、大小不一、边界不清的棉絮状灰白色斑片,称之为棉绒斑,临床常称其为"软性渗出"。

3.视网膜出血　依据其出血部位不同而表现各异。

(1)深层出血:多呈暗红色的小圆点状,多见于糖尿病性视网膜病变等。

(2)浅层出血:多呈线状、条状及火焰状,色较鲜红,多见于高血压性视网膜病变等。

(3)视网膜前出血:多位于眼底后极部,呈现为半月形或半球形,上方可见一水平液面。

(4)玻璃体积血:少量积血引起玻璃体混浊,大量积血可遮蔽眼底。

(5)视网膜下出血:来自脉络膜新生血管或脉络膜毛细血管,出血位于RPE下时呈黑灰或黑红色边界清晰的隆起灶。

4.渗出性视网膜脱离　视网膜外屏障受到破坏,来自脉络膜的血浆经RPE的损害处渗漏入视网膜神经上皮下,液体积聚于神经上皮与RPE层之间,形成局限性边界清晰的扁平盘状视网膜脱离。

5.视网膜色素改变　RPE在受损后会发生萎缩、变性、死亡及增生,使眼底出现色素脱失、紊乱、沉着等。

6.视网膜增生性改变

(1)新生血管膜:因视网膜严重缺血缺氧、炎症或肿物诱发,多来自于视盘表面或视网膜小静脉,易导致大量视网膜前出血或玻璃体积血。

(2)增生膜:由于出血、外伤、炎症及裂孔等,在视网膜前表面、视网膜下发生增生性病变。

7.视网膜变性性改变　视网膜裂孔形成是造成孔源性视网膜脱离的重要因素,变性区视网膜萎缩变薄,绝大多数裂孔发生在周边部视网膜的变性区。周边视网膜变性常为双眼。近视眼常见的为多发于颞上方的格子样变性,属于视网膜玻璃体变性,变性区内易发生圆形萎缩孔,变性区的边缘和两端因受玻璃体牵拉易发生马蹄形裂孔。

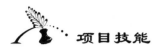

老年黄斑变性　　视网膜分支静　　视网膜中央静　　眼底镜检查
　　　　　　　　脉阻塞　　　　脉阻塞

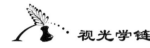

高度近视是发生视网膜脱离、黄斑变性等致盲性眼病的常见原因。

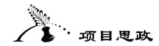

2020 年全国劳动模范和先进工作者表彰大会上习近平总书记高度概括了"执着专注、精益求精、一丝不苟、追求卓越"工匠精神深刻内涵。

眼底检查是评估眼底健康状况的必要手段,对眼科初学者来说也是眼科门诊常用检查中最难掌握的检查技术,眼健康保健工作者要充分发扬工匠精神,不畏困难,勤学苦练,追求娴熟的技术水平,方能掌握好眼底检查技术,为人民群众提供高质量的眼健康保健服务。

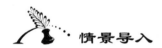

患者,男,40 岁,双眼进行性视力下降伴眼前遮蔽黑影。既往有高度近视病史 30 余年。无糖尿病、高血压病史,无家族史。全身检查无异常。眼部视力检查:右 0.06,矫正 $(-10.50DS/-2.50DC×180)=0.6$。左 0.06,矫正 $(-11.50DS/-1.50DC×15)=0.25$。角膜透明,前房深度正常,瞳孔对光反射正常,晶状体密度增加(见二维码彩图 17-0-1)。思考:该患者有哪些疾病? 需要做哪些进一步的检查和治疗?

任务一　视网膜血管病变

一、视网膜动脉阻塞

视网膜动脉阻塞分为视网膜中央动脉阻塞和视网膜分支动脉阻塞。

【病因】

典型的视网膜动脉阻塞多发生于 65 岁以上的老年人,眼科门诊患者中患病率约为 1∶10 000,多为单眼发病,其常见原因如下。

1. 血管栓塞 多由视网膜中央动脉粥样硬化、视网膜动脉炎等致血栓形成。

2. 血管痉挛 多由用眼过度、精神高度紧张等因素所致。

3. 其他部位栓子脱落 如风湿性心脏病赘生物脱落等。

【临床表现】

1. 视网膜中央动脉阻塞

(1)症状:单侧发病,无眼痛,视力数秒内急剧下降(94% 患眼可降至指数或光感),可有一过性视力丧失史(一过性黑矇)。

(2)体征(见二维码彩图 17-1-1、彩图 17-1-2)

1)主要体征:全视网膜后极部呈灰白色混浊水肿,黄斑中心凹出现樱桃红点。

2)其他体征:显著的相对性传入瞳孔障碍,眼底可见视网膜小动脉狭窄,视网膜动脉血管呈念珠状或节段状。

2. 视网膜分支动脉阻塞 阻塞区相应的象限突然出现视野缺损,中心视力有时会波及而下降。眼底检查见视网膜局部灰白色混浊水肿(见二维码彩图 17-1-3),眼底荧光血管造影可见动脉阻塞部位和低荧光灌注区(见二维码彩图 17-1-4、彩图 17-1-5)。

【辅助检查】

(1)检测红细胞沉降率、C 反应蛋白和血小板计数排除巨细胞性动脉炎。

(2)持续监测血压。

(3)其他血液指标检查如空腹血糖、糖化血红蛋白、全血细胞计数加分类、凝血功能等。

(4)颈动脉彩色超声。

(5)心电图、超声心动图,必要时采用动态心电图检查心脏功能。

(6)眼底荧光血管造影、光学相干断层扫描和(或)视网膜电图以确诊。

【诊断依据】

根据典型病史和眼底检查结果快速做出诊断。

【就医指导】

如果视网膜血液供应完全被中断超过 90 min,则几乎不可能恢复视力,所以视网膜动脉阻塞要及早确诊,及时有效地抢救。

1. 急救措施

(1)扩张血管。

(2)降低眼压:①立即用手进行眼部按摩;②乙酰唑胺 500 mg 静脉注射或 2 片 250 mg 片剂口服;③静脉快速滴注甘露醇;④前房穿刺。

(3)血栓所致者,使用链激酶、尿激酶快速溶栓治疗。

2. 其他治疗措施

(1)对因治疗以防反复发作。

(2)给予高压氧、神经组织保护和修复药物如甲钴胺等治疗。

(3)促进改善微循环的药物治疗。

3.随访　1～4周后复查眼科,检查是否出现虹膜/视盘/房角/视网膜新生血管,高达20%的患者在发病后4周左右会出现新生血管。如果新生血管出现,进行全视网膜光凝术(PRP)和(或)抗血管内皮生长因子治疗。

【健康宣教】

(1)控制食盐摄入量,养成清淡、新鲜、多样化的饮食习惯。

(2)注意劳逸结合,不熬夜,合理用眼。

(3)有血栓性疾病的患者注意定期检查心脑血管,做好预防。

二、视网膜静脉阻塞

视网膜静脉阻塞是指视网膜静脉内血流的中断。

【病因】

典型的视网膜静脉阻塞多发生在65岁以上的老年人。有报道患病率为0.1%,5年发病率为0.2%,约10%的病例最终双眼发病,在有相关全身性异常的患者中更常见。主要原因如下。

1.视网膜动脉硬化　在视网膜动、静脉交叉处,硬化的动脉压迫静脉,引起静脉阻塞,多发生于老年人和高血压患者。

2.静脉血管壁损伤　糖尿病、视网膜血管炎等常引起血管内膜损伤,易形成视网膜静脉血栓而导致阻塞。

3.静脉血流淤滞　糖尿病、红细胞增多症等可引起血液黏度增高,颈动脉供血不足、低血压、大量失血、眼压增高等可引起视网膜动脉灌注不良,导致静脉血流迟缓、淤滞,是广泛毛细血管闭塞的诱因。

【临床表现】

1.视网膜中央静脉阻塞

(1)症状:一般有数小时、数天或数周内出现单侧、无痛性视力下降的病史。

(2)体征

1)主要体征:眼底呈火焰状出血,4个象限均出现弥漫性视网膜出血,视网膜静脉迂曲(见二维码彩图17-1-6)。

2)其他体征:棉绒斑,视盘水肿、出血、黄斑水肿、视盘颞侧出现睫状血管分支(晚期表现),视盘、虹膜、房角及视网膜新生血管。

(3)分类

1)缺血性视网膜中央静脉阻塞:多处棉绒斑(通常≥6处),视网膜大量出血,眼底荧光血管造影显示广泛的毛细血管无灌注区。通常出现相对性传入性瞳孔障碍,视力降至0.05或更差并伴有视野狭窄(见二维码彩图17-1-7、彩图17-1-8)。

2)非缺血性视网膜中央静脉阻塞:眼底改变轻微。不出现相对性传入性瞳孔障碍,视力往往在0.05以上(见二维码彩图17-1-9)。

2.视网膜分支静脉阻塞

(1)症状:视力下降伴视野缺损。

(2)体征(见二维码彩图17-1-10、彩图17-1-11)

1)主要体征:象限性视网膜出血,即动静脉交叉压迫远侧区火焰状出血。

2)其他体征:局部棉绒斑、视网膜水肿、视网膜静脉迂曲扩张、伴行的动脉狭窄并出现白鞘、视网膜新生血管形成、玻璃体积血。

【辅助检查】

(1)监测血压。

(2)其他血液指标检查包括空腹血糖、同型半胱氨酸、糖化血红蛋白、全血细胞计数加分类、凝血功能等。

【诊断依据】

1. 全面眼科检查　包括眼压、裂隙灯检查和房角镜检查排除虹膜和房角的新生血管(两者均需在散瞳前观察),散瞳检查眼底。

2. 眼底荧光血管造影　新生血管形成的危险性与毛细血管无灌注程度成正比。

3. 光学相干断层扫描　检测是否有黄斑水肿及其程度,监测治疗效果。

【就医指导】

(1)玻璃体腔注射抗血管内皮生长因子(VEGF)药物。

(2)如果房角出现新生血管或虹膜新生血管≥2个钟点位,应做富血小板血浆(PRP)治疗,预防新生血管性青光眼的发生。

(3)随访,最初每月1次,基于视力变化、黄斑水肿情况及治疗效果决定随访间隔时间是否延长。每次复查时检查眼前节虹膜新生血管,散瞳前行前房角镜检查是否有房角新生血管,散瞳后检查眼底排除视盘和视网膜新生血管。早期出现虹膜或房角新生血管,应立即给予全视网膜激光光凝和(或)抗VEGF治疗,每月随访直到病情稳定或消退。告知患者对侧眼出现视网膜中央或分支静脉阻塞的风险。

【健康宣教】

(1)控制食盐、糖摄入量,饮食多样化。

(2)适当体育锻炼。

三、Coats 病

Coats病又称视网膜毛细血管扩张症,病因尚不清楚。好发于男性儿童,多在10岁前发病,多单眼受累。其他年龄段及成年发生Coats病亦非罕见。

【病因】

视网膜毛细血管扩张,发展为多发性动脉瘤样异常。这种改变可以发生在动脉侧或静脉侧,或两者都有。常有明显的硬性渗出,量大时可从视网膜进入视网膜下间隙。

【临床表现】

1. 症状　婴幼儿患者常因家长发现患眼斜视、白瞳症,或学龄儿在视力检查时发现一眼低视力来诊,就诊时眼底改变多为晚期。

2. 体征　眼底检查可见毛细血管扩张、静脉扩张、微动脉瘤及毛细血管梭形膨胀,是Coats病的特征性表现(见二维码彩图17-1-12)。异常血管的进行性渗出可引起渗出性视网膜脱离。FFA病变区小动、静脉及毛细血管异常扩张、扭曲,动脉瘤形成及片状毛细血管闭塞,可有异常渗漏的新生血管(见二维码彩图17-1-13)。

【诊断依据】

1. 眼底检查　FFA有助于找到扩张的视网膜毛细血管,特征性的视网膜大血管"灯泡状"动脉瘤样扩张在FFA中特别明显。造影中也可见视网膜毛细血管无灌注。

2. 超声检查　在眼底看不清时,超声检查能够提供帮助,可显示后部玻璃体强回声团块,偶尔作为玻璃体和(或)视网膜下出血的证据。

【就医指导】

早期病变可行激光光凝或冷冻治疗;已发生渗出性视网膜脱离者行玻璃体切除、视网膜复位及眼内激光光凝可挽救部分患眼。

【健康宣教】

家长要关注儿童身体,发现眼部异常要及早带孩子就诊。

四、视网膜静脉周围炎

视网膜静脉周围炎亦称青年复发性视网膜玻璃体积血,又名Eales病。多发生于20～40岁的青壮年男性,亚洲人多见。多由一眼先发,反复发生双眼视网膜及玻璃体出血。

【病因】

本病病因不明,有结核感染者多见。

【临床表现】

(1)主要为视网膜反复出血,出血量多而突然,常伴有玻璃体积血。

(2)周边视网膜小血管周围有白鞘及出血。视网膜出血与静脉分支阻塞相似,与静脉阻塞不同的是,早期即有静脉周围白鞘(见二维码彩图17-1-14)。

(3)玻璃体积血的自觉症状为视力迅速丧失,患者往往会告诉医生:起病时眼前有"冒烟"现象,随后出现黑影且逐渐扩大。

【诊断依据】

(1)玻璃体积血。

(2)周边视网膜血管有白鞘。

(3)周边视网膜血管附近有出血。

(4)年轻人。

(5)无糖尿病。

(6)FFA显示周边毛细血管无灌注及新生血管形成引起的渗漏。

【就医指导】

(1)用类固醇药物治疗有一定效果。

(2)在无灌注区及其紧邻的灌注区作激光凝固,可使新生血管退化。

(3)玻璃体切割术有助于清除玻璃体积血及纤维化组织。

【健康宣教】

眼部有异常感受要及时就诊。

五、高血压性视网膜病变

高血压性视网膜病变是指全身性高血压引起的视网膜血管改变。高血压性视网膜病变的急性期也可伴有高血压性脉络膜病变。

【病因】

1.原发性高血压　没有已知的原发病因。

2.继发性高血压　通常由子痫、嗜铬细胞瘤、肾脏疾病、肾上腺疾病或主动脉缩窄引起。

【视网膜病变分级】

Ⅰ级:视网膜动脉变窄。

Ⅱ级:视网膜动静脉压迹(见二维码彩图17-1-15)。

Ⅲ级:视网膜出血、棉绒斑、硬性渗出。

Ⅳ级:Ⅲ级病变加上视盘水肿(见二维码彩图17-1-16)。

Ⅰ和Ⅱ级临床最常见,Ⅲ和Ⅳ级较少见。

【临床表现】

1.症状　通常无症状,也可能出现视力下降。

2.体征

(1)主要体征:眼底检查见广泛或局部视网膜动脉变细,多为双侧。

(2)其他体征

1)高血压:动静脉交叉压迹,视网膜小动脉硬化(铜丝或银丝样),棉绒斑,火焰状出血,大动脉瘤,中央或分支动脉或静脉阻塞,偶见并发新生血管。

2)急性(恶性)高血压或急进性高血压:黄斑区星芒状硬性渗出,视网膜水肿,棉绒斑,火焰状出血,视盘水肿。

【诊断依据】

(1)病史:是否有高血压病史、糖尿病史及眼附属器放疗病史。

(2)测量血压。

(3)全面眼科检查,尤其是散瞳检查眼底。

(4)建议患者至内科或急诊科就诊。根据患者血压情况及是否有临床症状决定其紧急程度。如果舒张压≥110 mmHg,或出现胸痛、呼吸困难、头痛、精神状态的变化,或视盘水肿导致的视物模糊,需要立即请内科医生诊治。

【就医指导】

控制高血压,遵循内科医生的治疗方案。最初每2~3个月复查1次,病情稳定后每6~12个月复查1次。

【健康宣教】

(1)低钠饮食,控制体重,勿暴饮暴食,戒烟酒。

(2)养成规律的生活习惯,注意加强体育锻炼。

(3)40岁以上者要经常测量血压,监测血压变化,确诊的高血压患者要坚持药物控制血压。

六、糖尿病性视网膜病变

糖尿病性视网膜病变包括糖尿病的各种眼底表现。它是一个临床术语,包含了渗出、出血、缺血、增殖及牵拉等视网膜血管性疾病的表现,这些表现可分为增殖性和非增殖性两种类型。

【病因和流行病学】

病程是糖尿病性视网膜病变预后最重要的预测因素。1 型糖尿病患者首诊后 5 年内基本没有糖尿病性视网膜病变的风险;10 年后高达 50% 的患者有不同程度的糖尿病性视网膜病变;15 年后这个数字可以达到 95%。病程少于 10 年时,增殖性视网膜病变很少见。病程达到 25 年时,40% 的患者有增殖性病变。2 型糖尿病也有类似趋势,但许多 2 型糖尿病患者在首诊前多年就已患有无症状的隐匿性糖尿病,因此在诊断糖尿病时可能就已有视网膜病变。

在糖尿病性视网膜病变流行病学调查中,年龄是另一个重要的危险因素,青春期前糖尿病性视网膜病变极为罕见,但青春期后患病率显著升高,超过 50% 的患者在 20 多岁时发生视网膜病变。

【病理生理】

高血糖是糖尿病性视网膜病变发生发展的关键因素,其发病机制可能与以下因素有关:相对的高凝状态、红细胞异常、过度蛋白质糖基化、过多葡萄糖被醛糖还原酶转化,病理组织学上有视网膜毛细血管基底膜的增厚和细胞的丧失。

【分期标准与表现】

Ⅰ期:有微血管瘤或小出血点。

Ⅱ期:轻度非增殖性糖尿病性视网膜病变,出现黄白色硬性渗出及出血斑。

Ⅲ期:中度非增殖性糖尿病性视网膜病变,表现介于轻度与重度之间,可有棉绒斑和静脉串珠样改变(见二维码彩图 17-1-17)。

Ⅳ期:重度非增殖性糖尿病性视网膜病变,无增殖性糖尿病性视网膜病变表现,可有以下任一表现。4 个象限均有广泛视网膜内出血(>20 个);2 个象限出现静脉串珠样改变;1 个象限出现明显的视网膜内微血管异常(见二维码彩图 17-1-18)。

Ⅴ期:增殖性糖尿病性视网膜病变,虹膜、房角、视盘或视网膜的任何一个位置或多个部位出现新生血管,玻璃体或视网膜前出血(见二维码彩图 17-1-19)。

Ⅵ期:眼底纤维增生,并发牵拉性视网膜脱离。

【主要合并症】

(1)糖尿病黄斑水肿(见二维码彩图 17-1-20、彩图 17-1-21)。

(2)新生血管引起的病理改变,如玻璃体积血、视网膜前出血、牵拉性视网膜脱离、新生血管青光眼。

(3)缺血引起的黄斑改变。

【随诊检查项目】

(1)视功能检查、测量眼压。

(2)裂隙灯检查,特别要注意虹膜和房角是否有新生血管。

(3)玻璃体是否清亮,是否合并玻璃体积血。

(4)视网膜是否有出血,是否有新生血管。

(5)黄斑是否有水肿,可以用 OCT 观察水肿。

【就医指导】

(1)积极控制血糖。

（2）重度 NPDR、PDR 或黄斑水肿，考虑行激光治疗，必要时行手术治疗。

【健康宣教】

（1）对每个糖尿病患者来说，都应该进行糖尿病性视网膜病变筛查。

（2）控制血糖、血压对糖尿病性视网膜病变病程的影响。

（3）第 1 次检查后，无糖尿病性视网膜病变者应该每年检查 1 次或至少每 2 年 1 次。

（4）轻度 NPDR 没有黄斑水肿者，每 6~12 个月检查 1 次；中到重度 NPDR 每 3~6 个月检查 1 次。

（5）控制食盐、淀粉摄入量，养成清淡、新鲜、多样化的饮食习惯。

（6）坚持体育锻炼，控制体重。

任务二 中心性浆液性脉络膜视网膜病变

中心性浆液性脉络膜视网膜病变是一种局限性的视网膜神经上皮浆液性脱离，常局限在后极部，可伴有视网膜色素上皮浆液性脱离。通常是一种特发性疾病，但也可见于使用糖皮质激素时。

【病因】

本病常发生于健康的中青年男性，但女性也可发生。确切病因尚不清楚，由于存在液体重吸收障碍，所以很可能是视网膜色素上皮和脉络膜的弥漫性异常导致的。

【临床表现】

1. 症状　常表现为突发的中心视力下降伴有视物变形、变色，可有视物变大或变小、中心暗影的症状。

2. 体征

（1）主要体征：眼底检查可见黄斑区视网膜神经感觉层盘状浆液性脱离区，无视网膜下出血或脂质渗出。脱离边缘逐渐倾斜并与未脱离的视网膜融合（见二维码彩图 17-2-1）。

（2）其他体征：视力通常为 0.25~1.0。Amsler 表测试显示相对暗点和直线扭曲。可有轻度相对性传入性瞳孔障碍、浆液性色素上皮脱离、视网膜下纤维蛋白沉积。局灶性色素上皮不规则提示既往发作病史。

【诊断依据】

FFA 表现多样，最常见的改变是点状高荧光逐渐扩大，视网膜色素上皮水平的点状高荧光随造影过程不断增强，晚期神经上皮脱离区有荧光素积存。另一个少见的 FFA 表现是烟囱状改变，染料从视网膜色素上皮垂直向上扩散。偶尔可见多个渗漏点（见二维码彩图 17-2-2）；OCT 检查可协助诊断（见二维码彩图 17-2-3）。

【就医指导】

（1）使用糖皮质激素者应立即停药，大多数患者在 1~3 个月内症状自行缓解，但可遗留轻微症状，包括中心视力下降、对比敏感度下降、色觉减退和视物变形，罕有视力严重损害。

（2）如果视力持续下降并有液体不吸收超过 3~4 个月,可对 FFA 中的渗漏点做光凝治疗,光凝治疗后需密切随访。

（3）有学者通过玻璃体腔注射抗 VEGF 药物治疗获得成功。

（4）对于疗效不佳的中心凹下病灶,可考虑眼部光动力疗法治疗。

（5）因职业需要希望改善视力或恢复立体视的患者,可早期治疗。

任务三 年龄相关性黄斑变性

年龄相关性黄斑变性(age-related macular degeneration,AMD)是一种常见的、影响中心视力的视网膜变性疾病。AMD 一般发生在 50 岁以上人群,随年龄增长患病率增加。西方国家 50 岁以上人群中 AMD 的患病率为 10%~35%。

AMD 分为"干性"(非渗出性)和"湿性"(渗出性)两种。

一、干性老年黄斑变性

【病因病理】

干性老年黄斑变性的特点是玻璃膜疣和进行性视网膜色素上皮萎缩:玻璃膜疣是视网膜色素上皮(retinal pigment epithelium,RPE)基底膜与 Bruch 膜之间或 Bruch 膜内的沉积物,与色素上皮退行性改变有关。多发性大的玻璃膜疣提示有 Bruch 膜弥漫性增厚。大的玻璃膜疣,也称为软性玻璃膜疣,是 AMD 病情进展和视力丧失的危险因素。RPE 异常包括非地图样萎缩、局部色素增生和地图样萎缩,也是干性 AMD 常见的眼底表现。

玻璃膜疣通常可发生在 50 岁以上年龄的人群。以人群为基础的调查显示,在 41~50 岁年龄段中,早期 AMD(玻璃膜疣)的患病率约为 10%,在 60~70 岁年龄段中则增至 35%。玻璃膜疣也可见于年轻患者,可能与遗传有关。玻璃膜疣物质的确切来源尚不完全清楚,但被认为是 RPE 细胞的变性产物,由脂质和糖蛋白构成,可钙化。

【临床表现】

1. 症状　中心视力逐渐丧失,Amsler 表改变,也可无症状。

2. 体征

（1）主要体征:眼底检查可见黄斑玻璃膜疣(见二维码彩图 17-3-1),视网膜外层色素团块,视网膜色素上皮萎缩,多双眼受累。

（2）其他体征:视网膜和脉络膜毛细血管萎缩(如地图样萎缩,见二维码彩图 17-3-2),营养不良性钙化。

【诊断依据】

患者有突发视力改变或新发生的视物中央模糊或视物变形,应做 FFA 排除渗出性 AMD。仔细的眼底镜检查非常重要,有助于排除渗出性 AMD 的细微病变。光学相干断层扫描(OCT)是一种必要的诊断工具,有助于早期无创诊断。

【就医指导】

无特效疗法,可补充维生素 E 和锌制剂。干性 AMD 大多数不会发生进展期 AMD,不会引起严重的视力损害。多发性大的玻璃膜疣是发生视网膜色素上皮下新生血管(choroidal neovascularization,CNV)的高危因素。渗出性 AMD 患者对侧眼 5 年内发生 CNV 的危险性为 40%~85%。告知患者使用 Amsler 方格表监测中心视力的重要性。局部色素增生的患者,发生 CNV 的危险更高,对视力损害明显。目前有很多试验都在研究本病的治疗,包括叶黄素、类胡萝卜素及 ω-3 脂肪酸等。

【健康宣教】

户外活动要减少紫外线对眼的伤害,阳光强烈时要配戴防护眼镜和遮阳帽等防护用具。

二、湿性老年性黄斑变性

【病因病理】

湿性 AMD 的特点是视网膜内、视网膜下或 RPE 下渗漏、出血或脂质渗出。尽管渗出性 AMD 患病率较低(约占所有 AMD 患者的 10%),但却是绝大多数 AMD 患者(90%)的失明原因。

CNV 是指起源于脉络膜小静脉的新生血管穿过病损的 Bruch 膜长入 RPE 上方或下方。色素上皮脱离表现为 RPE 泡样隆起,也是渗出性 AMD 的一种表现形式。色素上皮脱离可血管化(纤维血管性色素上皮脱离),或仅仅是浆液性脱离不伴 CNV。盘状瘢痕是一个进行性纤维化及黄斑光感受器功能丧失的过程,也是 CNV 和色素上皮脱离共同的最终结局。

【临床表现】

1. 症状　中心视力丧失,中心或旁中心暗点,视物变形,中央视野有闪光感。

2. 体征

(1)主要体征:眼底检查可见玻璃膜疣和视网膜下液或伴有脉络膜新生血管的视网膜色素上皮脱离(见二维码彩图 17-3-3)。

(2)其他体征:视网膜下、视网膜内和(或)视网膜前出血。视网膜渗出,视网膜色素上皮缺失,视网膜下纤维化(盘状瘢痕)。视网膜血管瘤样增生可能提前或与脉络膜新生血管同时出现,其特点为视网膜局部毛细血管扩张,相邻浅表视网膜出血,并伴有视网膜内水肿和视网膜色素上皮脱离。一些新生血管性年龄相关性黄斑变性患者可能出现玻璃体积血。

【诊断依据】

眼底镜检查双眼脉络膜血管和相关的渗漏。眼底血管造影可帮助确诊湿性 AMD 的病灶大小、形态及监测治疗效果。OCT 有助于确定视网膜厚度、脉络膜新生血管厚度和位置、黄斑水肿、视网膜下液和 RPE 层脱离范围,是随访治疗效果的重要手段(见二维码彩图 17-3-4)。

【就医指导】

可施行激光光凝封闭新生血管。根据治疗方案选择随访时间,通常每月随访1次,直到眼底荧光血管造影和(或)光学相干断层扫描显示脉络膜新生血管病变已经静止。接受抗 VEGF 治疗的患者需要不定期随访,随访间隔根据患者对治疗的反应和治疗方案而定。应告知接受玻璃体腔注射的患者有发生眼内炎和视网膜脱离的风险。

【健康宣教】

(1)户外活动要减少紫外线对眼的伤害,阳光强烈时要配戴防护眼镜和遮阳帽等防护用具。

(2)科学饮食,多食用新鲜蔬菜、水果等维生素丰富的食物。

任务四 | Stargardt 病

Stargardt 病又称少年性遗传性黄斑变性,通常在 10 岁前后发病,发病无性别差异,近亲婚配所生子女多见,多为常染色体隐性遗传,但也有常染色体显性遗传病例报道。

【病因】

本病特点是在 RPE 水平有微在的黄色梭形斑点。目前认为本病与眼底黄色斑点症是同一疾病的不同类型。眼底黄色斑点症一般是指特征性的梭形斑点散布整个眼底。当斑点局限于后极部并伴有黄斑萎缩时,则称 Stargardt 病。

【临床表现】

1. 症状 在儿童或青年时期出现视力下降。疾病早期,视力下降程度常与眼底表现不符,因此,要注意勿认为患儿是诈病。

2. 体征

(1)主要体征:除重度色素性视网膜色素上皮外,眼底表现相对正常。视网膜色素上皮水平出现黄色或黄白色斑点状沉着物,常呈鱼尾样外观。萎缩性黄斑变性,指由于黄斑中心色素上皮正常而周围色素上皮萎缩,可出现牛眼样外观、"金箔样"外观,有色素团或明显的地图样萎缩(见二维码彩图 17-4-1、彩图 17-4-2)。

(2)其他体征:大多数病例出现黄斑区外或眼底中周部的色素上皮萎缩,而周边视野正常,极少数可合并视锥、视杆细胞营养不良。疾病早期视网膜电图正常,晚期可异常,眼电图低于正常。

【诊断依据】

1. 视野 常有中心暗点,也可有旁中心暗点、中央视野缩小及环形暗点,尤其是疾病早期。

2. 色觉 可有轻度的红绿色觉障碍。

3. 暗适应 可有暗适应时间延长。

4. FFA 有助于确诊 Stargardt 病的特征包括:脉络膜背景荧光变弱或消失、与梭形斑点不能精确对应的多发性不规则高荧光斑、黄斑的"牛眼"样窗样缺损状高荧光。

5. ERG 通常正常,但周边部斑点和萎缩增多时可表现为振幅下降。

6. EOG　通常略低于正常。

【就医指导】

本病无有效治疗,户外使用防紫外线眼镜对患者有益。

【健康宣教】

优生优育,避免近亲婚配。

任务五　原发性视网膜色素变性

原发性视网膜色素变性(retinitis pigmentosa,RP)是一组与原发性光感受器-RPE 复合体异常有关的遗传性疾病,临床特点为夜盲和周边视野缺损,全域 ERG 严重降低或熄灭。只有 50% 病例被确认有遗传基础。

【病因病理】

起病时间不一,取决于遗传模式。

(1)散发无 RP 家族史,这种病例最常见,病例中一部分是常染色体隐性遗传,其他可能是常染色显性遗传的变异。

(2)常染色体显性遗传是第二常见的遗传模式,预后最好。

(3)常染色体隐性遗传。

(4)X 连锁隐性遗传最少见,预后最差。

【临床表现】

1. 症状　夜间视力减退(常有夜盲)和周边视野丧失。可在疾病早期或晚期出现中心视力降低,直到晚期才出现色觉受累。

2. 体征

(1)主要体征:典型表现为玻璃体内细胞(持续存在);眼底检查可见成簇的色素散布于整个周边视网膜,呈血管旁类型,通常聚集成骨细胞样(骨细胞样色素可缺如);视网膜色素上皮脱色素或萎缩区;动脉变细;晚期视盘蜡样苍白。进行性视野缺损,通常为环形暗点,逐渐进展为管状视野。视网膜电图(ERG)波形中度至重度降低。

(2)其他体征:局限性或象限性色素沉着,黄斑囊样水肿,视网膜前膜,后囊下白内障。

【诊断依据】

1. 典型的 RP 临床三联征　包括视网膜"骨细胞样"色素沉着,动脉变细,视盘蜡黄(见二维码彩图 17-5-1)。

2. 视野　最初中周部有完整的或部分的环形暗点,可向前或向后越伸,晚期仅剩中央视岛。

3. 暗适应　视杆细胞及视锥细胞的暗适应曲线升高。

4. ERG　即使眼底改变很轻微时 ERG 也可显著低于正常。可见暗视 ERG 严重下降或熄灭,明视 ERG 相对不受影响。

5. EOG 几乎都低。

【就医指导】

约 1/4 的患者一生视力良好并能阅读。常染色体显性遗传预后最佳,X 连锁隐性遗传预后最差。20 岁以下的患者很少有视力低于 20/400,到 50 岁时大部分患者视力在20/400 左右。向患者解释并非所有 RP 患者都会失明。低视力辅助用品对患者有帮助。

【健康宣教】

优生优育,避免近亲婚配。

任务六 原发性视网膜脱离

原发性视网膜脱离(retinal detachment,RD)指视网膜神经上皮与色素上皮的分离。根据发病原因分为孔源性、渗出性和牵拉性 3 类。其中孔源性视网膜脱离是高度近视患者最容易罹患的疾病。

一、孔源性视网膜脱离

本病多见于高度近视者,剧烈活动、胸腹腔内压力升高等是常见诱因。老年人、无晶状体眼、人工晶状体眼、眼外伤等也易发生。

【病因】

发生在视网膜裂孔形成的基础上,液化的玻璃体经视网膜裂孔进入神经上皮视网膜下,使视网膜神经上皮与色素上皮的分离引起。裂孔性视网膜脱离发生两大要素:①视网膜裂孔形成;②玻璃体牵拉与液化。裂孔形成因素有视网膜变性萎缩、玻璃体后脱离及牵拉。视网膜变性多位于视网膜周边部,可形成裂孔的最常见变性为格子样变性,还有蜗牛迹样变性、囊样变性、视网膜劈裂等。变性的视网膜可形成较小的萎缩圆孔,如无玻璃体牵拉可不引起视网膜脱离;玻璃体的液化与后脱离对附着部位视网膜的反复牵拉,易形成马蹄形裂孔,常伴有一个与牵拉玻璃体粘连的翘起瓣。眼球钝挫伤后,由于玻璃体的牵拉易形成锯齿缘离断。伴有玻璃体牵拉的裂孔形成后,液化的玻璃体经裂孔进入视网膜下形成视网膜脱离。

【临床表现】

1. 症状 闪光感,漂浮物,视力下降,视野中出现持续的幕帘或阴影遮挡,周边或中心视力缺失或二者兼有。

2. 体征

(1)主要体征:眼底检查可见由于单个或多个视网膜全层裂孔存在导致视网膜下积液,视网膜神经上皮层和色素上皮层分离(见二维码彩图 17-6-1)。

(2)其他体征:前部玻璃体色素细胞,玻璃体积血,玻璃体后脱离,患眼眼压低,透亮但是不随体位改变的视网膜下液,部分患眼出现固定的视网膜皱褶,脱离的视网膜呈波浪状而且欠透明。可存在轻度的相对性传入性瞳孔障碍。

二、渗出性视网膜脱离

渗出性视网膜脱离有两种类型,即浆液性视网膜脱离和出血性视网膜脱离,均无视网膜裂孔。

【病因】

浆液性视网膜脱离见于原田病、葡萄膜炎、后巩膜炎、葡萄膜渗漏综合征、恶性高血压、妊娠高血压综合征、中心性浆液性脉络膜视网膜病变(CSC)、Coats病、脉络膜肿瘤等。出血性视网膜脱离主要见于湿性AMD及眼外伤。

【临床表现】

1. 症状 轻微至严重的视力下降或损伤,视力随头位改变而改变。

2. 体征

(1)主要体征:眼底检查可见视网膜浆液性脱离,视网膜下液可流动。视网膜脱离的范围随体位改变,坐位时视网膜下液积聚于下方,下方视网膜脱离。仰卧位时视网膜下液积聚于后极部,黄斑区脱离。无视网膜裂孔存在,血-视网膜内屏障或外屏障破坏导致液体积聚。视网膜脱离通常不能达到锯齿缘(见二维码彩图17-6-2)。

(2)其他体征:脱离的视网膜平滑,可呈球状。如果累及后极部可出现轻度相对性传入性瞳孔障碍。

三、牵拉性视网膜脱离

增殖性糖尿病性视网膜病变、早产儿视网膜病变、视网膜血管病变并发玻璃体积血及眼外伤等均可发生。多为玻璃体内的纤维细胞条索收缩牵拉导致视网膜脱离。

【病因】

玻璃体内及玻璃体视网膜交界面的纤维增生膜,进而造成牵拉性视网膜脱离。

【临床表现】

1. 症状 视力下降或视野缺损,可无症状。

2. 体征

(1)主要体征:脱离的视网膜表面光滑,呈凹陷状,细胞性膜或玻璃体膜牵拉视网膜,可见由牵拉处发出的视网膜条索。如果出现牵拉性视网膜裂孔,发展为隆起的孔源性视网膜脱离(见二维码彩图17-6-3)。

(2)其他体征:视网膜固定,脱离很少延伸至锯齿缘,可出现轻度相对性传入性瞳孔障碍。

【诊断依据】

(1)间接检眼镜联合巩膜顶压检查,裂隙灯显微镜下接触式眼底镜检查有助于发现视网膜小裂孔。

(2)如果患者屈光间质混浊,B超有助于诊断。

(3)眼底荧光血管造影可显示渗漏或积存,确定视网膜下液的来源。

(4)光学相干断层成像(OCT)有助于确定牵拉膜和脱离的视网膜,有助于确定视网膜下液的来源。

【就医指导】

(1)高度近视患者应定期进行眼底检查,尤其是高度近视患者,每年的全视网膜健康体检在预防视网膜脱离的发生中起到不可忽视的作用。

(2)孔源性视网膜脱离患者中有50%伴有近视眼,高度近视眼有0.7%~6.0%发生孔源性视网膜脱离。高度近视眼者格子样变性、玻璃体液化、玻璃体后脱离的发生率高。

(3)若近视患者出现眼前浮动黑影,需要前往医院就诊检查视网膜和玻璃体情况。若眼前有星光闪烁或者不断流星划过等感觉,甚至视野内某个方向突发固定黑影时,应立即就诊。

(4)急性孔源性视网膜脱离威胁到黄斑中心凹者应急诊手术修复。

【健康宣教】

(1)做好青少年近视防控,建立视觉发育档案,及时采取有效措施控制青少年近视发展。

(2)高度近视患者要避免剧烈体育活动或重体力劳动。

(3)清淡饮食,忌食辛辣食物,多食用蔬菜、水果,多饮开水以避免便秘。

任务七 视网膜母细胞瘤

视网膜母细胞瘤(etinoblastoma,RB)是儿童最常见的眼内恶性肿瘤。本病具有家族遗传倾向,但大部分是散发病例。约40%病例属遗传型,病患父母或为突变基因携带者,或由正常父母的生殖细胞突变引起,为常染色体显性遗传。遗传型发病早,多为双侧,视网膜上RB为多灶性,易发生其他部位原发性第二肿瘤。60%为非遗传型,为视网膜母细胞突变所致。该型发病较晚,多为单眼,视网膜上只有单个病灶。

【病因病理】

肿瘤起源于发育中的视网膜细胞(单眼或双眼),是RB抑癌基因发生突变的结果。RB常表现为一个白色的眼内肿块,并有向大脑直接转移的倾向,如不治疗死亡率极高。研究证实,基因突变的位点和类型,RB基因位于染色体13q长臂1区4带,含27个外显子,26个内含子,RB基因具有抗癌性(抑癌基因),是首先分离出的人类抗癌基因,RB基因的缺失或失活是RB发生的重要机制,一对RB等位基因同时缺失或变异、失活即导致RB产生。

【临床表现】

1.症状 早期多无明显症状,常在无意遮盖健眼时引起患儿哭闹、烦躁等情况时被发现。大多数患者有白瞳症和斜视(见二维码彩图17-7-1)。

2.体征

（1）主要体征：眼底检查见视网膜母细胞瘤较小时为扁平、半透明的白色视网膜病变。随着肿瘤生长，病变为灰白色的实性隆起，表面覆有扩张迂曲的血管（见二维码彩图17-7-2）。已知有3种生长模式。①内生型：肿瘤向内生长，并种植在玻璃体腔内或前房。②外生型：肿瘤向外生长侵入视网膜下间隙，常引起渗出性视网膜脱离。③弥漫浸润型：最不常见的类型，特点是全视网膜浅层播散并侵入玻璃体和前房。

（2）其他体征：虹膜新生血管，近1/5病例中出现"假性前房积脓"（肿瘤细胞和炎症细胞沉积于前房）。

【诊断依据】

1.家族史、父母双眼全面检查（常在麻醉下联合巩膜压迫检查整个眼底）及详细的全身检查。

2.超声检查可见一个隆起的、圆形的眼内肿块，内部有高反射回声（钙化），病变后方巩膜和软组织被遮蔽。

3.CT有助于发现眼内钙化（发生率约为80%），评估眼外蔓延情况，明确有无松果体肿瘤。

4.FFA早期可有肿瘤滋养血管的动脉充盈，肿瘤内部血管的荧光素渗漏，晚期可有肿瘤高荧光。

【就医指导】

1.RB有明显家族遗传倾向，8%有家族史，对于家族内有患病情况时，可通过基因检测的遗传分析方法和产前检测等手段，尽可能降低患病率。

2.对早产儿的眼病筛查及新生儿的围产期体检的开展，也可以对RB进行早发现、早诊断、早治疗。

3.近年对RB的治疗有了许多保留眼球的治疗方法，根据肿瘤的大小、位置与发展程度，采用不同的疗法。选择治疗方法时首先考虑保存患儿的生命，其次考虑保存患眼和视力。

【健康宣教】

优生优育，避免近亲婚配。

任务八　高度近视的眼底病变

高度近视又称病理性近视，是指患者近视度数在-6.00D以上，眼轴长度大于26 mm，并引起一系列严重的眼部病变的近视。发生较早（在5~10岁即可发生），且进展很快，25岁以后继续发展，常伴有多种眼底病变，视力不易矫正，故又称为变性近视。

病理性患者的近视度数往往较高，眼球的前后径较大，由于视网膜牵拉的关系，在年龄较轻时，患者就可以出现玻璃体液化、混浊和玻璃体后脱离等，因此，与正常人相比，病理性近视患者容易发生视网膜脱离、撕裂、裂孔、黄斑出血和新生血管等并发症,且由于眼球后极部扩张,易形成后巩膜葡萄肿。

(一)豹纹状眼底

高度近视视网膜变薄,脉络膜小血管出现萎缩,毛细血管层及中血管层血管减少或消失,暴露橘红色脉络膜大血管,使眼底呈现出豹纹状改变(见二维码彩图17-8-1)。

(二)视网膜脉络膜萎缩斑

视网膜脉络膜萎缩斑呈白色或黄白色,圆形或地图形,大小、数量不等,孤立或融合成大片。大片萎缩斑可与视乳头周围萎缩连接,成为包括视乳头和黄斑在内的巨大萎缩区。萎缩斑内或其边缘常有色素堆积。高度近视眼底后极部出现任何黑斑均可称为Fuchs斑,是RPE细胞的增殖所致(见二维码彩图17-8-2)。

(三)周边视网膜格子样变性、裂孔

周边视网膜格子样变性、裂孔多位于赤道前呈圆形、椭圆形或条带状,长轴与赤道平行,病变区视网膜变薄,可见白色线条排列成格子状或网状,其中间夹有色素沉着在格子样变性区,需激光治疗(见二维码彩图17-8-3、彩图17-8-4)。

(四)黄斑变性、出血

后巩膜葡萄肿致黄斑区的视网膜脉络膜变薄,脉络膜的毛细血管减少或者消失导致组织供氧差,从而加重了黄斑区视网膜退行性变或囊样变性;眼球后极的脉络膜组织随着眼轴增长越来越薄,发生脉络膜萎缩和新生血管,新生血管易破裂出血,称为黄斑出血(见二维码彩图17-8-5)。

(五)弧形斑(近视弧)

由于眼球后极向后扩张,视神经斜插进入眼球,使视盘倾斜,视盘颞侧出现脉络膜新月形萎缩弧。由于脉络膜和视网膜RPE层萎缩暴露瓷白色的巩膜,境界清楚(见二维码彩图17-8-6)。

(六)漆裂样纹、黄斑变性

在黄斑部或后极部尚可见到黄白色或白色条纹,呈网状或分支状,形似漆器上的裂纹故称漆裂样纹,可能为Bruch膜破裂和色素上皮萎缩所致,可并发黄斑区视网膜下出血(见二维码彩图17-8-7)。

(七)视网膜劈裂、视网膜脱离

视网膜神经上皮层间的分离劈裂。高度近视导致眼球前后径变长,眼内的组织受到被动牵引发生变形,视网膜在高度近视、眼球变长的前提下受到视网膜本身长度和面积的影响会被动牵拉、变薄,如果发生在黄斑区就会逐渐发生视网膜层间的劈裂,而劈裂发生后则会导致视网膜裂孔和脱离(见二维码彩图17-8-8)。

(八)后巩膜葡萄肿

后部巩膜特别是黄斑部和视盘周围巩膜明显变薄,纤维排列稀疏,眼球后部呈葡萄样膨出,葡萄肿区域的脉络膜、视网膜色素上皮和视网膜变性萎缩(见二维码彩图17-8-9)。

（九）黄斑裂孔

黄斑区视网膜神经上皮层出现撕裂,形成了一个裂孔,黄斑部视网膜内界膜至感光细胞层发生组织缺损(见二维码彩图 17-8-10)。

（十）视网膜裂孔

视网膜变性区进一步发展,由于玻璃体的牵拉形成裂孔,如马蹄形、新月形、舌形等,可发展为视网膜脱离,需激光治疗。

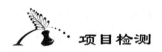 项目检测

扫一扫、练一练

（马　宇）

项目十八

视神经及视路疾病

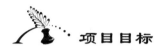

项目目标

①会使用检眼镜检查眼底。②树立眼球－视路－大脑皮质大视觉器官观念。③培养视光学纵向思维能力。

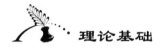

理论基础

视路指从视网膜光感受器起,到大脑枕叶皮质视觉中枢为止的全部视觉神经冲动传递的径路,为大脑的一部分,包括视神经、视交叉、视束、外侧膝状体、视放射和视皮层。从解剖上来看,12 对脑神经有一半(Ⅱ、Ⅲ、Ⅳ、Ⅴ、Ⅵ、Ⅶ)与眼部直接相关,大约65%的颅内疾病有眼征,由此可见神经科和眼科关系密切。

视神经是指由视盘到视交叉的一段视觉神经,分为眼内段、眶内段、管内段及颅内段,视盘是视神经的起始部,视网膜神经节细胞纤维在视盘处汇集和转折,形成视神经纤维穿过筛板。筛板处有 400～500 个通道供视神经纤维通过,筛板以前的神经纤维除少数发育异常者外,均为透明的没有髓鞘的纤维。

正常人视神经纤维数与视网膜视神经节细胞数相同,约为 100 万根左右。视神经外覆盖着 3 层脑膜,从外向内分布为硬脑膜、蛛网膜和软脑膜,系颅内 3 层鞘膜延伸而来。3 层鞘膜间有两个间隙,分别为硬脑膜下腔和蛛网膜下隙,两个间隙与相应的颅内间隙相通,其中充满脑脊液。视神经从胚胎发育和解剖上均属于中枢神经系统的一部分,受损后不易再生。

视神经纤维在视路中的排列走行有一定的规律性,视盘黄斑束在视盘颞侧,占视神经横断面 1/4 之多,在生理上负有维持视敏锐的中心视功能,对病理损害具有较高的敏感性,在视神经炎常易最先受累,以致视盘颞侧变白或苍白。

视交叉在视路中位置比较特殊,与颅前窝、颅中窝的关系密切,视交叉位于蝶鞍上方,下方为脑垂体,两侧为颈内动脉及后交通动脉,上方为第三脑室,周围为海绵窦,前上方为大脑前动脉、前交通动脉,以及鞍结节。这些部位的疾病有可能累及视交叉,了解视交叉解剖有利于神经系统疾病的定位诊断和指导治疗。

视路疾病除视盘的病变可通过检眼镜等直视检查外,其余部分均不能直视,因此诊断视路疾病必须依据病史、视力、瞳孔、眼底、视野等检查,并借助暗适应、色觉、视觉诱发电位、眼底荧光素血管造影、眼眶与头颅的 X 射线摄影、B 超、CT、MRI 等检查手段。其中视野检查对视路疾病的定位诊断具有重要意义。

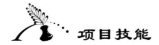

项目技能

见项目十七项目技能检眼镜检查视网膜结构。

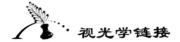

视光学链接

正常的视神经与视路是保持良好双眼视的必备条件,双眼视觉平衡失调不仅影响视力,还会引起视疲劳甚至日常行为异常,带来学习、工作效率低下等困扰。视觉康复训练是眼视光师的重要工作内容。

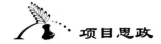

项目思政

1. 流行性脑膜炎、流行性乙型脑炎曾经是严重威胁儿童健康的常见传染病,具有很高的致残率、致盲率,我国适龄儿童计划免疫接种政策的实施显著降低了儿童传染性疾病的发生,有效提高了儿童的健康保健水平。

2. 酗酒导致的甲醇中毒是青壮年视盘炎的常见病因,戒烟、戒酒有利于健康!

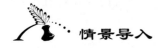

情景导入

某女,18 岁,双眼视物不清伴眼球转动时疼痛 1 周。视力:0.06/0.08,不能矫正,双眼角膜透明,前房深浅正常,瞳孔大小正常,对光反应稍迟钝,晶体无明显混浊,眼底可见视乳头边界清,颜色大致正常,C/D≈0.3,A/V=2:3,中心凹可见。思考:患者可能患何疾病? 需要进一步做哪些检查?

任务一 ## 视神经炎

视神经炎并非单指视神经的炎症,实际上是指能够阻碍视神经传导功能,引起视功能改变的一系列视神经疾病,如炎症、退变及脱髓鞘疾病等。临床上一般分为视盘炎和球后视神经炎两类。

一、视盘炎

视盘炎指视盘的局限性炎症,多见于儿童或青少年,常突然发病,多累及双眼,视力下降严重,经治疗一般预后好。

【病因病理】

本病常见于急性或慢性传染病,也可继发于眼眶、鼻窦、牙齿炎或由于葡萄膜炎蔓延引起。目前认为儿童视盘炎的主要诱因为流行性脑膜炎、流行性乙型脑炎。青壮年视盘炎的原因主要为酗酒。病理改变:早期白细胞渗出,主要是中性粒细胞,神经纤维肿胀崩解,随后巨噬细胞出现并清除变性的髓鞘物质。由于神经组织肿胀而致视神经内部压力增高,进一步加重局部缺血、缺氧,神经纤维逐渐失去代偿,最终导致萎缩。

【临床表现】

大多数病例视力急剧减退,早期有眼球及眼球深部痛,是因为视神经鞘膜与眼外肌肌腱密切相连,当眼球转动时,邻近的三叉神经末梢受刺激会引起眼球疼痛,但临床上询问时有时并不明显。瞳孔常不同程度地散大,相对性传入性瞳孔障碍(RAPD)。眼底检查可见视盘表面毛细血管扩张导致视盘潮红,边缘不清,生理凹陷消失。视盘周围视网膜水肿呈放射状条纹,可有小片状出血。

【辅助检查】

对比敏感度(CSF)测定,色觉检查及视觉诱发电位(VEP)等均有一定的辅助诊断价值。图形 VEP(PVEP)检查时需视力较好者,可见 P100 潜伏期延长、振幅下降。视野以中心暗点为最重要,可出现绝对性或相对性暗点,特别对小红色视标敏感,易检出。

【诊断依据】

根据视力、眼底、视野及瞳孔,特别是 RAPD 等改变可确诊,不能仅凭视力及眼底改变诊断,详尽询问病史、眼部及全身详细检查,客观、综合分析,认真观察病情及加强随访等。

【就医指导】

首先应积极寻找病因,针对病因治疗,现多采取早期大剂量糖皮质激素,一般疗程不宜太短,维持在 2 个月左右。抗生素的使用应根据有无感染性炎症而定。可联用神经营养药物如维生素 B_1、ATP、肌苷等。

中医治疗中血管扩张药及活血化瘀药如复方丹参、烟酸等有一定效果,可改善微循环,扩张血管,改善视神经缺血、缺氧症状,有利于神经纤维恢复。

【健康宣教】

（1）做好儿童传染病预防接种。

（2）流行季节要做好儿童防护,少去人员密集场所,做好戴口罩、服中药等预防措施。

（3）养成健康的生活方式,不吸烟、不酗酒,保持良好的卫生习惯。

二、球后视神经炎

一般可分为急性球后视神经炎和慢性球后视神经炎两类,以慢性多见。

【病因】

一般与视神经病变的病因相似,以特发性视神经炎最多见,也是青少年视神经病变的最常见原因。

【临床表现】

临床上可逐渐发病,也可突然视力减退,甚至无光感,多单眼发病,也可累及双眼。瞳孔常中等或极度散大,可存在 RAPD 阳性。眼底早期无异常,但视力显著减退,此为其特征,因视盘黄斑束纤维是维持中心视力的神经纤维,一旦受累即影响视力。3 周至 1 个月左右视盘颞侧可显露出色淡或变白。眼球运动时有牵引痛或眶后痛。

【辅助检查】

视野有中心、旁中心及哑铃状暗点,检查视野时应强调中心视野。当患者在锻炼或热浴,甚至热饮时会出现一过性视力模糊,而在较冷温度下或冷饮时视力又可增进,这种现象称为 Uhthoff 征,多见于多发性硬化及 Leber 病引起的视神经炎,推测与体温增高直接干扰轴突的传导和释放化学物质有关。临床上有时可见视力恢复而视神经萎缩仍在进行的现象,需结合视野、电生理等检查。

【诊断依据】

根据视力、眼底、视野等检查可确诊。色觉检查可见红绿、黄蓝色觉障碍;图形 VEP 的 P100 延缓或消失,闪光 VEP 潜伏期延长和振幅减少。临床上对原因不明的球后视神经炎,或反复发作又能自行缓解者,应考虑多发性硬化可能。

【就医指导】

首先应针对病因治疗,病因不明者可采用中西医结合治疗。其次,判断视功能障碍的病程,定期查视力、视野、VEP 等,必要时定期进行头颅 CT 和 MRI 等检查。早期一般首选糖皮质激素治疗,建议静脉滴注。其他神经营养药物如维生素 B_1、肌苷等均有一定效果。

中医治疗中,活血化瘀类中药亦有价值,如复方丹参、葛根注射液静脉滴注,复明胶囊口服等有良好效果,值得推广应用。

【健康宣教】

（1）预防接种是预防、控制疾病最经济、最有效的措施,婴幼儿及儿童应及时进行疫苗接种。

（2）养成健康的生活方式,不吸烟、不酗酒,保持良好的卫生习惯。

任务二　视盘水肿

视盘水肿系视盘被动性水肿,一般多认为颅内压增高可通过蛛网膜下隙的脑脊液传导至视神经鞘间隙,使后者压力增高,从而压迫通过其间的视网膜中央静脉,使其回流受阻,引起视盘水肿。引起视盘水肿的原因有多种,但最重要和最常见的原因仍为颅内压增高,因此,视盘水肿对临床诊断有无颅内压增高有一定价值。

【病因】

按照病因可分为以下几种。①颅源性:视盘水肿最常见和最重要的病因是颅内压增高,致使颅内压增高的原因最多见的为颅内肿瘤,且与肿瘤的部位和发展速度有关。除了颅内肿瘤外,脑出血、脑水肿、脑膜炎、脑内动脉瘤及良性高颅压(假脑瘤)等也可导致颅内压增高。多为双眼视盘水肿。②眶源性:眶内肿瘤、脓肿、炎症及内分泌性突眼等压迫视神经均可产生视盘水肿。③眼源性:低眼压可伴发视盘水肿,常见的原因有外伤性睫状体脱离、白内障摘除术后、抗青光眼滤过术后导致的低眼压等。④全身疾病:如恶性高血压、白血病、贫血、慢性肾炎、糖尿病等。

组织上可见视盘肿胀隆起,邻近部分视网膜出现褶皱,神经纤维间水肿,神经轴突及神经节细胞变性,视盘及视网膜血管淤血,血管外有淋巴细胞浸润,血管外胶质细胞及结缔组织增生。

【临床表现】

一般视力多无影响或轻度模糊,水肿波及黄斑部则可影响视力。可发生一过性黑矇,根据视盘水肿发生速度及临床形态,临床上常分为早期型、进展型和萎缩型。①早期型:视盘边缘模糊,一般多从下方开始,然后至上方,继而扩展至鼻侧,最后颞侧模糊不清,视盘充血或浅层出血。②进展型:视盘表面隆起明显,表面的微小血管瘤及毛细血管扩张明显,周围可见点状或火焰状出血,可引起视网膜皱褶,波及黄斑区。③萎缩型:无论何种原因引起的视盘水肿长期不消退均可转入萎缩型。视盘色泽变为灰白色或白色,视网膜血管变狭窄,视盘隆起度减低,边缘不清。

【辅助检查】

生理盲点扩大特别是水平径线的扩大对早期诊断有价值,也可结合颅或眶部 CT 或 MRI 检查、激光扫描检眼镜(SLO)、光学相干断层成像术(OCT)等可以清楚地观察视盘的细微变化,但要注意定期观察。

【诊断依据】

典型的视盘水肿可以通过眼底检查发现,可结合动态的视野改变、SLO、OCT 等进行诊断,并及时请神经科医生会诊。

【就医指导】

需及时入院规范治疗,注意颅内及眶内疾病的检查。

任务三　缺血性视神经病变

缺血性视神经病变(ischemic optic neuropathy,ION)系视神经的营养血管发生急性循环障碍所致,以视网膜中央动脉在球后9~11 mm进入视神经处为界限,临床上可分为前部缺血性视神经病变(anterior ischemic optic neuropathy,AION)和后部缺血性视神经病变(posterior ischemic optic neuropathy,PION),前者为本节重点。前部缺血性视神经病变系供应视盘筛板前区及筛板区的睫状后短血管的小分支发生缺血,使视盘供血不足,发生急性缺血缺氧、水肿。本病多发生于老年人。

【病因】

高血压、动脉硬化、心血管疾病为常见的原因,供应视盘的前部即筛板前区及筛板区的睫状后动脉粥样硬化所致的血管狭窄或梗死是AION的常见原因。其他危险因素有总动脉或颈内动脉狭窄、急性血压下降如大出血、休克等。可分为动脉炎性和非动脉炎性两种。

【临床表现】

常突然出现视力减退,常双眼受累,先后发病可间隔数周、数月或数年,发病多在中年以后,严重者可致盲。早期轻度视盘局限水肿呈淡红色或呈灰白色,可伴有小出血点。如有高血压、动脉硬化等,视网膜血管可出现相应变化。本病分为以下几种。①非动脉炎性:多见于40~60岁的糖尿病、高血压、高血脂患者,也可称动脉硬化性,多双眼发病。②动脉炎性:少见,主要为颞动脉炎,可双眼同时发生视力减退、视盘水肿,以70~80岁的老人多见。

【辅助检查】

典型的与生理盲点相连的弧形视野缺损,荧光眼底血管造影(FFA)早期可见同一视盘上梗死区与未梗死区荧光强弱的不对称性,此种不对称性与视野缺损部位大致相当。后期可见病变区荧光素渗漏,晚期视神经萎缩部分病例可呈明显的类似晚期青光眼的视盘凹陷、苍白。

【诊断依据】

ION可依据病史及临床表现结合视野、FFA等检查作出诊断,AION的诊断可参考以下标准:①视力突然下降,如怀疑为颞动脉炎,注意颞动脉区有无变粗、压痛等,可检查红细胞沉降率,如增高有一定参考价值;②典型视野改变;③眼底荧光血管造影视盘呈低荧光或荧光充盈缓慢或不充盈呈缺损;④利用彩色多普勒超声测量颈内动脉、眼动脉、视网膜中央动脉及睫状后动脉等亦有一定诊断意义。

【就医指导】

对于有发病危险因素的中老年屈光不正患者出现视力下降时,应及时入院规范治疗,治疗中应重视中医药治疗的作用。

【健康宣教】

老年人要保持乐观的良好心态和规律的生活习惯。

任务四 视神经萎缩

视神经萎缩(optic atrophy)指外侧膝状体以前的视神经纤维、神经节细胞及其轴突在各种病因影响下发生变性和传导功能障碍。

【病因】

本病由多种原因引起,如炎症、压迫、视网膜或视神经病变、缺血、外伤、中毒、脱髓鞘、营养性及遗传性疾病等。视盘苍白是由于视盘部胶质细胞增生、毛细血管减少或消失所致,由于视神经纤维出现变性、坏死、脱髓鞘而导致神经的传导功能丧失。

【临床表现】

根据眼底表现可分为原发性和继发性两种。

1. 原发性视神经萎缩 又称下行性视神经萎缩,是从筛板后的视神经、视交叉、视束至外侧膝状体以前的视路损害,如垂体肿瘤、球后视神经炎等,视盘色苍白,境界清晰,筛板可见。

2. 继发性视神经萎缩 又称上行性视神经萎缩,是视网膜或脉络膜的广泛病变所致,如视网膜色素变性等,视盘境界不清,筛板不可见,同时可见视网膜动脉变细、狭窄、闭塞或血管白鞘等。

【辅助检查】

正常视盘颜色颞侧较鼻侧淡,色泽受多种因素影响,不能仅凭视盘色泽诊断,必须结合视功能的检查如视野、视觉电生理等综合分析。

【诊断依据】

尽可能作出病因诊断,详尽询问病史(包括出生史、家庭史等),根据视盘不同程度的灰白色改变,结合视力、视野、VEP等进行诊断。如垂体腺瘤可引起双眼视神经萎缩伴有典型的双眼颞侧偏盲,视网膜色素变性则伴有典型的眼底改变。

【就医指导】

告知患者应尽早除去病因,入院规范治疗,通过营养神经、血管扩张剂、维生素、中医药治疗等挽救视神经,保留部分视力。

任务五 视神经肿瘤

视神经肿瘤罕见,较常见的有视神经胶质瘤和视神经脑膜瘤两种。

一、视神经胶质瘤

视神经胶质瘤(optic glioma)是由视神经内部神经胶质细胞异常增殖所致,多发生在10岁以下儿童,多为良性或低度恶性肿瘤,成年人少见且恶性程度较高。

【病因】

瘤细胞以星形细胞为主,可有少突神经胶质细胞或成胶质细胞等,不引起血行转移或淋巴转移,患者多伴有多发性神经纤维瘤病,可有家族史。

【临床表现】

肿瘤起于眶尖者,可早期引起视力障碍,易向颅内蔓延。位于眶内者可使眼球向正前方突出。

【辅助检查】

除了眼部症状外,应结合 CT 和 MRI 结果进行分析诊断。

【诊断依据】

根据眼部症状和体征,结合头颅影像学检查,视神经管扩大提示肿瘤向颅内蔓延,MRI 更有助于了解病变范围。若儿童单眼视力呈进行性下降,同时伴有眼球突出或有斜视,应考虑本病可能,同时应注意检查全身皮肤有无多发性神经纤维瘤的咖啡色素斑发生。

【就医指导】

应根据肿瘤大小及位置行手术治疗,手术很难彻底清除,如果未累及眼球则不一定同时摘除眼球,侵入球内者应同时行眼球摘除,术后行放射治疗。

二、视神经脑膜瘤

视神经脑膜瘤系起源于视神经外硬脑膜的蛛网膜成纤维细胞或硬脑膜内的内皮细胞的一种中胚叶性肿瘤,属于良性肿瘤,多见于40岁后女性,年龄越小,恶性程度越高。

【病因】

视神经脑膜瘤是一种中胚叶性肿瘤,又名蛛网膜纤维母细胞瘤或硬脑膜内皮细胞瘤,可向后通过视神经孔向眶部扩展形成哑铃状。

【临床表现】

可在眶缘触及质地坚硬的肿块,较硬、不光滑、不能移动,眶内者由眼球多向正前方突出。CT 或 MRI 可观察到视神经增粗或呈梭形肿块。

【辅助检查】

除了眼部症状外,应结合 CT 和 MRI 结果进行分析诊断。

【诊断依据】

根据临床症状和体征,结合影像学检查,X 射线、CT 及 MRI 检查可诊断。

【就医指导】

尽量早期确诊,主要采用手术治疗,同时行放射治疗。

任务六 视盘发育先天异常

【分类与临床表现】

1. 视盘发育不全　一般是由于在胚胎发育至 13~17 mm 时,视网膜神经节细胞层分化障碍所致。酗酒和滥用药品与该病发病有关。眼底视盘较正常小,呈灰色,可由视网膜上皮越过巩膜筛板外缘形成的黄色外晕所包绕,形成双环征。视力减退与其视神经发育不全或弱视有关。该病常伴有内分泌及中枢神经系统异常,如发育迟缓、身材矮小等。

2. 视盘小凹　多单眼发病,视力一般正常,为神经外胚层发育缺陷所致,如合并黄斑部病变时可出现视力障碍。小凹多见于视盘颞侧或颞下方,大小、深度不一,可呈灰白色或黄色,裂隙样、三角形、多角形等。凹陷常被白色纤维胶质覆盖。典型视野呈弓形,束状缺损或中心暗点。

3. 牵牛花综合征　眼底表现酷似一朵盛开的牵牛花,视盘比正常的扩大 3~5 倍,呈粉红色,中央呈漏斗形,底部白色绒毛样组织填充。视盘边缘毛细血管异常,动脉、静脉分不清,视盘外有视网膜脉络膜萎缩区。视力明显减退,可同时伴有小眼球、脉络膜缺损等。

4. 视盘玻璃疣　多为退行性变,视盘部位出现玻璃样物质,多双眼发病,位于视盘浅表时易看见,呈半透明发亮的黄色或白色圆形小体。深层者不易观察,可致视盘稍扩大、隆起呈假性视盘水肿外观。视野可见生理盲点扩大,扇形或不规则缺损等,B 超检查观察视盘区轻度隆起可协助诊断。

5. 有髓鞘神经纤维　多在视盘周围的视网膜内出现,常双眼同时出现,视盘周围呈银白色,甚至整个视盘均被包绕。视力一般无影响。

【病因】

视盘发育发展异常是一种中胚叶性肿瘤,又名蛛网膜纤维母细胞瘤或硬脑膜内皮细胞瘤,可向后通过视神经孔向眶部扩展形成哑铃状。

【临床表现】

视盘发育先天异常较罕见,常伴发全身异常,临床表现各异,极易误诊,对小儿眼科的临床诊断等有一定参考价值。

【辅助检查】

除了检眼镜观察眼底视盘,应结合 B 超、视野、全身疾病等进行分析诊断。

【诊断依据】

结合眼底视盘改变及相关辅助检查手段进行诊断。

任务七 │ 视路疾病

一、视交叉病变

视交叉位于鞍膈上方,其后方为第三脑室漏斗隐窝,下方为垂体,位于颅底的蝶鞍区。视交叉对缺血十分敏感,由于远离脑组织和脑室系统,早期可仅有眼征而无全身神经系统症状和体征。

【病因】

视交叉病变的原因最常见的为脑垂体腺瘤,其余还有鞍上病变(如嗅沟脑膜病、颅咽管瘤)、鞍旁肿瘤、视交叉蛛网膜炎、血管瘤(韦氏环病变)等,外伤及视交叉本身的病变少见。

【临床表现】

由于视网膜纤维及黄斑纤维在视交叉中排列有一定规律,因此视野障碍亦有一定顺序,其中双眼颞侧偏盲为典型体征。原因为肿瘤由鞍内向上生长,可压迫视交叉的下方及后方,首先受压迫的是视交叉下方的视网膜内下方的纤维,引起颞上象限视野缺损。然后继续累及视交叉中层的视网膜内上象限纤维,因而可致颞下象限视野缺损,形成颞侧偏盲,再发展可向两侧压迫视交叉较内侧的视网膜外上象限不交叉纤维,而产生鼻下象限缺损,最后是鼻上象限。右眼视野损害按顺时针顺序发展,而左眼呈逆时针顺序。而肿瘤由鞍内向下生长,自上而下压迫视交叉,则视野缺损顺序不同,有助于区分病变部位。

【辅助检查】

结合全身病变、视野、头颅 CT 或 MRI 检查等进行分析诊断,有些病例需长期随访。

【诊断依据】

重视常规检查,包括视力、视野、眼底、VEP 等,结合内分泌改变、视野、头颅 CT 及 MRI 等进行诊断。

【就医指导】

针对病因治疗。

二、视交叉以上视路病变

【临床表现】

1. 视束病变　多由于邻近组织病变如鞍区或鞍旁肿瘤,Willis 环动脉瘤等所累及。病变的特征为病变对侧的、双眼同侧偏盲,如左侧视束病变引起左眼鼻侧、右眼颞侧视野缺损,可伴有下行性视神经萎缩。因交叉与不交叉的纤维在两侧排列不十分对称,双眼视野缺损可不一致。Wernicke 偏盲瞳孔强直对于视束疾病的诊断有一定的定位价值,裂隙灯光线刺激病变侧视网膜瞳孔无反射。

2.外侧膝状体病变　较罕见,多由血管性疾病所引起。临床表现为病变的对侧、双眼同向偏盲,视野偏盲较有一致性。因瞳孔光反射的传入纤维已在进入外侧膝状体前离开视束,经上丘臂入中脑,无 Wernicke 偏盲性瞳孔强直,可伴有下行性视神经萎缩。

3.视放射病变　可有外伤、肿瘤和血管性病变等引起。若病变累及视放射前部,因双眼相应部分的视神经纤维未充分地彼此混合,双侧视野缺损可不一致。病变越靠后部,其一致性越明显。可伴有黄斑回避,无视神经萎缩、无 Wernicke 偏盲性瞳孔强直及视动性眼球震颤阳性。

4.枕叶病变　常由血管性病变引起,其次为肿瘤和外伤。表现为双眼一致的同侧偏盲,可伴有黄斑回避,无视神经萎缩及 Wernicke 偏盲性瞳孔强直。双侧枕叶皮质的损害可引起皮质盲。

皮质盲(cortical blindness)临床上称为大脑盲,外侧膝状体以上包括双侧视放射和枕叶病变时均可发生双眼全盲。其特征为:①视觉完全丧失(无光感或黑矇);②瞳孔大小及对光反射正常;③眼底视盘无异常;④VEP 检查异常。

黄斑回避(macular sparing)指在同侧偏盲患者视野的中央注视区保留 1°～3°或更大一些的视觉功能区,多发生于外侧膝状体以上的视路损害,尤其多见于枕叶病变。

【辅助检查及诊断】

常规检查,包括视力、视野、眼底、VEP 等,结合 CT、MRI 及脑部血管造影等进行诊断,重视视野的改变。

【就医指导】

对于屈光不正患者出现典型的视野缺损症状,需及时入院规范治疗。

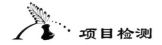

扫一扫、练一练

（李　爽）

项目十九

眼眶疾病

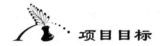

项目目标

①能判断眼球位置异常。②熟悉影响眼球位置的常见因素。③拓宽视野,树立人体大健康整体理念。

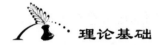

理论基础

一、应用解剖与生理

眼眶由骨性眼眶和眼眶内容物所构成。

(一)骨性眼眶

眼眶(orbit)是位于颅顶骨和颅面骨之间的骨性空腔,由额骨、蝶骨、颧骨、上颌骨、腭骨、泪骨和筛骨七块骨骼组成,左右各一,两侧基本对称分布。骨性眼眶的形状大致呈锥形,底向前,尖向后,前后最大径线为 40~50 mm;骨性眼眶前面开口大致呈四边形,眶缘稍圆钝,入口横径约为 40 mm,竖径约为 35 mm;眼眶壁分别由眶上壁、眶内壁、眶下壁和眶外壁围绕组成,相邻于颅前窝、额窦、筛窦、上颌窦、颅中窝等结构;眶壁存在多个骨孔、骨裂,有血管和神经通过,因此眶内与相邻结构的病变可相互影响,同时这些骨性孔、骨裂也是影像诊断和实施手术时重要的解剖标志。眼眶后部为眶尖,眶尖是指视神经孔与眶上裂之间骨桥的部位。视神经管(optic canal)由蝶骨小翼和蝶骨体外侧组成,位于眶尖稍内侧,长 10 mm,宽 4~6 mm,有视神经、眼动脉和交感神经从管内通过。视神经管的前端为视神经孔(optic foramen),视神经孔大于 6 mm 或两侧明显不对称多提示病理性改变。眶上裂(superior orbital fissure)呈三角形,长约 22 mm,是蝶骨大翼、蝶骨小翼之间的骨裂,位于眶后部眶上壁与眶下壁交界处;眶上裂通过第 Ⅲ、Ⅳ、Ⅴ(眼支)、Ⅵ 对脑神经,眼静脉及交感、副交感神经。眶颅沟通性病变会影响这些结构,产生相应的临床症状。眶下裂(inferior orbital fissure)是由蝶骨大翼下缘与上颌骨、腭骨所形成的骨裂,位于眶外壁和眶下壁之间,第 Ⅴ 对脑神经的上颌支、颧神经,以及眼下静脉至翼丛的交通支由此通过。

（二）眼眶内容

眼眶内容物包括眼球、视神经、眼外肌、血管、神经、筋膜和脂肪体等结构。视神经分为球内段、眶内段、管内段和颅内段，视神经的眶内段位于肌肉圆锥内，呈 S 形，全长 25～30 mm，周围间隙被松软的脂肪填充，视神经表面的鞘膜与同名脑膜相延续，眶内段视神经的这种解剖结构具有重要的病理生理意义，肌肉圆锥内弯曲的视神经使眼球转动更加灵活，同时具有较好的抗震动能力。但进入视神经管的视神经位置恒定且周围间隙狭小，出现病理改变将对视神经产生较大影响，如临床上常见的外伤性视神经挫伤。此外，视神经的鞘膜与同名脑膜及其间隙相延续，颅内压的变化可直接影响视神经，高颅压时通过检眼镜可观察到视盘水肿。

眼动脉是眶内主要供血动脉，入眶后依次分出视网膜中央动脉、泪腺动脉、睫状后动脉、肌支、眶上动脉、筛后动脉、筛前动脉及终鼻背动脉，为眼球及眶内组织供血。视网膜中央动脉（central retinal artery）一般是眼动脉进入眼眶内发出的第一支血管，该血管在视神经下方迂曲前行，在距眼球后极部约 10 mm 处进入视神经，因视网膜中央动脉缺乏侧支循环，一旦发生断裂、痉挛和栓塞均将导致视网膜缺血，甚至造成视力丧失，临床手术时，应引起高度重视。

眼眶的静脉回流途径有 3 条：①向后经眼上静脉及眼下静脉至海绵窦；②向前经眼静脉与内眦静脉吻合入颜面血管系统；③向下经眶下裂至翼状静脉丛。由于眼眶的静脉缺少静脉瓣，因此，颜面部或鼻窦的感染性病变，可通过吻合支累及眼眶，产生眶蜂窝织炎；严重者可波及海绵窦，危及生命。

眶腔的容积与眶内容的多少决定眼球的相对位置。当眶腔缩小或眶内容增加时，可以出现眼球突出，如眶内肿瘤、眼外肌肥大、眶内出血、炎症、水肿等导致的眶内容物增多，骨性肿瘤等所致的眶腔缩小等；当眶腔扩大或眶内容减少时，出现眼球内陷，如外伤所致的眼眶爆裂性骨折。眼球突出或眼球内陷均为眼眶疾病的常见症状。

角膜前顶点与外眦最低点的垂直距离称为眼球突出度，国人正常眼球突出度为 12～14 mm，双眼突出度相差小于 2 mm。眼球突出测量多采用 Hertel 眼球突出计，简便实用，测值准确。临床上眼球突出度的正常值并非绝对数值，稍超出正常值仍可能为正常；如果双眼球突出度相差大于 2 mm 为病理性眼球突出。

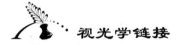

视光学链接

高度近视尤其病理性近视患者，随着近视度数的加深，眼轴逐步增长。临床研究表明，对于轴性近视患者，度数每增加 300 度，眼轴增长 1 mm，所以度数越高，眼球突出严重程度就越高，慢慢地就会出现近视性眼球突出。

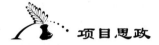

项目思政

眼眶外伤与交通安全:由于构成眼眶壁的筛骨呈蜂窝状,结构脆弱,现代生活中交通事故致颅底(眼眶壁)骨折引起眶上裂或眶尖综合征比较多见,眶上裂通过第Ⅲ、Ⅳ、Ⅴ(眼支)、Ⅵ对脑神经,眼静脉及交感、副交感神经,眶上裂综合征表现为上睑下垂、眼球前突、瞳孔散大、眼球运动障碍等,还可因角膜感觉减退或消失,引发神经麻痹性角膜炎。而眶尖综合征指经过眶上裂及视神经孔的神经、血管损伤后出现的征象,其临床表现除了眶上裂综合征外还包括视力障碍及视神经萎缩,这些损伤都会严重影响眼的正常功能,甚至导致失明,所以人人都要遵守交通法规,创造良好有序的交通环境,减少交通事故,利人利己利社会。

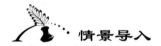

情景导入

男性,63岁,1个月前出现双眼发胀伴眼睑肿胀、左眼复视、视力下降,无眼球疼痛、红肿、流泪、活动障碍等,无怕热、多汗、心悸、手抖、易饥、大便次数增多、消瘦等不适,先就诊外院眼科未见异常,后内分泌科查促甲状腺激素(TSH)<0.01 μIU/mL,游离碘甲状腺原氨酸(FT₃)、游离甲状腺素(FT₄)、总三碘甲状腺原氨酸(TT₃)、总甲状腺素(TT₄)均高,促甲状腺激素受体抗体(TRAb)阳性。饮食睡眠可、大便2次/日,偶有不成形,体重未见明显变化。既往高血压病史5年、高脂血症病史5年、5年前发现血糖高未注意。否认吸烟、饮酒史。查体:T 36.2 ℃、BP 140/70 mmHg,皮肤潮,眼睑肿胀、左眼睑裂增宽、瞬目次数减少,甲状腺未及肿大、质软、无压痛、未闻及血管杂音。心率80次/min,律齐。肺腹查体未见异常。辅助检查:甲状腺B超示甲状腺弥漫性病变伴结节(左叶多发)。甲状腺同位素扫描:双叶甲状腺肿大、摄锝功能增强。思考:分析该患者的病情,确定诊治方案。

任务一 眼眶炎症

眼眶炎症占全部眼眶疾病的50%以上,分为特异性炎症和非特异性炎症。特异性炎症是指由明确病原体引起的炎症,如眼眶的细菌、真菌、寄生虫引起的炎症;非特异性炎症是指病因不明的眼眶炎症性改变或其综合征,如眼眶炎性假瘤、痛性眼肌麻痹、结节病、中线性坏死性肉芽肿、Kimura病、结节性动脉炎、颞动脉炎等,本节仅叙述临床常见的眶蜂窝织炎及眼眶炎性假瘤,此外,甲状腺相关免疫眼眶病变具备眼眶炎症性改变的病理特征,故在此一并叙述。

一、眼眶蜂窝织炎

眼眶蜂窝织炎(orbital cellulitis)是发生于眼眶软组织内的急性化脓性炎症,可发生于任何年龄,但多见儿童。临床表现严重,可以引起不可逆性视力丧失、颅内蔓延或败血症而危及生命,其死亡率和视力丧失率较高。目前,由于抗生素发展较快、诊断方法先进,使眶蜂窝织炎的死亡率和视力丧失率极大地降低。

【病因病理】

本病多见于眶周围结构感染灶的眶内蔓延,最常见为来源于鼻窦、口腔及牙齿、牙龈的感染灶。其次为来源于面部的感染,如眼睑疖肿、丹毒等治疗不及时。病原体多为葡萄球菌、链球菌,儿童以流感嗜血杆菌为主。眼眶外伤的异物滞留、眶内囊肿破裂也可诱发眶蜂窝织炎。全身的感染灶经血行播散、败血症或全身免疫功能低下者也可致眶蜂窝织炎。

【临床表现】

本病分为眶隔前蜂窝织炎和眶隔后蜂窝织炎,后者又称为眶深部蜂窝织炎,临床上二者不易严格区分,眶深部蜂窝织炎全身症状较眶前部严重,尤其在脓毒血症、海绵窦血栓时,高热,恶寒,脑膜刺激症状存在。眼部表现有以下内容。

1.疼痛　眼眶及眼球疼痛,压痛明显,眼球转动时加重。

2.水肿　眼睑充血水肿,结膜水肿突出于睑裂之外,并可见结膜干燥、糜烂、坏死。

3.角膜　因眼睑、结膜高度水肿,睑裂不能闭合,角膜暴露而引起角膜炎,占21%~25%。

4.眼球突出　轴性眼球突出。当对侧眼球也突出时,应注意是否有海绵窦血栓存在。

5.视力下降　组织水肿压迫视神经或视神经受累伴视神经炎。

6.眼外肌　眼球运动障碍,多为各方向运动不足,严重者眼球固定。

7.眼底　视乳头水肿,视网膜静脉扩张,视网膜出血。视网膜动脉、静脉栓塞,视网膜脱离。

8.瞳孔　瞳孔传导障碍为传入性反应障碍,直接对光反射消失。

9.眼内炎或全眼球炎　除角膜水肿、结膜水肿外,前房积脓、玻璃体积脓。

10.其他　合并颅内感染时出现神志不清。

【辅助检查】

影像学检查有意义,X射线可发现眶密度增高;CT扫描显示眼球突出、眶内软组织肿胀,轮廓欠清晰。超声检查可见回声增强、眼外肌增粗,当出现眶内化脓灶时可见单一或多发的透声腔。根据病原体的不同,实验室血象检查有不同表现,细菌性感染者外周血白细胞数升高,以中性粒细胞为主。

【诊断依据】

详尽询问病史,根据典型的临床表现不难做出诊断,影像学检查有助于进一步确诊。

【就医指导】

一经诊断,在未明确病原体时,应立即全身应用广谱抗生素控制感染;同时争取结膜囊细菌培养及药物敏感试验,积极寻找感染源,及时应用最有效的抗生素。应用脱水剂降低眶内压,保护视神经。眼部用抗生素滴眼剂、眼膏,保护角膜;眼睑闭合不全可试用湿房。炎症局限化脓后,可在超声引导下抽吸脓液或切开引流。对于并发海绵窦炎症的病例,应在内科及神经科医生的指导下积极抢救。

【健康宣教】

（1）积极参加体育锻炼,增强抗病能力。

（2）春秋季节戴口罩防止呼吸道传染病及季节过敏性疾病,预防鼻窦炎。

（3）及早治疗牙病。

二、炎性假瘤

眼眶炎性假瘤属于眼眶非特异性炎症的范畴,临床常见,无明显性别和种族差异。因病变大体改变类似肿瘤,故称之为炎性假瘤。根据病变侵犯的部位和阶段不同,临床表现各异。

【病因病理】

发病原因至今尚不明确。目前多数学者认为是一种非特异性免疫反应性疾病。基本的病理学改变是炎症细胞浸润,纤维组织增生、变性等。

【临床表现】

多发于成年人,但也可见儿童,临床可表现为急性期或慢性期,眶内一种组织受累,也可多种组织同时受累,病情反复。炎性假瘤按组织学分型分为淋巴细胞浸润型、纤维组织增生型和混合型,不同类型的炎性假瘤其临床表现也有差异。按病变主要侵犯的部位又可分为肌炎、泪腺炎、视神经周围炎、弥漫性眼眶炎症、眼眶炎性肿块等。病变累及的部位不同,临床表现也不尽相同,因此,眼眶炎性假瘤的临床表现有较大的差异,但它们均具有炎症和点位效应的共同特征。

1. 肌炎　患者出现单条或多条眼外肌肥厚,其特征性改变是肌肉止点明显充血、肥厚,可透过结膜发现充血呈暗红色的肥厚肌肉;由于组织堆挤,临床表现为不同程度的眼球突出,眼球运动障碍、复视及眶区疼痛,部分患者上睑下垂;病变后期肌肉纤维化,双眼球可固定在不同眼位,不但失去生理功能,尚有外观缺陷,患者非常痛苦。

2. 泪腺炎　病变累及泪腺,临床症状相对较轻,因影响泪液分泌,患者可有流泪或眼睛干涩感,泪腺区结膜充血,上睑缘呈"S"形,睑裂变形。扪诊时泪腺区可触及类圆形肿块,活动度差,轻压痛。

3. 视神经周围炎　病变累及视神经鞘膜、眼球筋膜及其周围组织,以疼痛和视力减退为主。眼底可见视盘充血。

4. 弥漫性眼眶炎症病变　累及眼眶所有结构,表现为眼球突出、眶压增高、泪腺增大、眼外肌肥厚、视神经增粗。

5. 眼眶炎性肿块　是较常见的一种类型,肿块位于眶前部可致眼球移位,单发或多发。位于眶深部可致眼球突出,肿块无包膜,与正常组织粘连,手术切除易出现并发症。

【辅助检查】

影像学检查有意义,肌炎CT扫描可见眼外肌条状增粗,肌肉止点处更加明显,此特征可与甲状相关免疫眼眶病变相鉴别;泪腺炎 CT 扫描发现泪腺增大;视神经周围炎 CT 扫描显示视神经增粗;眼眶炎性肿块 CT 显示软组织密度肿块,以及肿块压迫所产生的继发性改变。

【诊断依据】

根据典型的临床表现,结合影像学检查诊断并不难。CT 显示占位性病变或正常结构的改变,眼外肌肥厚的典型特征可与甲状腺相关免疫眼眶病变相鉴别。超声检查,淋巴细胞浸润型表现为内回声低,纤维组织增生型者声衰减显著。对于诊断不明确或疗效不明显者,应注意排除恶性淋巴瘤,必要时活检。

【就医指导】

1. 糖皮质激素　对弥漫性淋巴细胞浸润型、肌炎型和泪腺炎型有显著效果。原则是足量突击,病情控制后小量维持。本病容易复发,小剂量用药延续 3 个月或更长。对于不适于使用肾上腺皮质激素者,可用环磷酰胺等免疫抑制剂代替。对于纤维增生型炎性假瘤,各种治疗效果均不显著。

2. 放射治疗　对肾上腺皮质激素治疗有效的炎性假瘤类型对放射治疗更为不敏感,适用于:①患有全身性疾病,不适于使用肾上腺皮质激素治疗者;②肾上腺皮质激素治疗引起明显不良反应者;③肾上腺皮质激素治疗无效者。

3. 手术切除　肿块型、泪腺炎型炎性假瘤药物治疗效果不明显者,可以手术切除,但手术并发症较多;肌炎型炎性假瘤,当肿大的眼外肌稳定半年以上,眼位偏斜,复视不能矫正,可手术矫正眼位。

三、甲状腺相关眼病

甲状腺相关免疫眼眶病变(thyroid related immune orbitopathy,TRIO)过去的命名多而混乱,如 Graves 眼病、眼型 Graves 病、甲状腺相关眼病等,虽名称有别,但均具有相同的临床特点,即伴有甲状腺内分泌轴功能异常的眼眶病变。

【病因病理】

本病病因至今尚未完全揭示清楚。但目前已经公认该病是一种自身免疫或器官免疫性疾病,且与全身内分泌系统的功能状态密切相关。在不同人群、病变的不同时期,可表现出甲状腺内分泌轴(甲状腺、垂体及下丘脑所分泌的内分泌素或其相互作用)的异常,并且均具有相似的眼眶病变。病理组织学的共同特征是早期的炎症细胞浸润、水肿所致明显的炎症反应,后期出现组织变性、纤维化所致的功能障碍。

【临床表现】

病变主要累及眼眶的横纹肌、平滑肌、脂肪组织、泪腺及结缔组织。由于病变累及范围广泛,加上由此所致的继发病变,使该病的临床表现复杂和多样化。

1. 眼睑征　主要包括眼睑回缩和上睑迟落,是 TRIO 的重要体征,前者表现为睑裂开大,暴露部分巩膜;后者表现为眼球下转时上睑不能随之下转,暴露上方巩膜。

2. 眼球突出　多为双眼先后发病,病程早期多为轴性眼球突出,后期由于眼外肌的纤维化、挛缩,使眼球固定在某一眼位,影响外观。伴有甲状腺功能亢进者,眼球突出症状发展较快。有的患者甲亢控制后,眼球突出更加明显,临床上称为恶性突眼。

3.复视及眼球运动障碍　TRIO 不可避免地出现眼外肌病变,均为多条肌肉受累,可先后发病或程度不同,早期眼外肌水肿,炎症细胞浸润,后期出现纤维化。肌肉受累频度依次为下直肌、内直肌、上直肌和外直肌,患者常有复视,当眼外肌纤维化时,复视更加明显或恒定,表现为眼球向该肌肉运动相反的方向转动障碍,如下直肌病变,眼球向上转动受限,这是由于下直肌挛缩、不放松所致,而非上直肌麻痹所致,故称为限制性眼外肌病变。

4.结膜和角膜病变　眶内软组织水肿,眶压增高致结膜水肿、充血,严重者结膜突出于睑裂之外,眼睑闭合不全发生暴露性角膜炎、角膜溃疡,患者有明显的疼痛、畏光、流泪症状。

5.视神经病变　视神经病变是本病的继发性改变,目前认为由于眶内水肿,眶压增高对视神经压迫所致。此时患者视力减退、视野缩小或有病理性暗点;眼底可见视盘水肿或苍白,视网膜水肿或渗出,视网膜静脉迂曲、扩张。

【辅助检查】

伴有甲亢的患者有全身症状,如性情急躁、基础代谢率增高、脉搏加快、消瘦、食欲增加、手震颤等。超声显示眶脂肪回声增强、眼外肌增粗;CT 扫描显示多眼外肌梭形肥大、筛骨纸板受压所致的"细腰瓶"样改变等。实验室检查包括吸碘率,血清 T_3、T_4 水平,血清 TSH 水平数值多不稳定,T_3 抑制实验及促甲状腺激素释放激素(TRH)兴奋实验结果也可异常。

【诊断依据】

有典型的临床表现和影像学特征,诊断并不难。有部分患者的实验室检查是正常的,而只存在眼部体征,这些病例的诊断仍可确立。

【就医指导】

1.全身治疗　主要是治疗甲状腺功能异常,应在内分泌科医生指导下进行。

2.眼部治疗　包括药物治疗、放射治疗和手术治疗。

(1)药物治疗:病变早期以炎症反应为主,应使用糖皮质激素,对于有禁忌证的患者可应用其他免疫抑制剂;使用脱水剂有利于减轻眶内水肿,局部注射肉毒杆菌素用于治疗眼睑回缩,也可用于治疗恒定期的限制性眼外肌病,减轻复视症状;角膜病变应及时使用滴眼剂,夜间涂抗生素眼膏;眼睑闭合不全,严重的角膜溃疡应使用湿房保护角膜,必要时做睑裂缝合。

(2)放射治疗:药物治疗无效或有禁忌证的患者,可采用放射治疗,一般采用双颞侧投照,总量为 20～30 Gy。

(3)手术治疗:适用于病情稳定的眼睑、眼外肌病变,高眶压经药物治疗无效,而出现视神经病变或严重的角膜病变,以及有美容要求的患者,包括眼睑 Müller 肌切除术、上睑提肌延长术、眼外肌松解斜视矫正术、眼眶减压术等。临床上应视病变的程度选择不同的手术,但选择手术顺序的基本原则是眼眶减压术、眼外肌矫正手术、眼睑手术。

【健康宣教】

(1)关注更年期健康,积极参加社会活动,保持充实、乐观的心理。

(2)甲状腺疾病要遵守医嘱合理饮食和规范用药治疗。

任务二 眼眶肿瘤

一、皮样囊肿

皮样囊肿在眼眶肿瘤中比较常见,生长缓慢。

【病因】

皮样囊肿是胚胎时期表皮外胚层植入形成的囊肿,是一种迷芽瘤,囊肿由囊壁与囊内容物组成,囊壁为复层鳞状上皮,含有毛囊和皮脂腺,囊腔含有脱落上皮、胆固醇、脂肪、毛发及皮脂腺分泌物,囊壁绕以纤维结缔组织。

【临床表现】

皮样囊肿虽为先天性疾病,但生长缓慢,甚至有静止期,部分患者至成年以后才发现。一般为单侧发病,没有种族、性别及眼别差异,临床表现为渐进性眼球突出。由于囊肿多发于眼眶的上方及外上方,使眼球向下或内下移位并突出,于眶缘可扪及半圆形或圆形肿物,边界清楚,略有弹性,无压痛,可推动,与皮肤无粘连,视力、眼球位置及眼球运动无改变,肿物较大者可影响上睑形状,或压迫眼球引起屈光不正。如囊肿破裂内容物溢出,可致炎症反应,类似眶蜂窝织炎。

位于眶深部的囊肿,最初临床表现为眼球突出,可向内下方移位。病变进展缓慢,甚至静止一段较长时间,所以有些患者就诊较晚。由于肿物压迫眼球,引起屈光不正、视网膜水肿,视力减退。少数患者因囊肿破裂伴有炎症反应、眼眶压痛及眼睑水肿、瘘管形成或颞部膨隆、眼球运动障碍及视神经萎缩。

【辅助检查】

对于发生在眶缘的皮样囊肿,根据发病年龄、肿物位置和扪诊情况,即可做出诊断。而眶深部囊肿需各种影像学检查,具有明显特征,B超显示病变边界清楚,形状可不规则,透声性好,视囊内容物的性质可表现为无回声、中度回声、强回声或块状回声,均有可压缩性。X射线可显示眶壁的骨压迫性改变,即骨压迫吸收密度减低和周围的骨密度增高,称为骨硬化环。CT既显示骨骼又显示软组织,囊肿的边界清楚,囊内容密度不均匀,因有脂类物质,大多数可见负值区,病变与骨壁关系密切,可见多种形状的骨压迹。

【诊断依据】

有典型的临床表现和影像学特征进行综合分析诊断。

【就医指导】

手术治疗为主,手术时注意囊壁去除彻底,骨凹陷处用苯酚烧灼,酒精中和,盐水冲洗,避免眶内正常结构的损伤。

【健康宣教】

(1)做好沟通和心理疏导,克服恐惧心理。

（2）及早手术。

二、眼眶海绵状血管瘤

眼眶海绵状血管瘤因肿瘤内为海绵样血管窦腔而得名，是成年人最常见的原发于眶内的肿瘤，无明显性别差异，属于眼眶内原发良性肿瘤。

【临床表现】

缓慢性眼球突出，多无感觉，偶有眶区轻度疼痛。根据肿瘤的原发部位表现不同的首发症状，肿瘤位于眶尖压迫视神经，较早引起视力下降、视神经萎缩及眼底改变；肿瘤压迫眼球后极也可致眼球屈光改变，导致视力下降。临床上肿瘤多位于肌肉圆锥内，表现为轴性眼球突出；肿瘤较大时可致眼球运动障碍。

【辅助检查】

B超检查有典型的回声图像，具有定性诊断意义。回声图表现为边界清楚、类圆形、内回声强而均匀、透声性较好，具有可压缩性。CT显示具有良性占位性病变的特征，边界清楚、内密度均匀，注射造影剂肿瘤明显加强。可显示视神经的受压、移位及骨改变；CT具有定位诊断意义。

【诊断依据】

根据典型的临床表现和影像学特征进行综合分析诊断。

【就医指导】

因肿瘤无恶性变，临床症状不明显者可观察，尚有停止生长的临床现象。如肿瘤威胁视力或有严重的眼球突出，可手术切除，根据CT定位，采用前路或外侧开眶术。

三、眼眶脑膜瘤

眼眶脑膜瘤按照发病部位来分，可包括起源于眶内的脑膜瘤和继发于颅内的脑膜瘤两种，前者可起源于视神经外的蛛网膜及眶内异位脑膜细胞；后者多由颅内蝶骨嵴脑膜瘤蔓延而来。

【临床表现】

多发于中年女性，主要的临床症状为慢性眼球突出、眼睑水肿及视力下降。视神经鞘脑膜瘤主要沿视神经蔓延，视神经增粗，早期即引起视盘水肿、视神经萎缩，视力丧失、眼球突出、慢性视盘水肿或萎缩、视神经睫状静脉称为视神经脑膜瘤的四联症。来源于蝶骨嵴的脑膜瘤经视神经或眶上裂入眶，肿瘤压迫视神经引起同侧原发性视神经萎缩，当肿瘤生长体积增大，颅内压增高后，又可引起对侧视神经水肿，称为Foster-Kennedy综合征。蝶骨嵴脑膜瘤眶内蔓延往往还会引起眶骨壁增生、颞部隆起，而视力丧失较晚。

【辅助检查】

影像学显示同时具备软组织占位和骨增生的特征。超声显示视神经增粗、眶内肿块、内回声少、声衰减显著。CT影像呈多样性，根据肿瘤的原发部位、病程不同，可显示视神经的管状增粗、楔状增粗、车轨征或钙化；眶内边界不清的块状影，眶骨壁增厚。MRI在显示视神经管内及颅眶交界的病变方面优于CT。

【诊断依据】

根据典型的临床表现和影像学特征进行综合分析诊断。

【就医指导】

手术切除,多采取外侧开眶或经颅开眶。肿瘤不容易完整切除,术后极易复发,多在反复手术后丧失视力,甚至危及生命。行眶内容物摘除术后严重影响外观,可辅助放射疗法。

四、眼眶横纹肌肉瘤

眼眶横纹肌肉瘤可发生于任何年龄,自出生至成年均可发病,但多见于10岁以下的儿童,是儿童时期最常见的眶内恶性肿瘤。缺乏明显的性别倾向,多发生于单侧眼眶,少见双侧眼眶,偶见于成年人。肿瘤生长快,恶性程度高。近年来综合治疗的应用,虽提高了疗效,但死亡率仍较高。

【临床表现】

肿瘤大多好发于眶上部,使眼球向前下方突出,眼睑水肿,球结膜水肿并突出于睑裂之外,类似眶蜂窝织炎。肿瘤生长极快,眶缘处即可触及软性肿物,可于穹窿结膜处破溃坏死。患者多眼球固定、视力丧失,肿瘤累及全眶并向颅内蔓延。

【辅助检查】

影像学显示具有诊断意义,超声显示眶内大块的异常病变,内回声极少。CT显示高密度占位病变及骨破坏。

【诊断依据】

儿童患者,眼球突出或眶部肿块发展迅速,特别是具备眼眶占位性病变和炎症表现共存时,有助于诊断。影像学检查对诊断有较大帮助,其中CT对于显示病变、骨破坏情况和眶外蔓延范围有较大诊断价值。

【就医指导】

目前多采用综合治疗,即手术前化疗使肿瘤缩小,然后行扩大的手术切除,术后再行化疗及放疗,放射总量在60~100 Gy。常用的化疗药物有环磷酰胺、长春新碱、多柔比星或放线菌素D。

任务三　眼眶先天性异常

一、先天性小眼球合并囊肿

先天性小眼球合并囊肿是一种先天眼眶异常,系由于胚胎发育阶段胚裂未闭合,神经上皮增殖在眼眶形成囊肿。囊的内层为视网膜,但是结构不清。

【临床表现】

患者常存在无功能的小眼球,囊肿多位于小眼球的下方,并与之相连。下睑多隆起,囊性感,大小不一,眼球转动时囊肿可随之活动。

【就医指导】

及早手术摘除。

二、脑膜脑膨出

先天性眶壁缺损,使颅腔内容物(包括脑组织、脑膜及脑脊液)突入眼眶,引起一系列的临床症状、体征,称为脑膜脑膨出。

【临床表现】

出生后即可出现临床症状,病变于眶前部的多在内眦或鼻根部,可触及软性肿物,表面光滑,搏动感并与脉搏一致,压迫肿物可向颅内移位,有时引起脉搏减弱、恶心等脑部症状。病变位于眶后部者不易触及肿物,可致眼球突出,伴搏动。CT 可显示眶骨壁缺失。患儿可伴有其他的畸形。

【就医指导】

及早转颅外科手术治疗。

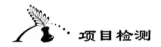

项目检测

扫一扫、练一练

（李　爽）

项目二十

全身疾病的眼部表现

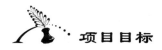 **项目目标**

①能指导验光中发现的可疑全身性疾病者就医。②熟悉影响眼健康的常见全身性疾病。③树立人体健康整体观。

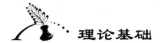 **理论基础**

眼的发育、解剖与机体全身紧密相关,全身疾病如高血压、动脉硬化、糖尿病、高颅压、结核病、甲状腺功能亢进、维生素缺乏等均可在眼部致病。视网膜血管是全身唯一能用检眼镜看到的血管,又是循环系统的末梢部分,许多全身性血管病及代谢性疾病,均可在不同程度上使眼的血管受到侵犯,因此眼部血管的改变在一定程度上可反映它们病变的程度。另外由于眼球位于体表,容易对眼睑、球结膜、角膜、瞳孔等进行检查,因此,如何能从眼部体征中寻找诊断全身病的依据为临床所关注。在临床诊断与治疗中,务必有整体的观念,充分认识眼与全身疾病之间的关系,方能提高对疾病的诊疗水平。

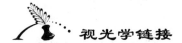 **视光学链接**

部分糖尿病患者在糖尿病早期因为血糖过高引发视网膜病变和轻微白内障,会先出现远视力下降症状,因而中老年人出现远视力下降时应注意筛查糖尿病。

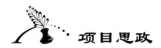 **项目思政**

老年人眼部出现轻微不适而后缓解,往往是全身性疾病特别是脑部疾病的先兆,丰富的专业知识和洞察入微的工作作风能为客户提供高水平的专业技术服务和就医指

导,及时发现疾病隐患,指导就医,减少老人因疾病而导致的生活质量下降,体现了大健康工作者良好的职业道德。

任务一 内科病的眼部表现

一、动脉硬化

通常所说的动脉硬化包括老年性动脉硬化、动脉粥样硬化和小动脉硬化等,其共同特点是动脉非炎症性、退行性和增生性的病变。高血压和高胆固醇血症是动脉硬化最重要的危险因素,二者常合并存在。①老年性动脉硬化:是血管系统衰老的表现,通常发生在50~60岁以上的老年人,其主要的组织病理改变是血管壁中层纤维样变和玻璃样变,致使弹力层和肌层受损,血管弹性和舒缩性降低。②动脉粥样硬化:动脉粥样硬化主要累及大型及中型动脉,以主动脉、冠状动脉为多见,视网膜中央动脉除属于小动脉,动脉粥样硬化累及眼底的视网膜中央动脉。③小动脉硬化:是各种原因引起血压缓慢而持续的升高,长时间不能降至正常,全身小动脉产生一种代偿性的反应性改变,小动脉产生增殖性改变,发生纤维增殖。

眼底表现:眼底动脉硬化可见视网膜动脉血管细小狭窄、管壁光反射带增强,呈铜丝状或银丝状,在动静脉交叉处可有压迫征等。其改变与高血压早期略同。通常所说的动脉硬化和高血压的眼底表现常相互联系。

健康指导:合理膳食;适当的体力劳动和体育锻炼;不吸烟;适量饮酒;积极控制危险因素;合理安排工作和生活。

二、高血压

高血压性视网膜病变可以反映高血压病的病程及其与全身重要器官的关系。高血压病程越长,眼底病变程度越严重。分为缓进型(良性)和急进型(恶性)两种。

(一)缓进型良性高血压性视网膜病变

视网膜动脉呈痉挛状态,迁曲,管径狭窄,管壁反光增强,甚至呈铜丝状或银丝状,静脉扩张和行径迂曲,动静脉管径之比由正常的2:3减少为1:2,甚至更小。进一步发展可出现视网膜水肿、出血及渗出。临床上常采用 Keith-Wagener 四级分类法,对高血压性视网膜病变程度进行分析。

Ⅰ级:视网膜动脉痉挛收缩变窄。此改变主要发生于第二分支及以下的分支。

Ⅱ级:视网膜动态硬化。动静脉交叉处可呈现不同程度的病理变化,动脉光反射增宽,呈铜丝状和银丝状。

Ⅲ级:除视网膜动脉狭窄与硬化外,尚有视网膜水肿、棉绒斑、硬性渗出、出血斑等。

Ⅳ级:除Ⅲ级改变外,并有视盘水肿及其他并发症。

（二）急进型良性高血压性视网膜病变

血压于短期内突然急剧升高，引起视网膜及脉络膜血管代偿失调。眼底可见动脉显著狭窄、出血、渗出，视盘及其周围视网膜水肿，软性渗出提示高血压的严重性，眼底荧光血管造影见多处毛细血管闭塞区、毛细血管扩张和微动脉瘤，视盘有明显渗漏。

动脉硬化性视网膜病变和高血压性视网膜病变对动脉硬化和高血压本身的诊断、病情观察、疗效的判断及预后等均有一定价值，但要注意眼底无血管硬化改变亦不能排除全身无血管硬化。

健康指导：减轻体重；限制钠盐摄入；减少脂肪摄入；戒烟限酒；增加体育活动；减轻精神压力。

三、肾炎

肾炎通常指弥漫性肾小球肾炎，临床可分为急性和慢性两种。其眼底改变大多由于肾炎引起高血压所致，与肾炎本身无关。

（一）急性肾小球肾炎

本病多见于儿童或青少年。除了常见的眼睑水肿外，多数患者眼底可有小动脉轻度狭窄、视网膜轻度水肿、浅层视网膜线状或火焰状出血及棉絮状斑。这些病变可逆，随着病情好转，眼底可恢复正常。

（二）慢性肾小球肾炎

本病多有眼睑水肿，严重贫血者可见球结膜水肿和球结膜下出血，眼底常呈高血压性视网膜病变和贫血性眼底改变，如视网膜动脉呈铜丝状或银丝状、动静脉交叉压迹、动脉变细、静脉迂曲扩张等，可有较多棉絮状斑，视盘常因贫血色泽变淡，视网膜血管早期呈功能性狭窄。病情进展迅速而严重者，可呈视盘视网膜病变，或渗出性视网膜脱离，慢性期如伴有视盘水肿，常预后不良。眼底改变与高血压呈正相关，收缩压增高是导致眼底出血及渗出的主要原因。

健康指导：及时就医，避免加重肾损伤的因素如感染、劳累、妊娠、造影剂及肾毒性药物（如氨基糖苷类抗生素）等。

四、糖尿病

1. 结膜　发生于睑裂部的梭形或囊状的深红色小点状微血管瘤，毛细血管呈螺旋状，毛细血管和细小静脉血流缓慢，常有红细胞聚集。

2. 角膜　主要表现为触觉减退，与糖尿病病程及血糖的控制程度有关。

3. 虹膜　主要表现为虹膜红变，虹膜表面尤其是瞳孔缘处可见细小的新生血管。虹膜红变与组织缺氧有关，常提示眼底新生血管形成，如新生血管累及房角，引起房水排出障碍，可导致新生血管性青光眼。常伴有瞳孔对光反射迟钝。

4. 晶状体　高血糖可使晶状体变性混浊，发生代谢性白内障，典型表现为晶状体前囊下乳白色雪片状混浊，且发展迅速。

5. 视网膜　糖尿病性视网膜病变分为单纯型和增殖型两型，后者可引起广泛玻璃体积血、继发性视网膜脱离等而失明。详见本书"视网膜病"。

6. 眼部神经　主要表现为缺血性视神经病变,眼外肌麻痹、调节障碍和视神经萎缩。眼外肌麻痹常突然发生,瞳孔多不受累,因糖尿病性微血管病变主要累及神经的中央部分,支配瞳孔运动的纤维走行于动眼神经上方周边部,故缺血对其造成的影响轻。滑车和展神经亦可有相似变化,一般眼肌麻痹常在 1~2 个月或 1 年内恢复。

7. 屈光不正　血糖的升高可引起房水渗透压降低,房水渗入晶状体,使晶状体屈光度改变而发生近视,当血糖降低时房水渗透压升高,晶状体内水分外渗,形成相对的远视,这种屈光度的迅速变化是糖尿病引起晶状体屈光度改变的特征,为曲率性屈光不正。

健康指导:饮食治疗(总原则为控制热量、合理搭配,避免高脂肪、纯糖食物);合理运动;病情监测等。

五、感染性心内膜炎

感染性心内膜炎是在原有心脏瓣膜病的基础上继发了草绿色链球菌等细菌性感染而引起。眼部表现与心脏瓣膜赘生物脱落形成血管机械性阻塞的部位有关,如阻塞眼睑、结膜等小血管,可发生细小的出血;如阻塞视网膜血管主干或分支,可表现为视网膜中央动脉或分支动脉阻塞的症状;若带有细菌的栓子进入眼内而引起转移性眼内炎、脓毒性视网膜炎等脓毒性炎症;典型的有 Roth 斑(具有白色中心的出血斑),即梭形出血中央有黄白色的核心,也可见于视网膜血管炎、白血病、贫血等改变。

健康指导:增强体质;保持良好的卫生习惯;进行有可能感染心内膜炎这种疾病的操作时,要去正规的门诊去接受治疗,而且也要在专业医生的指导下预防性地运用抗生素。

六、血液病

1. 贫血　全身血液循环中红细胞总量低于正常值或红细胞中的血红蛋白含量下降称贫血,当红细胞总数减少到 $1.5×10^{12}/L$ 或正常值的 30%,血红蛋白降到 30% 以下时可以发生贫血性视网膜病变。随着贫血病程的进展,视网膜病变也随之加剧。贫血性视网膜病变包括:①视网膜上各种具有白芯的出血斑(Roth 斑),为贫血眼底改变的重要特征,白芯常被认为是血栓栓子或感染性的栓子;②视网膜静脉迁曲扩张,视网膜水肿、硬性渗出,可伴有视乳头水肿;③恶性贫血可出现缺血性视神经病变或表现为视神经萎缩,可致失明。

2. 白血病　白血病是一类造血干细胞的恶性克隆性疾病,临床表现为发热、感染、出血和贫血、肝脾大及全身脏器损害等症状,白血病可以侵及所有的眼部结构,多发生于血液循环丰富的组织,如视网膜、脉络膜及视神经等。其中最主要的是眼底视网膜的改变。眼底的典型表现是视网膜病变和眶内浸润。白血病视网膜浸润可以发生在急性白血病和慢性白血病,其中急性白血病患者更为常见,表现为视网膜静脉迁曲、血管白鞘;视网膜硬性渗出和棉绒斑,视网膜出血多位于后极,以视网膜内火焰状出血和圆形出血多见。其中 Roth 斑表现为中央白色细胞碎屑及毛细血管内栓子,其周边为视网膜内层出血。此外在慢性白血病患者可以表现为周边结节状视网膜浸润、周边视网膜微血管瘤、玻璃体白血病细胞浸润。

3. 真性红细胞增多症 红细胞增多症指血液循环中红细胞数目、血红蛋白(HB)及血细胞比容和血液总容量显著超过正常水平,当红细胞数超过(6.0～6.3)×10^{12}/L以上,血红蛋白超过110%以上即可出现眼底症状。患者可有短暂的视力模糊、飞蚊症、复视等症状,眼睑皮肤及结膜血管充血扩张呈紫红色,可见出血点。视网膜静脉血管呈青紫色,管壁光反射带增宽,严重缺氧时可见毛细血管扩张、微血管瘤及新生血管、视网膜出血、视盘水肿等。

健康指导:查找病因、规范治疗;增强体质;定期随诊。

七、结核病

结核病是由结核分枝杆菌引起全身多脏器的炎性改变,可累及肺、胸膜,以及肺外器官,主要表现为肺结核,眼部除晶状体外,各组织均可累及。

1. 眼眶结核 比较少见,结核性眶骨膜炎患者多为青少年,好发于眶外上缘、外下缘。早期眼眶骨壁上下缘隆起,皮肤长期充血水肿,组织变厚而硬。随之,眼睑和球结膜发生水肿,最后形成冷脓肿,引起瘘管,并有死骨形成。病程发展缓慢,经久不愈,最后皮肤与眶骨粘连,睑缘受瘢痕组织牵连而形成睑外翻。眼眶结核的治疗除了应用抗结核药物外,早期切开引流,取出死骨,窦道搔刮,愈后可手术以纠正瘢痕性睑外翻。

2. 眼睑结核 皮肤有大小不一的硬结,以后发生干酪样变,形成溃疡或者瘘管,经久不愈,应考虑结核可能,愈后可遗留瘢痕性睑外翻。治疗措施包括:①全身用药,正规的抗结核治疗。②局部清洁,杀灭细菌,促进愈合,可用3%硼酸软膏、5%异烟肼软膏,亦可用紫外线照射治疗。③外科手术,清除瘘管及周围坏死组织。

3. 结膜结核 可分为原发性和继发性,临床表现根据患者全身的免疫状况及局部组织的变态反应而有不同的形态。常有以下几种:①结核瘤;②结膜寻常狼疮;③泡性结膜炎。治疗以手术治疗为主。

4. 泪器结核 以结核性泪腺炎居多。主要表现为泪腺肿大、上眼睑肿胀和轻度下垂,耳前淋巴结可受累肿大。易误诊为泪腺脱垂或其他泪腺肿瘤。治疗以手术为主。

5. 角膜结核 角膜无血管组织,故由邻近组织继发而来,如结核性角膜溃疡、结核性角膜基质炎、泡性角膜炎等,病程较长,易反复发作。治疗方法为局部应用链霉素、黄降汞眼膏及散瞳,全身应用抗结核药物,加强营养。

6. 巩膜结核 可能因结核蛋白过敏发生巩膜外层炎或巩膜炎,如病变向角膜扩展,可形成三角形或舌状角膜浸润区,称硬化性角膜炎。治疗主要是局部和全身抗结核治疗,效果欠佳。

7. 结核性葡萄膜炎 葡萄膜是眼部结核累及的主要部位,可表现为肉芽肿性虹膜睫状体炎、虹膜表面Koeppe结节、羊脂状KP、罕见虹膜睫状体团球状结核瘤、多灶性脉络膜炎、慢性结核性全葡萄膜炎等。

8. 视网膜结核 不如结核性葡萄膜炎常见,主要表现为视网膜结核结节、结核性视网膜炎、结核性视网膜血管炎、视网膜静脉周围炎(Eales病)等。

9. 视神经结核 少见,多来自邻近组织结核灶,主要表现为球后视神经炎,视力锐减,严重者可导致视神经萎缩。

健康指导:增强体质;注意隔离;规范治疗(早期、规律、全程、适量、联合);定期随诊。

八、维生素缺乏

1. 维生素 A 缺乏　有夜盲、干眼及角膜软化症。

2. 维生素 B_1 缺乏　有浅层角膜炎、眼肌麻痹、瞳孔散大、调节减弱、球后视神经炎、视神经萎缩等。

3. 维生素 B_2 缺乏　可引起脂溢性睑缘炎、结膜炎、酒渣鼻性角膜炎、角膜缘周围浅层新生血管形成、角膜混浊、白内障及球后视神经炎。

4. 维生素 C 缺乏　可表现为眼睑、结膜、前房、玻璃体、视网膜、视神经鞘膜及眶内出血或积血,后者可引起眼球突出和眼外肌麻痹,白内障形成可能与维生素 C 含量不足有关。

5. 维生素 D 缺乏　往往有骨发育异常,因此可引起眼眶狭窄、眼球突出。其他有眼睑痉挛、屈光不正等。

6. 维生素 E 缺乏　主要影响视网膜色素上皮功能,可导致视力减退。

7. 维生素 K 缺乏　少数合并视网膜出血,如颅内出血可引起颅内压增高致视盘水肿及皮质盲等。继发性视神经萎缩可致盲。

健康指导:祛除病因;遵医嘱补充维生素;对症治疗;定期检测。

九、结节病

结节病是一种多系统损害的慢性肉芽肿性疾病,主要包括皮肤、网织内皮细胞和眼部病变。眼部主要症状累及葡萄膜,以前葡萄膜慢性肉芽肿性炎症最常见,角膜羊脂状 KP,虹膜上可见 Koeppe 结节及 Busacca 结节,大小不一。玻璃体内结节呈雪球状团状混浊,其他尚可见泪腺、眼睑、眼眶、眼球结膜、视网膜、脉络膜、视神经、眼外肌等结节性浸润。视网膜、脉络膜上有小的黄白色结节,沿静脉血管旁出现"烛泪"状或视网膜静脉周围炎样血管旁白鞘、黄斑囊样水肿、视网膜新生血管、视盘水肿等。

健康指导:增强体质;对症治疗;定期随诊。

十、风湿热及类风湿性关节炎

风湿热可见眼睑轻度水肿、眼睑痉挛、暂时性复视、虹膜睫状体炎、视网膜脉络膜炎等;类风湿性关节炎常见巩膜炎、非肉芽肿性虹膜睫状体炎,也可见全葡萄膜炎、干燥性角结膜炎等,严重者可导致穿孔性巩膜软化症。

健康指导:适当休息、理疗;正确的关节活动和体育锻炼;规范对症治疗。

十一、强直性脊柱炎

强直性脊柱炎是一种主要累及脊柱和骶髂关节的自身免疫病,可引起椎间盘纤维化及其附近韧带钙化和骨性强直。眼部并发症多见,甚至是本病的首发症状,可出现虹膜炎或葡萄膜炎,单侧或双侧交替发作,有些甚至会出现视力障碍。HLA-B27 抗原阳性率可高达 90% 以上,对临床诊断具有特异性。

健康指导:规律锻炼及物理治疗;注意立、坐、卧正确姿势;睡硬板床、低枕;避免过度负重和剧烈活动;戒烟。

任务二　外科病的眼部表现

一、颜面部疖肿与体内深部脓肿

颜面部血液循环丰富,静脉内无静脉瓣,尤其当睑腺炎等急性炎症位于眉尖及两侧口角之间的危险三角区时,不恰当的处理和自行挤压常使脓毒栓子由面静脉、内眦静脉、眼静脉进入海绵窦,发生海绵窦静脉炎或形成海绵窦血栓。体内深部感染或脓肿可因败血症引起转移性眼内炎或球后脓肿。体内深部感染或脓肿可因发生败血症等转移至眼部,引起眼内炎或眼周脓肿,若及时治疗,可减少后遗症。

二、胸腹部严重挤压伤

严重的胸腹部挤压伤可形成头部外伤、四肢骨折,甚至骨盆骨折等,虽未直接伤及眼部,但均可引起一眼或双眼的眼底改变,称为远达性视网膜病,又名 Purtscher 病。一般发生在挤压伤后 1~2 d,主诉视力减退,眼底可见视网膜静脉充盈、迂曲,视网膜浅层火焰状或线状出血,视网膜内出血多散布于黄斑周围,视网膜和视盘周围常见棉绒斑、出血和水肿,1~2 个月可好转。

三、Valsalva 视网膜病变

本病多因任何原因的用力,如咳嗽、提起重物、呕吐、便秘、举重、挤压伤、LASIK 手术等致眼内压或胸腔及腹腔突然压力增高,从而导致眼内静脉压突然增高使黄斑中心周围表浅层毛细血管破裂而引起视网膜前出血。出血多位于内界膜下,视力下降,出血常于数月内自发消退。

四、颅脑损伤

1. 颅骨骨折　颅骨骨折常伴有视神经管骨折,可因缺血或血块、骨折片压迫视神经等而造成失明;眶尖附近骨折可引起眶尖综合征;颅底骨折可引起双侧眼睑及球结膜下淤血("熊猫眼"征);颅前凹骨折可因眶内血肿而致眼球突出或眼睑皮下气肿;颅骨骨折多由于患者处于昏迷状态下,容易忽略眼部的体征,以致失去早期手术减压的机会,最终视力下降或丧失,因此颅脑损伤时应特别注意双眼瞳孔反射,如发现一侧瞳孔进行性散大、直接对光反射消失、间接对光反射存在,则提示该侧视神经受损,可及时行 X 射线或 CT 检查,并试行视神经管减压术,行断层摄片或头颅 CT,可提高阳性发现率。

2. 硬膜外血肿　多因脑膜中动脉的破裂所致,形成颞侧血肿,使大脑半球向对侧移

位形成颞叶沟回疝,有生命危险,颞叶沟回疝的重要体征是先有同侧瞳孔短时间的缩小,继而瞳孔进行性散大而固定,因为疝组织压迫动眼神经上方的大脑后动脉,动眼神经最上部位是瞳孔纤维集中的部位,若出现瞳孔体征说明病变即处于此处。此体征与强直性瞳孔和 Adie 综合征鉴别,后两者无意识障碍和对侧肢体瘫痪,且更重要的是无瞳孔进行性散大。

3.硬膜下血肿 多因外伤引起颅内小静脉破裂所致,发病多较缓慢,引起颅内压慢性增高,导致头痛、呕吐和视盘水肿,极易误诊为颅内肿瘤,应提高警惕。

外伤处理原则:以抢救生命为第一要务;伤口及早处理;严格遵守外科技术诊疗原则。

任务三 妇产科病的眼部表现

妇产科疾病引起眼部病变的多为妊娠高血压综合征,多数出现在妊娠后期或妊娠6个月后,其特征为血压升高、蛋白尿、水肿等,眼部体征可见眼睑及球结膜水肿,可伴有球结膜小动脉痉挛、毛细血管弯曲,以及球结膜贫血等。眼底视网膜病变早期有小动脉功能性痉挛和狭窄,静脉增粗,比例可由正常的 2∶3 变为(1∶4)~(1∶2),中期由于血压持续升高,视网膜动脉管径变窄,管壁中心光反射带增宽,有动静脉交叉压迫征,晚期出现视网膜水肿、渗出、棉絮状斑、黄斑星状渗出,甚至发生渗出性视网膜脱离。眼底观察对该病有一定的诊断意义。

1.妊娠高血压综合征的判断 妊娠 20 周后收缩压>140 mmHg,或舒张压>90 mmHg(两次测量间隔至少 4 h),并于产后 12 周恢复正常;尿蛋白(−)。

2.就医指导 休息、镇静、对症治疗;降压治疗。

任务四 儿科病的眼部表现

一、麻疹

麻疹病毒是 RNA 病毒并属于副黏病毒类。人类是麻疹病毒唯一的自然宿主。主要侵害学龄儿童,通过接触呼吸道飞沫传播,具有高度传染性。在疾病的前驱期,眼部主要表现为急性结膜炎。母亲在妊娠的前 3 个月感染麻疹可影响胎儿,产生心脏病变、白内障和视网膜病变,新生儿可出现色素性视网膜病变。麻疹病毒感染晚期一个罕见但严重的并发症为迟发性亚急性硬化性全脑炎,特征性的眼部表现为局灶性的视网膜炎和脉络膜视网膜炎,视网膜水肿、出血,出现浆液性视网膜脱离。晚期出现视网膜萎缩及色素沉着。部分患者因为营养不良、维生素 A 缺乏引起角膜软化。

二、风疹

风疹病毒是 RNA 病毒,属于披盖病毒类。在胎儿尤其在妊娠头 3 个月,感染风疹病毒可导致一系列严重的疾病,眼部表现最常见的为先天性白内障和色素性视网膜病变,其中晶状体呈乳白色混浊,以中央显著,视网膜后极部常出现棕黄色色素沉着,呈斑驳状、片状、散在不规则。其他眼部表现还包括伴有视神经萎缩、一过性角膜混浊、小眼球、眼球震颤、高度屈光不正、斜视、虹膜发育不良等。

三、流行性腮腺炎

流行性腮腺炎病毒是 RNA 病毒并属于副黏病毒类,儿童感染流行性腮腺炎可有眼睑水肿、充血、上睑下垂或睑裂变窄,或可伴有急性泪腺炎。病程长者易发生浅层点状角膜炎、深层角膜炎和虹膜睫状体炎等。妊娠期若患腮腺炎,婴儿可发生眼部先天性异常,如小角膜、小眼球、角膜混浊及先天性白内障等。

四、急性细菌性痢疾

急性细菌性痢疾,可因严重腹泻脱水而引起眼睑皮肤干燥及眼球凹陷,也可因维生素 A 缺乏引起眼球干燥、角膜软化。中毒型菌痢因高热或毒素可引起视网膜动脉痉挛、狭窄及视网膜水肿。累及枕叶皮层可因血管痉挛、缺血缺氧而引起皮质盲。

健康指导:注重孕期营养与保健及产后护理,及时进行疫苗接种。

任务五　皮肤病及传染病的眼部表现

一、麻风

麻风是由麻风分枝杆菌引起的一种慢性传染病,眼部病变表现严重,眉毛部分或全部脱落,眼睑粗糙变厚,出现倒睫、上睑下垂、睑外翻等,结膜炎分泌物中可发现麻风杆菌。可发生浅层点状角膜炎、麻痹性角膜炎或深层角膜炎,角膜混浊可致盲。偶见虹膜睫状体炎,虹膜表面有粟粒状白色小结节或孤立性麻风结节。可有虹膜后粘连、继发性青光眼、并发性白内障等。

二、梅毒

梅毒是由梅毒螺旋体所引起的慢性传染病,可分先天性和后天性两类,各期梅毒都可能发生在眼的各个部位,通常双眼受累。

1. 先天性梅毒　主要表现为基质性角膜炎及脉络膜视网膜炎。眼底周边部有大量细小棕黑色尘埃状色素点，伴有黄灰色脱色斑点，呈典型的"椒盐状"眼底改变，也可见鞍鼻、霍奇金齿。

2. 获得性梅毒　早期可在接触部位的皮肤或黏膜发生下疳，眼睑、结膜下偶有发生。也可发生虹膜睫状体炎、视网膜脉络膜炎、Argyll-Robertson 瞳孔、视神经萎缩、眼球运动神经麻痹、视神经炎等。

三、结缔组织病

1. Sjögren 综合征　又称眼、口黏膜干燥综合征或称干燥综合征，是一种侵犯唾液腺和泪腺为主的慢性炎症性自身免疫病，典型者有干性结膜角膜炎、口腔干燥及类风湿性关节炎三联症。眼部表现有眼干、异物感、烧灼感或畏光等，角膜上皮点状脱落或呈丝状角膜炎。荧光素染色阳性，Schirmer 试验阳性，泪膜破裂时间缩短，血清抗核抗体阳性，血清 IgG、IgA、IgM 增高，类风湿因子阳性等。其他可见口腔、鼻、咽喉发干，黏膜萎缩，泪腺和腮腺分泌减少，多发性类风湿性关节炎等。

2. Stevens-Johnson 综合征　又称多形渗出性红斑症，为一种严重的皮肤黏膜病，可能与病毒或药物过敏有关，眼部表现有眼睑红肿、糜烂，卡他性、黏液脓性、出血性或膜状结膜炎；结膜充血、水肿，干性结膜角膜炎、浅层或深层角膜炎、角膜溃疡甚至穿孔；泪点和鼻泪管阻塞、睑球粘连、睑内翻；全身表现皮肤多形性渗出性红斑，阿弗他性口炎、龟头炎、尿道炎、阴道炎等。

健康指导：培养健康生活方式，增强自我保护意识，关爱感染患者。

任务六　神经与精神科疾病的眼部表现

一、多发性硬化

多发性硬化属于中枢神经系统炎性脱髓鞘疾病，以多发病灶及缓解与复发交替的病程为特点，病因一般认为与自身免疫有关，多见于 20～40 岁，好发于脑和脊髓白质。眼部最常见的改变为单眼或双眼急性球后视神经炎，表现为视力突然减退，大部分患者可在数周内恢复，但易复发，重者可遗留视神经萎缩。眼肌麻痹可表现为病变侧眼内收不足，向外注视时出现单眼水平性眼球震颤。还可出现动眼神经麻痹、展神经麻痹、单纯上睑下垂、Horner 综合征及视网膜静脉周围白鞘等。

二、视神经脊髓炎

视神经脊髓炎又称 Devic 病，为主要累及视神经和脊髓的中枢神经系统炎性脱髓病，呈急性和亚急性发病，常有缓解和复发，多因呼吸肌麻痹或继发感染而死亡。眼部可表现为视神经炎及球后视神经炎,视盘充血、水肿,晚期视盘颞侧苍白,有中心或哑铃状暗点、视野向心性缩窄、色觉障碍等。可同时或先后伴发脊髓症状,常表现为急性或亚急性脊髓横贯性损害,引起截瘫。

三、肝豆状核变性

肝豆状核变性又称 Wilson 病,系由铜代谢障碍所致,该病由于基因突变引起,主要病变部位为基底神经节的豆状核和肝。眼部典型表现为角膜缘棕黄色色素环(Kayser-Fleischer 环,简称 K-F 环),K-F 环大多呈棕黄色,略带绿色,近角膜缘色素浓,近角膜中心部色素淡,主要沉着在后弹力层及角膜深层。K-F 环是肝豆状核变性早期诊断的重要依据。

四、重症肌无力

重症肌无力是神经肌肉传递功能障碍的一种疾病,多见于 20～40 岁,临床症状多由眼部症状开始,常突然发生,主要有上睑下垂、复视、眼外肌麻痹等。眼内肌一般不受累,因而瞳孔及睫状肌无异常。

五、颞动脉炎

颞动脉炎又称巨细胞动脉炎,是全身性血管病变的部分表现,因容易累及颞动脉而得名。多侵犯双眼,主要表现为缺血性视神经病变,视力突然下降,视野中出现与视盘相连的扇形缺损,如不及时治疗,可迅速发生视神经萎缩。也可发生视网膜中央动脉痉挛或阻塞、眼外肌运动障碍等。

六、脑血管病

1. 脑血管阻塞　因损害部位不同而眼部症状不同。

(1)颈总动脉或颈内动脉阻塞,患侧眼一过性黑矇或持续性失明。

(2)大脑中动脉阻塞引起双眼病灶对侧偏盲,无黄斑回避。

(3)大脑后动脉阻塞表现为皮质盲或双眼病灶对侧的同向偏盲,伴黄斑回避。

(4)基底动脉阻塞可引起瞳孔缩小及第Ⅲ、Ⅴ、Ⅵ对脑神经麻痹。

2. 脑出血　由于出血的部位不同,临床表现各异。

(1)内囊出血多出现双眼向病灶侧偏斜。

(2)小脑出血常呈强迫性头位和眼球震颤,角膜感觉消失,瞳孔不等。

(3)脑桥出血常有双侧瞳孔缩小。

(4)中脑出血可有眼球震颤。

(5)脑出血出现高颅压时可出现视盘水肿。

3. 脑血管瘤　因部位不同,血管瘤大小不同,临床表现不同。

(1)海绵窦段动脉瘤:多因视神经或视交叉受压而引起视力减退,或双眼颞侧偏盲,也可见第Ⅲ、Ⅳ、Ⅵ对脑神经麻痹及角膜反射迟钝。

(2)大脑前动脉及前交通动脉血管瘤:因视神经或视交叉受压而引起视力障碍或双

眼颞侧偏盲。

（3）大脑后动脉或后交通动脉瘤：可致第Ⅲ对脑神经麻痹。

（4）小脑血管瘤：常伴有视网膜血管瘤，称为冯希佩尔-林道（von Hippel-Lindau）综合征。

七、脑肿瘤

脑肿瘤引起的眼部症状有两大类，其中一类因肿瘤所致高颅压而发生视盘水肿及一过性黑矇，其后可发生继发性视神经萎缩。另一类则依其肿瘤的所在部位而引起相应的眼征：垂体腺瘤可引起双侧原发性视神经萎缩及双颞侧偏盲；枕叶肿瘤多表现为肿瘤对侧的同侧偏盲且常有黄斑回避；蝶骨嵴脑膜瘤可见第Ⅲ、Ⅳ、Ⅵ对脑神经的损害；小脑脑桥角肿瘤表现为视盘水肿、同侧角膜反射消失及面神经损害引起的眼睑闭合不全；小脑肿瘤则多有视盘水肿及眼球震颤等特征。

八、癔症

癔症性失明又称精神盲或伪盲，多因视皮层视觉投射区出现局部性抑制所致，发病多有诱因，最常见的为精神诱因。常见眼部症状有畏光、复视、单眼或双眼突然失明、上睑下垂，但瞳孔对光反射正常、眼眶或眼球剧烈疼痛，色觉异常、眼球运动障碍（有意转动时则麻痹，无意时却可运动）、视野向心性缩小呈螺旋形缩小、色视野不符合正常规律、视野可随暗示的影响而改变，眼底正常。

健康指导：提高抵抗力，遵医嘱规范治疗，关爱患者心理。

任务七　眼与口腔科疾病

一、齿槽脓肿

齿槽脓肿主要由龋齿引起，细菌毒素或组织蛋白分解物进入血液循环，引起眼部过敏反应。眼部表现主要有角膜炎、葡萄膜炎、视神经炎等。上齿槽脓肿液通过上颌骨及上颌窦可直接引起眼眶感染，导致眶蜂窝织炎及骨髓炎。因此，对临床上原因不明的一些眼病可做口腔检查，发现病灶及时根治。

二、下颌瞬目综合征

下颌瞬目综合征又称 Marcus-Gunn 现象。主要表现为单眼上睑下垂，当张口或下颌向侧方运动时，下垂的上睑提起，睑裂开大甚至超过健眼；闭口时又恢复下垂位置，此现象被认为是由三叉神经支配的翼外肌与动眼神经中枢或末梢有异常联系之故。轻症无须治疗，重症可手术。

三、颌面外伤

颌面外伤常因累及眶周组织引起瘀斑及肿胀、结膜下出血。也可因眶壁骨折可能造成眼下直肌、内直肌等眼外肌随同其周围的脂肪和结缔组织夹持于骨折之间，引起眼球运动障碍而产生复视或眼球内陷。如创伤严重，还会伴有眶底骨折。

健康指导：加强口腔保健意识，养成良好的口腔卫生习惯。

任务八 眼与耳鼻喉科疾病

一、扁桃体炎

扁桃体炎患者可因细菌及毒素不断进入血液内引起菌血症或毒血症，导致葡萄膜等组织过敏，常见的有急性虹膜睫状体炎、视网膜脉络膜炎、全葡萄膜炎或角膜溃疡等。

二、中耳炎及乳突炎

化脓性中耳炎严重者可伴发乳突炎，可引起颞骨岩尖炎或局限性脑膜炎，从而导致患侧第Ⅲ、Ⅴ、Ⅵ对脑神经损害，主要表现为眼球后痛，外直肌麻痹，称为 Gradenigo 综合征。

三、鼻窦炎

因眼眶眶壁和鼻窦紧邻，鼻窦炎常可侵犯眼眶，引起眶蜂窝织炎、眼眶脓肿、视神经炎或球后视神经炎等。其他症状可有眼睑痉挛、慢性睑缘炎、结膜炎、葡萄膜炎等。

四、鼻窦肿瘤

鼻窦囊肿或肿瘤常侵入眼眶引起突眼，其临床表现可因侵入鼻窦方向的不同而各异：上颌窦病变使眼球向前、向上突出，眼球下转受限；额窦病变则使眼球向前、向外下方突出，眼球上转受限；前组筛窦病变使眼球向前、向外下方突出，内转困难，诊断较易；蝶窦和后组筛窦病变使眼球向正前方呈轴性突出，可伴有视盘水肿、球后视神经炎及视神经萎缩等。如蝶窦囊肿诊断较难。可采用鼻窦断层 CT 检查帮助诊断。

五、鼻咽癌

鼻咽癌是指发生于鼻咽腔顶部和侧壁的恶性肿瘤，不少病例有眼部表现，首先就诊于眼科。病变易侵入颅中窝引起第Ⅲ~Ⅶ对脑神经受损，常首先侵犯展神经而出现外直肌麻痹，有复视症状。还可经鼻腔入筛窦而后进入眼眶，从而引起突眼、眼外肌麻痹、斜视、眼球后及眼眶疼痛、角膜感觉消失等，也可表现为 Horner 综合征。因此，遇到原因不明的展神经麻痹者,应考虑鼻咽癌的可能。

健康指导:提高抵抗力,预防感染,遵医嘱规范治疗。

任务九 | **眼与药物反应**

临床不少眼病是由使用药物所导致的,称为药源性眼病。

一、皮质类固醇

1. 皮质类固醇性青光眼 全身或局部长期应用皮质类固醇可致继发性开角型青光眼。目前认为发病机制是皮质类固醇影响了黏多糖代谢,使黏多糖积聚于小梁,导致房水排出阻力增加,眼压升高导致青光眼。其临床表现与原发性开角型青光眼相似,早期症状不明显,用药时间长者表现有典型的青光眼视盘凹陷、视野缺损及视神经萎缩等改变。一般停药一段时间后眼压可下降。皮质类固醇性青光眼与所应用的激素种类、浓度、方法、剂量、频率、时间长短等有关。

2. 皮质类固醇性白内障 全身或局部长期应用皮质类固醇均可引起白内障。此类白内障混浊部位多见于后囊下皮质,初期晶状体后囊下出现聚集呈颗粒状的小空泡,闪闪发亮,严重者可完全混浊。部分患者也可发生后囊下皮质混浊。

3. 角膜继发感染 全身或局部长期使用皮质类固醇可导致角膜继发细菌感染,单纯疱疹病毒性角膜炎或者真菌性角膜炎,反复发作者甚至可引起角膜溃疡,严重者可导致穿孔。

4. 视网膜病变 长期大剂量应用皮质类固醇可使原有中心性浆液性脉络膜视网膜病变加重,也可引起黄斑区色素上皮屏障功能受损,甚至发生泡状视网膜脱离,因此治疗中心性浆液性脉络膜视网膜病变时应禁用皮质类固醇。

二、安定药

长期服用该药总剂量超过300 g者,可发生晶状体和角膜的改变;超过500 g者,几乎全部病例均可发生眼部病变。主要表现如下。

1. 眼睑 可呈灰蓝色或紫色,结膜暴露部呈棕色或铜棕色改变。

2. 角膜 角膜内皮和后弹力层可见浅棕色或白色微粒沉着,逐渐发展至实质层。

3. 晶状体 晶状体前囊、前囊下出现浅棕色或灰白色小点沉着,逐渐发展为晶状体全混浊。

4. 眼底 黄斑区可有游离棕色色素,呈点状,也可堆积成簇,单眼或双眼发病。

三、心血管系统药物

1. 洋地黄 10%~25%的患者服用洋地黄后可引起视物模糊及视物变色症,视物可为黄色、绿色、棕色、红色或雪白色等,也可有畏光或散光感。少数有暗点、视力减退和弱视,原因可能与视网膜感光细胞受累有关。

2. 胺碘酮　患者眼部症状的严重程度与日用量及用药时间有关。短期大量用药时,患者直视灯光时,周围可有绿色或蓝色晕环,药物减量后消失。用药 2 周以上者,角膜下方 1/3 ~ 1/2 角膜、瞳孔区及角膜上皮内可见色素沉着。病变大多数出现于用药后 1 ~ 3 个月,停药后数月可完全吸收。

四、抗结核药

1. 乙胺丁醇　该药对眼部的主要毒性反应是对视神经的损害,主要为视神经炎及视网膜炎,表现为视力减退、视野呈哑铃状暗点或视野周边缺损及象限性缺损、视网膜出血点、色素紊乱,黄斑中心凹反光不清或消失。停药后可逐渐恢复。晚期患者可遗留视神经萎缩。

2. 利福平　主要眼部表现有橘红色、粉红色或红色泪液,睑缘结膜炎及渗出性结膜炎等。

五、避孕药

长期服用避孕药可影响视网膜血液循环,眼部表现为视网膜小动脉和静脉阻塞引起的视网膜出血、玻璃体积血。还可引起视神经炎、视网膜水肿等。一般停用避孕药后,眼底出血会逐渐吸收。

六、抗疟药

长期或大剂量应用(总量超过 100 g 或长期服用超过 1 年者)氯喹可导致角膜和视网膜病变。主要表现如下。①角膜:主要表现为上皮或上皮下氯喹沉着,呈细小灰白色小点的环状混浊,可伴有视物不清、畏光、虹视等,为可逆性改变,停药后即可恢复正常或自行消失。②视网膜:氯喹对视网膜的损害为不可逆性,眼底主要表现为黄斑区色素沉着,外侧为环形的色素脱失区,外周再围以色素环,表现呈"靶心"状、中心视力下降、中心或旁中心暗点,最后可导致视网膜及视神经萎缩。要注意的是氯喹对视网膜的损害有蓄积作用,中毒后即使停药,病变仍可继续发展。因此,在应用氯喹前需进行视力、色觉、眼底、视野等检查,用药期定期做眼部检查。

七、抗肿瘤药物

白血病长期服用白消安引起白内障,主要因损伤晶状体上皮细胞所致。长期使用噻替哌滴眼可致色素生成障碍,眼周围皮肤或睫毛永久性脱色素。长春新碱主要引起神经毒性反应,包括视神经炎、视神经视网膜炎、眼外肌麻痹引起的运动障碍及复视等。部分患者停用可缓慢好转。

八、维生素

1. 维生素 A 摄入过量　长期过量服用维生素 A 可引起脑脊液分泌增多,引起高颅压综合征,主要表现为头痛、恶心、呕吐、视盘水肿等。眼底表现有视盘水肿、视网膜出血、眼球震颤和眼外肌麻痹等,停用维生素 A 后症状可消失,易误诊为颅内占位性病变。

2.维生素 D 中毒 常见于佝偻病患儿治疗过程中长期大量滥用维生素 D 所致。最先累及角膜浅层,表现为钙沉着于角膜的上皮下,与角膜缘间存有一透明带,严重的角膜带状变性混浊可影响视力。

健康指导:安全用药,及时复查,眼科随诊。

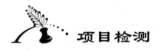 项目检测

扫一扫、练一练

(李　爽)

项目二十一

眼外伤

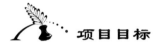 **项目目标**

①会在验光工作中做预防眼外伤宣教。②会鉴别眼外伤类型,指导就医。③具备风险防范意识和职业责任感。

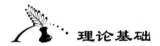 **理论基础**

眼外伤是指任何机械性、物理性或化学性因素作用于眼部,导致视觉器官结构和功能的损害。由于眼球前部位置暴露,受伤机会远高于身体其他部位;眼球结构极为精细特殊,即使"轻微"的眼外伤,也可引起严重的后果,眼外伤是引起单眼失明的首要原因。按致伤原因可分为机械性眼外伤和非机械性眼外伤两大类,前者包括钝挫伤、穿通伤和异物伤等;后者包括热烧伤、化学伤、辐射伤等。机械性眼外伤最为常见,而且损害极其严重。

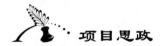 **项目思政**

眼外伤不仅会对患者造成严重的身心伤害,影响生活质量,也会带来沉重的家庭和社会经济负担。因此,有效地预防眼外伤的发生,提高眼外伤的救治水平,是世界范围内防盲致盲的重要课题。

现代生活中,约90%以上的眼外伤是可以预防的,但有效的预防需要社会各界共同努力。有危险风险的工作岗位,通过加强对安全生产的宣传教育,注重岗前培训,严格执行操作规章制度,完善防护措施,可以有效减少眼外伤的发生。工农业生产中,当暴露于有损害可能的环境时应戴防护面罩或眼镜;开矿、采石或修路时,应规范使用雷管等爆炸物,并注意防止敲击溅起的飞行物致伤。在日常生活中,放置管理好锋利的用具和物品,以防误伤;制止儿童玩危险玩具,如射弹弓、有子弹的玩具枪和激光灯类玩具等;关爱幼儿和老年人,避免摔伤或碰伤;避免啤酒瓶等装有含气液体的容器爆炸致伤;加强烟花爆竹的安全管理和合理燃放。在体育运动和娱乐活动中,尽可能避免近距离激烈对抗,特别是在高危险的活动中,如彩弹枪真人游戏拓展训练,应配戴防护镜,以减少严重眼外伤发生的机会。

牢固树立安全意识,呵护生命与健康!

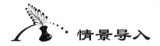
情景导入

某家长给10岁的女儿买了一只小猫作为玩伴,宠物店赠送了一个"逗猫神器"。打开"逗猫神器",一束绿色强光束射在地上,小猫追着光束上蹿下跳,十分可爱。1个月后,小女孩说眼睛看东西雾蒙蒙的,到医院检查,眼科医生发现小女孩眼底呈不可逆黄斑区灼伤,医生根据经验追问,小女孩说逗猫时"逗猫神器"的光束有时会扫到眼上。思考:医生凭什么判断为眼底激光灼伤?

任务一 | 机械性眼外伤

机械性眼外伤是最常见的眼外伤,对眼睛造成的损害极其严重,包括钝挫伤、穿通伤和异物伤等。

一、眼钝挫伤

眼球钝挫伤是由机械性钝力造成眼球或眼附属器的器质性病变及功能障碍,患病率约占眼外伤的1/3,是常见的眼外伤类型。

【病因病理】

常见的钝挫伤原因有拳头、砖石、球类打击、跌撞、交通事故及爆炸的冲击波等。致伤物除在打击部位产生直接损伤外,还可通过在眼内和眼球壁之间的传递,造成各种间接损伤。

【临床表现】

1.眼睑挫伤 眼睑皮肤薄,皮下组织疏松,血管丰富,眼睑受挫伤后易引起水肿、皮下出血或血肿。皮下出血呈青紫色,通常于1~2周内逐渐吸收。内眦部的眼睑挫伤,可能会造成泪小管断裂,引起溢泪。

2.结膜挫伤 单纯球结膜挫伤较少见,往往伴随眼球其他部位的挫伤。球结膜挫伤后会引起球结膜充血、水肿或结膜下出血。

3.角膜挫伤 轻微表浅的角膜挫伤称为角膜上皮擦伤,患者可有明显的畏光、流泪、疼痛伴视力下降。上皮缺损区荧光素染色阳性,若发生感染,可引起角膜溃疡。若角膜挫伤波及角膜基质层,表现为基质层的水肿、增厚,可伴有后弹力层皱褶。

4.虹膜睫状体挫伤　①虹膜与瞳孔异常:虹膜瞳孔缘撕裂或瞳孔括约肌断裂时,可见不规则裂口,引起外伤性瞳孔散大,瞳孔不圆,对光反射迟钝或消失。虹膜根部断离时,虹膜根部呈半月形缺损,瞳孔呈"D"形,可出现单眼复视。若整个虹膜从根部完全离断,称为外伤性无虹膜。②前房积血:前房积血多由虹膜血管破裂引起。少量出血仅房水中出现红细胞,出血较多时,血液积于前房呈一液平面。根据积血占前房的容量可将出血量分为3级,其中Ⅰ级指少于1/3;Ⅱ级指1/3~2/3;Ⅲ级指多于2/3。出血量的多少也可以血平面的实际高度(mm)表示。前房积血多能自行吸收。但当积血量大或在吸收中再次出血,可引起继发性青光眼;如不及时控制眼压,可引起角膜血染,角膜基质呈棕黄色圆盘状混浊,逐渐变为黄白色,角膜难以恢复透明。③房角后退:房角后退是指挫伤使睫状肌的环形纤维与纵行纤维分离,虹膜根部向后移位,前房角加宽、变深。广泛的房角后退可导致小梁间隙和巩膜静脉窦的闭塞,房水排除受阻,引起继发性青光眼,称为房角后退性青光眼。④外伤性低眼压:多因睫状体分离引起,即挫伤使睫状体在巩膜突处造成睫状体纵行肌与巩膜之间的分离,使得睫状体上腔与前房直接相通。

5.晶状体挫伤　晶状体受挫伤后,可导致悬韧带部分或全部断裂,晶状体发生半脱位或全脱位。挫伤还可引起晶状体不同形态的混浊,造成外伤性白内障,患者表现为不同程度的视力下降。

6.玻璃体积血　玻璃体积血是指眼球钝挫伤引起睫状体、脉络膜或视网膜血管损伤,血液进入玻璃体。少量的玻璃体出血,先呈团块状,然后弥散散开,可自行吸收。若出血量大,导致屈光介质混浊,眼底无法观察时,应做B型超声检查,可见玻璃体积血呈密集的点状、团状或条索状中低回声,并可判断是否有视网膜脱离、脉络膜脱离和玻璃体后脱离等。

7.脉络膜挫伤　脉络膜挫伤多引起脉络膜破裂,即外力直接伤及眼球壁或外力间接由玻璃体传导至脉络膜使其受损,血管破裂。脉络膜裂伤多位于后极部及视盘周围,呈弧形或不规则形,可单发或多发。不完全性脉络膜裂伤多呈黄白色,完全性裂伤导致脉络膜色素暴露,呈斑点状灰色或黑色。脉络膜裂伤处多伴有出血,可形成组织增生及脉络膜新生血管。

8.视网膜震荡与挫伤　轻度视网膜挫伤常引起后极部视网膜一过性的灰白色水肿,视力下降,数日后水肿吸收、视力恢复,眼底不留明显的病理性改变,称为视网膜震荡。重度视网膜挫伤可引起视网膜的出血、坏死,或形成裂孔,以黄斑裂孔最常见,视力呈不可逆性明显下降。

9.视神经挫伤　视神经挫伤是指钝力打击引起的视神经鞘内出血或视神经管骨折,导致视路传导障碍。患者视力减退或丧失,瞳孔直接对光反射消失,但间接对光反射仍存在。眼底检查早期可正常或有视盘水肿,晚期视盘苍白萎缩。

10.眼球破裂　眼球破裂是指严重的钝挫伤导致角膜、巩膜全层裂开。眼球破裂多发生于角巩膜缘处,也可在直肌下。破裂处多有眼内组织脱出或嵌顿,眼压多降低,前房及玻璃体积血,球结膜出血及水肿,角膜可变形,眼球在破裂方向上运动受限,视力急剧减退至光感或更差。CT或B型超声检查可见眼环连续性中断、眼球变形、体积缩小或眼轴变短及其他眼内结构受损的征象。

11.眼眶骨折 指暴力引起的眶壁及其临近颅骨、鼻窦骨折。较轻的眼挫伤常引起眶内侧壁骨折,出现眼睑或眼眶皮下气肿。眶下壁骨折可使眶内容物向下沉入上颌窦,眼球向下移位、内陷,常伴有顽固性复视。严重的撞击伤可引起眶上壁(颅底)骨折,出现球结膜及眼眶大量淤血;若累及眶上裂及视神经孔,表现为上睑下垂,眼球突出,眼球运动障碍,瞳孔散大,直接对光反射消失,间接对光反射存在,视力极度减退或完全失明,称为眶尖综合征。

【诊断依据】

一般根据患者病史、临床表现、辅助检查、影像学检查可做出诊断。

【就医指导】

及时至眼科门诊行规范诊疗。

【健康宣教】

(1)警惕燃放鞭炮所致的眼外伤。

(2)一旦发生鞭炮炸伤眼睛,首先要镇静,不可揉眼睛以免爆炸物损伤角膜等眼部组织,用干净的纱布或毛巾遮住伤眼,迅速到医院眼科门诊行规范诊疗。

二、眼穿通伤

眼穿通伤是指锐器造成的眼球壁的全层裂开,眼内容物与外界直接沟通,伴或不伴眼内损伤或组织脱出。

【病因病理】

临床上以刀、针、剪等刺伤,或敲击金属飞溅出的碎片击伤较为常见。

【临床表现】

1.角膜穿通伤 较常见。单纯性角膜穿通伤,角膜伤口较小且规则,无眼内容物脱出,常自行闭合,若伤口不在瞳孔区,视力多不受影响。复杂性角膜穿通伤,伤口大且不规则者,常有虹膜脱出、嵌顿,瞳孔呈梨形,前房变浅或消失,或前房积血,严重者可伴有晶状体破裂、白内障或眼后段损伤,患眼有明显的眼痛、畏光、流泪和视力减退等症状。

2.巩膜穿通伤 较小的巩膜伤口可被结膜下出血掩盖,难以发现。大的巩膜伤口常伴有脉络膜、玻璃体和视网膜的损伤及眼内出血等,预后差。

3.角巩膜穿通伤 伤口累及角巩膜缘,可引起虹膜睫状体、晶状体和玻璃体的损伤、脱出,常合并有眼内出血。患眼有明显的疼痛、畏光、流泪和视力减退等症状。

4.眼眶穿通伤 指因锐器切割引起的眼睑、眼球和眶深部组织的损伤。如果眼外肌及其支配眼外肌的神经受到损伤,则出现眼球运动障碍。

【诊断依据】

一般根据患者病史、临床表现可做出诊断。

【就医指导】

及时至眼科门诊行规范诊疗。

【健康宣教】

儿童是眼球穿通伤的高发人群,预防儿童眼球穿通伤的发生,需注意以下方面。

（1）加强对儿童的安全教育，家长和老师应从小就结合具体物品或事例教育儿童使用锐器的危险性，加强儿童的自我保护意识。

（2）加强对儿童的安全监管，加强对家中和学校锐器物品的管理，避免儿童使用危险物品嬉戏打闹。

三、眼异物伤

异物按照所在部位的不同，分为眼球表面异物和眼内异物。

【病因病理】

异物分为金属异物和非金属异物，大多数异物为铁质磁性异物，铜和铅属于非磁性金属异物；非金属异物包括玻璃、碎石、植物性和动物性异物。不同性质的异物所引起的损伤不同。

【临床表现】

1. 眼表异物　指存留于角膜、结膜和巩膜上的异物。异物常为灰尘、煤灰、铁屑或爆炸造成的火药、粉尘等。常见的有结膜异物和角膜异物。①结膜异物：异物以灰尘、煤屑多见，多位于上睑板下沟、穹窿部和半月皱襞，异物摩擦角膜可引起异物感、流泪等刺激症状。②角膜异物：异物以铁屑、煤屑多见，患眼有明显眼痛、异物感、流泪等刺激症状，铁屑异物可形成锈斑，植物性异物易引起感染。

2. 眼内异物　指致伤物穿破眼球壁存留于眼内，是严重危害视力的一类眼外伤，任何开放性眼眶或眼球外伤，都应怀疑并排除异物，敲击金属是最常见的受伤方式。异物引起的眼内反应取决于异物的化学成分、部位和有无感染等。①不活泼的异物，如陶瓷、玻璃等，通常眼球能较好耐受。②金属性异物如铁、铜等，在眼内溶解氧化，氧化物与组织蛋白结合，沉着于眼内各组织，形成铁质沉着症或铜质沉着症，导致视力减退，视野缺损，甚至失明。③异物的持续性刺激，可引起局部角膜水肿、反复发生的虹膜睫状体炎；玻璃体内的异物可引起细胞增生、牵拉性视网膜脱离和眼球萎缩。

【辅助检查】

对于怀疑有眼内异物，但是裂隙灯或检眼镜未能发现眼内异物者，可行影像学检查，如 X 射线、B 型超声波、CT 或 MRI 等，可确定有无眼内异物，明确异物的性质、大小、位置。MRI 不能用于检查磁性异物。异物是否有视网膜毒性，可做 ERG 检查判断。

【诊断依据】

根据患者病史、临床表现、影像学检查可做出诊断。

【就医指导】

及时至眼科行规范诊疗。

【健康宣教】

（1）当灰尘、小沙粒、小飞虫不小心进入眼内，不可用力揉眼。可将眼睑向前拉，用生理盐水或凉开水冲洗结膜将异物冲走，或用消毒棉签蘸少许生理盐水轻轻擦去异物。若无效，应及时至眼科行规范诊疗。

（2）儿童不要玩弹弓、能射出固体的玩具枪等有安全隐患的玩具。

任务二 化学性眼外伤

化学性眼外伤是由化学性溶液、粉尘或气体接触眼部所致的眼损伤,最常见的是酸烧伤和碱烧伤,需做急诊处理,多发生在化工厂、实验室或施工现场。因日常生活和工农业生产中用到碱性物质的机会较多,因此碱烧伤的发生率明显高于酸烧伤的发生率。

【病因病理】

酸烧伤多由硫酸、盐酸、硝酸等引起,因强酸使组织蛋白凝固性坏死,可一定程度上阻止酸向深层渗透,损伤相对较轻。碱烧伤常由氢氧化钠、生石灰、氨水等引起,因碱能溶解组织中的脂肪和蛋白质,损伤的组织分泌蛋白酶可造成进一步损害,引起持续性的破坏。因此,碱烧伤的后果要比酸烧伤的后果严重得多。

【临床表现】

由于化学物质的浓度、剂量、损伤方式、接触时间和接触面积等不同,损伤后表现和预后有较大的差异。根据组织损伤程度,化学伤的临床表现可分为轻度、中度和重度3种类型。

1. 轻度 多由弱酸或稀释的弱碱引起,眼睑及结膜轻度充血水肿,角膜上皮点状脱落或水肿。数日后水肿消退,上皮修复,不留瘢痕,无明显并发症,视力多不受影响。

2. 中度 由强酸或较稀的碱引起,眼睑皮肤可有水泡或糜烂;结膜水肿,出现小片缺血性坏死;角膜明显混浊水肿,上皮层完全脱落或形成白色凝固层。治愈后可遗留角膜斑翳,影响视力。

3. 重度 大多为强碱引起,结膜广泛苍白坏死,角膜全层呈灰白或瓷白色。由于角膜基质层溶解,导致角膜溃疡、穿孔,可伴有葡萄膜炎、继发性青光眼及白内障,晚期可致眼睑畸形、眼球粘连等。最终可引起视功能或眼球的丧失。

【诊断依据】

根据患者病史和临床表现可做出诊断。

【急救与就医指导】

化学性眼外伤需要眼科急诊处理。一旦发生化学性眼外伤,首先需要用大量清水或其他水源反复、彻底冲洗进行现场急救;同时需要紧急送至医院眼科行规范诊疗。

【健康宣教】

(1)注意安全,避免化学性眼外伤的发生。

(2)工作中加强安全防护教育,严格执行操作规程;对防护设备定期检查和维修,以防化学物质泄漏;工作时配戴防护眼镜或防护面罩,以免化学物质溅入眼内或烧伤面部。

(3)农民在喷洒农药或施撒化肥时要配戴防护眼镜。

(4)家中的化学物品如"灭害灵"等要妥善保管,同时教育儿童不能玩化学物品。

任务三　物理性眼外伤

物理性眼外伤包括眼部热烧伤和辐射性眼外伤。

一、眼部热烧伤

眼部热烧伤是由高温液体如沸水、热油和铁水等溅到眼部引起的热损伤;火焰性热烧伤是由火焰喷射引起的眼部热损伤。沸水和热油的热烧伤一般较轻。

【病因病理】

高温引起的眼部热损伤。

【临床表现】

轻者眼睑出现红斑、水疱,结膜充血、水肿,角膜轻度混浊。重者可眼睑、结膜、角膜和巩膜的深度烧伤,甚至组织坏死;组织愈合后可出现瘢痕性睑外翻、眼睑闭合不全、角膜瘢痕、睑球粘连甚至眼球萎缩。

【诊断依据】

根据患者病史和临床表现可作出诊断。

【就医指导】

及时至眼科行规范诊疗。

【健康宣教】

注意安全,避免眼部热烧伤,盛热水器具要放置在儿童不能触及的地方。

二、辐射性眼外伤

辐射性眼外伤是由电磁波谱中各种辐射线造成的眼损伤,如可见光、红外线、紫外线、X 射线、γ 射线等。

【病因病理】

(1)不恰当的方法观察日食或眼科的各种强光源检查仪器及手术显微可造成眼部的可见光损伤,主要是由于热和光化学作用引起的视网膜或黄斑损伤。

(2)红外线对眼部的损伤主要是热作用对眼部造成的损伤。

(3)电焊、雪地或沙漠反射日光的紫外线对组织有光化学作用,可使角膜上皮脱落坏死,蛋白质凝固变性。

(4)X 射线、γ 射线、中子或质子束均可引起晶状体、视网膜、视神经等的损伤。

【临床表现】

(1)可见光损伤后,患者常有中心暗点、视物变形,视力不同程度下降,早期可见黄斑灰白色水肿,几天后黄斑区有少数黄白色小点或色素紊乱,2 周后黄斑区可出现小而红的板层裂孔。轻者视力可在 3~6 个月恢复或部分恢复,重者会造成永久性视力损害。

(2)红外线损伤可导致晶状体混浊,患者出现不同程度的视力下降。

(3)紫外线造成的眼部损伤又称为电光性眼炎或雪盲。一般在受到紫外线照射后3~8 h感到眼部不适,患者有强烈的异物感、畏光、流泪及眼睑痉挛等症状。检查可见结膜混合性充血,角膜上皮点状脱落,角膜荧光素染色呈点状染色。如无并发症24 h后症状减轻或消失。

(4)X射线、γ射线、中子或质子束等引起眼部损伤,视力不同程度的下降,检查可见晶状体混浊或视网膜出血、微动脉瘤、血管白鞘、毛细血管扩张和渗出、视网膜无灌注区及新生血管形成等。

【诊断依据】

根据患者病史、临床表现和眼部相关检查可作出诊断。

【就医指导】

及时至眼科行规范诊疗。

【健康宣教】

(1)光损伤的预防:预防极为重要,应加强教育,禁止直视太阳、电弧光等强光源,观察"日食"时要做好防护措施。

(2)安全生产:接触红外线或紫外线的工作人员,工作时应配戴防护面罩或眼镜;从事放射工作者应戴铅防护眼镜,对行头颈部放射治疗者,眼部宜加用有效的屏蔽防护。

(3)儿童防护:不要给儿童玩激光枪、激光笔等发射强光束的玩具或物品。

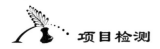 项目检测

扫一扫、练一练

(耿若君)

项目二十二

眼科治疗技术

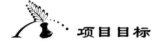 **项目目标**

①会做角膜屈光手术术前常规检查。②熟悉常见的眼部小手术,以及眼科激光治疗的适应证。③树立牢固的无菌观念,培养严谨、认真负责的工作态度。

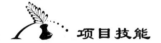 **项目技能**

穿手术衣戴
无菌手套

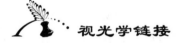 **视光学链接**

近视准分子激光矫正手术是目前广泛采用的一种屈光不正矫正手段,参与手术的工作人员应严格遵守外科手术的无菌原则,确保手术环境安全。眼视光技术服务是医疗服务的一部分,要树立医学无菌意识。

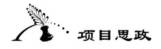 **项目思政**

手术室是容易显露患者躯体隐私的场所。尊重和保护他人隐私是医务工作者职业道德的重要内容,眼的健康状况和屈光相关数据也是客户的隐私,未经客户本人或其监护人同意不得向他人泄露或用于商业、公益讲座等公开活动。

任务一 | 眼科无菌技术

(一)无菌技术及有关概念

1. 无菌技术　在医疗、护理操作过程中,防止一切微生物侵入人体及保持无菌物品、无菌区域不被污染的技术。

2. 无菌物品　经灭菌处理后未被污染的物品。

3. 无菌区　经灭菌处理后未被污染的区域。

4. 非无菌区　未灭菌处理或经灭菌处理后被污染的区域,也称为有菌区。

(二)无菌技术操作原则

1. 无菌操作环境　应布局合理,宽敞、清洁、定期消毒,无菌操作前0.5 h停止清扫工作、减少走动,以防尘埃飞扬。

2. 无菌操作前　工作人员要修剪指甲并洗手,戴好口罩和帽子,必要时穿无菌衣、戴无菌手套。

3. 无菌物品　无菌物品必须与非无菌物品分开放置,并有明显标志;无菌物品不可暴露于空气中,应存放于无菌包或无菌容器中;无菌包外需标明物品名称、灭菌日期,并按失效期先后顺序摆放;无菌包的有效期一般为7 d,过期或受潮应重新灭菌。一套无菌物品只供一位患者使用1次,以防交叉感染。

4. 无菌操作　应首先明确无菌区和非无菌区。进行无菌操作时,操作者身体应与无菌区保持一定距离;取放无菌物品时,应面向无菌区;取用无菌物品时,应使用无菌持物钳;手臂应保持在腰部或治疗台面以上,不可跨越无菌区,手不可接触无菌物品;无菌物品一经取出,即使未用,也不可放回无菌容器内;避免面对无菌区谈笑、咳嗽、打喷嚏;如用物疑有污染或已被污染,应予更换并重新灭菌;非无菌物品应远离无菌区。

任务二 | 眼科激光治疗技术

激光虽然已在医学领域的各个方面得到了普遍的应用,但在眼科领域的应用最为广泛而深入,这是因为激光具有光谱纯、发射角小、方向性好、能量密度高、发射时间短等特点,且不损伤病变周围组织,适用于结构精细、范围较小的眼部病变。激光有很多物理性效应,如光热效应、电磁场效应等。色素膜和视网膜有丰富的色素,容易吸收光能、转化为热能,达到治疗目的。眼科常用的激光器有红宝石激光器、氩离子激光器、氦氖激光器、二氧化碳激光器。此外尚有冷激光、染料激光、钕玻璃激光等。

目前眼科激光治疗主要用于封闭视网膜裂孔，治疗视网膜脱离；凝固新生血管，封闭黄斑渗漏点，治疗眼底病；虹膜切除，治疗继发性青光眼；准分子激光治疗屈光不正。

(一)封闭视网膜裂孔

激光通过眼的屈光间质，达到裂孔附近的视网膜上，被视网膜色素上皮所吸收，即可触发局部产生热效应，使局部温度急剧上升，组织气化，最后产生瘢痕性粘连，从而达到封闭视网膜裂孔的目的。激光封闭视网膜裂孔，一般认为视网膜下无积液，或仅有少量积液和单纯的黄斑附近的裂孔，用激光治疗效果最好。对于视网膜下有积液的患者，可于手术放液后，再用激光封闭视网膜裂孔。治疗方法简单，时间短暂，减少手术的痛苦，对眼部损伤较少，而效果比较理想。

(二)凝固新生血管、封闭黄斑部渗漏

凝固新生血管、封闭黄斑部渗漏是目前治疗糖尿病性视网膜病变、视网膜中央静脉栓塞、中心性浆液性脉络膜视网膜病变等眼底病的有效疗法，已在临床广泛开展。

(三)激光虹膜切除

激光虹膜切除又叫虹膜打孔，目前已广泛应用于眼科临床，红宝石、氩离子、钕玻璃激光都可使虹膜穿孔。激光对眼的作用，首先是热效应。当色素组织吸收光能转变为热能后，局部温度升高，使组织坏死和气化。同时还有冲击波的效应，使组织裂开、虹膜穿孔，从而达到虹膜切除的目的。虹膜切除术治疗的病种很多，如粘连性角膜白斑，可用激光打开虹膜粘连；白内障手术后瞳孔上移，可以照射瞳孔下缘，使瞳孔移向中央；陈旧性虹膜睫状体炎、瞳孔闭锁所致的青光眼，通过激光虹膜切除，可使前后房水畅通，从而降低眼压。还可以照射瞳孔缘部，使后粘连打开；先天性绕核性白内障，散瞳后视力有进步者，可以用激光切除虹膜鼻下方，代替增视性虹膜切除术，增进视力；较重的先天性瞳孔残膜，用激光治疗，可将中央部残余膜打开，增加视力；对早期原发性闭角型青光眼，目前也有人做激光虹膜周边切除。如青光眼的临床前期或间歇期，房角虽窄，周边虹膜前粘连不超过1/2的患者，用激光虹膜切除，控制眼压，也取得了一定的疗效。

激光虹膜切除术，对患者无痛苦，不用麻药，避免手术和换药，没有感染的可能性，老人和小孩都可以做。有些疑难病例，手术不易进行，如重症瞳孔残余膜、青光眼虹膜后色素层残留、虹膜广泛后粘连等，都可得到治疗的机会。

(四)准分子激光治疗近视、远视、散光

准分子激光的产生可以分3个过程，即激光气体的激励过程、准分子生成反应过程和准分子解离发生过程。准分子激光器的工作物质可分为惰性气体、卤化物和金属蒸气。其激励方式有电子束激励、放电激励、光激励、微波激励和质子束激励5种。不同活性物质产生不同波长的准分子激光，一般为紫外、远紫外和真空紫外波段；不同波长的准分子激光，其切割阈值亦不同。

(五)其他

泪道激光用于治疗泪道疾病；美容激光用于眼部美容；氦氖激光用于眼病穴位照射等。

任务三 **眼部小手术**

眼部手术是治疗眼部疾病一种有效的方法,能使一些常见眼部疾病得到快速的治疗,让患者脱离盲区的痛苦。眼部常见的小手术有以下几种。

一、角膜异物剔除术

1. 适应证　角膜异物。

2. 手术步骤

(1)1% 丁卡因表面麻醉,每 3 ~ 5 min 滴 1 次,共 2 ~ 3 次。

(2)患者坐于裂隙灯前,术者用手指分开眼睑,取含有生理盐水的棉签蘸取异物。

(3)如果含盐水棉签蘸不出,可用 7 号针头轻挑异物,针头"马蹄口"向上,针尖朝向角膜缘方向。取出异物后,涂抗生素眼膏,包扎患眼。

二、重睑成形术

1. 适应证　睑内翻倒睫者;要求行双重睑成形者。

2. 手术步骤

(1)重睑设计。

(2)以加 1∶1 000 肾上腺素的 2% 利多卡因做术眼眼睑皮下浸润麻醉。

(3)根据受术者的要求和眼睑局部的情况选择经典皮肤切开法、小切口皮肤切开法、缝线法和埋线法。

1)经典皮肤切开法:①将眼睑保护板置入上方结膜囊内,助手或术者左手指固定外眦部拉紧皮肤,沿设计的标记线切开皮肤和皮下组织,暴露眼轮匝肌。②向睑缘方向分离皮下组织、切除切口处少许眼轮匝肌,暴露睑板。③如果眶脂肪膨出或过多,应打开眶隔,剪去多余脂肪,止血后一般用 5-0 可吸收线缝合眶隔。④整理皮肤切口,切除多余的皮肤,然后用 5-0 丝线或 6-0 尼龙线缝合切口,先穿过切口下缘皮肤后,横向带一点上睑提肌腱膜,再穿过切口上缘皮肤。可先缝切口最高点,一般缝 4 ~ 5 针。⑤缝好后,令其睁眼,观察重睑形成情况,根据情况,可以酌情调整缝线。⑥术毕涂抗菌药物眼膏,加压包扎术眼。

2)小切口皮肤切开法:①在画线的近内眦、外眦和中间处各做长约 3 mm 的小切口。②将眼球向后上方轻压,使眶隔突出于切口下,用有齿镊提起眶隔后剪开,压迫眼球使眶脂肪突出至切口,提起眶脂肪后剪除。③用 5-0 丝线或 6-0 尼龙线缝合切口,每个切口缝 1 针。缝针先通过切口下缘皮肤后,横过深层组织,再穿过切口上缘皮肤。缝完4 针后结扎。根据双重睑的弧度、高度和双眼对称情况调节缝线结扎的松紧。④术毕时涂抗菌药物眼膏后敷纱布遮盖。

3）缝线法：①将眼睑保护板插入上穹窿部。②取 0 号带针丝线,从眦部开始在事先画好的重睑皮肤线处垂直进针。当缝针触及眼睑保护板时轻提上睑,缝针从睑结膜面显露后沿着睑板出针,再从其旁横向 2～3 mm 的睑结膜进针,穿过睑板、眼轮匝肌,并从皮肤面进针处 2～3 mm 旁出针,完成第 1 根缝线。不剪断缝线,继续用同法再缝 4 针。③将缝线一并提起,并剪去多余部分,形成 5 对褥式缝线。用硅海绵或脱脂棉潮湿后做成细条,放于两条缝线之间,结扎缝线,用力要均匀,先打活结,观察,待重睑形成满意,双皮对称后结扎缝线。④涂抗菌药物眼膏后敷纱布遮盖。

4）埋线法：①在画线的中央、中内 1/3、中外 1/3 处做 3 个皮肤小切口,长 1～2 mm。②用带针 6-0 尼龙线从皮肤切口进针,从睑板上缘睑结膜面出针,再从睑结膜原针眼处进针,从皮肤切口上旁 2 mm 处皮肤出针,再将针从皮肤原针眼处进针,经皮下于切口处出针,完成 1 根缝线。③以上法完成其他两根线的缝合。④结扎缝线,线结埋于切口皮下;皮肤切口对合,但不一定缝合。⑤涂抗菌药物眼膏后敷纱布遮盖。

三、睑腺炎手术

1. 适应证　睑腺炎已局限化,化脓软化出现黄白色脓点时。

2. 手术步骤

(1)手术眼常规消毒、铺巾、局部麻醉。

(2)切开脓点,外睑腺炎的切口应在皮肤表面,与睑缘平行;内睑腺炎的切口应在睑结膜面,与睑缘垂直。

(3)刮匙清理。外睑腺炎脓肿较大时可放置引流条;内睑腺炎如有肉芽组织,应带蒂剪除。

(4)术毕涂抗菌药物眼膏后敷纱布遮盖。

四、睑板腺囊肿切除术

1. 适应证　睑板腺囊肿较大,眼睑皮肤明显隆起者;睑板腺囊肿破溃,在睑结膜面形成肉芽组织时。

2. 手术步骤

(1)手术眼常规消毒、铺巾、局部麻醉。

(2)检查囊肿位置数量,避免遗漏。

(3)用睑板腺囊肿镊子夹住患处翻转眼睑,从睑结膜面以尖刀刺入并切开囊肿,切口与睑缘垂直。

(4)以小刮匙伸入切口,彻底刮出囊肿内容物。

(5)以有齿镊夹住囊壁,用尖头剪剪除囊壁。

(6)术毕涂抗菌药物眼药膏,眼垫遮盖,加压包扎。

五、泪道探通术

1. 适应证　泪道狭窄或阻塞,新生儿泪道狭窄或者不通。

2. 手术步骤

（1）选择合适泪道探针，由下泪点垂直进入 1~2 mm，转 90°呈水平指向内眦角，触及骨壁时再转 90°向下并稍向后、外方缓缓进入，约推进 12 mm 左右，当探针碰到眶骨坚硬的抵抗时，提示探针已达泪囊。

（2）探针一般停留 20 min 后拔出，再行冲洗，如果探通成功，则冲洗通畅。

（3）冲洗后抗生素滴眼液点眼。

六、电解倒睫术

1. 适应证　不伴有睑内翻的少量倒睫；已行睑内翻矫正术，但仍有少量倒睫时。

2. 手术步骤

（1）表面麻醉。

（2）消毒睑缘皮肤。

（3）检查电解器，阳极板裹湿纱布紧贴患眼同侧颞部；阴极针沿睫毛方向刺入毛囊深约 2 mm。

（4）接通电源 10~20 s，待针周围出现小气泡时，关闭电源，拔针。

（5）用睫毛镊轻拔出睫毛。

（6）眼局部涂抗菌药物眼药膏。

七、翼状胬肉切除术

1. 适应证　进行性翼状胬肉；胬肉已近瞳孔区影响视力；翼状胬肉影响眼球运动。

2. 手术步骤

（1）术眼滴用抗生素眼液 1~3 d。

（2）患者取仰卧位，常规消毒眼周围皮肤，铺无菌巾及无菌洞巾，开睑器开眼。

（3）结膜囊滴表面麻醉药 2 滴，共 3 次，2% 利多卡因注射 0.2 mL 局部麻醉。

（4）自胬肉颈部剪开球结膜，分离结膜与结膜下组织，将胬肉头部至角膜剥离，自胬肉根部切除胬肉组织，清除巩膜及结膜残留胬肉组织。

（5）烧灼止血，将球结膜固定于角膜缘处浅层巩膜上。

（6）结膜囊涂红霉素眼膏，包扎术眼。

任务四 | 屈光手术

屈光手术是用手术的方法改变眼的屈光状态。按手术的部位可以分为角膜屈光手术、眼内屈光手术和巩膜屈光手术。

一、角膜屈光手术

角膜屈光手术是在角膜上实施手术以改变角膜的屈光状态。根据手术时是否采用激光分为激光角膜屈光手术和非激光角膜屈光手术。激光角膜屈光手术的术式通常分为激光板层角膜屈光手术和激光表层角膜屈光手术。

（一）激光板层角膜屈光手术

激光板层角膜屈光手术通常指以机械刀或飞秒激光辅助制作角膜瓣的准分子激光原位角膜磨镶术,是目前激光角膜屈光手术的主流术式,也包括仅以飞秒激光完成角膜基质微透镜并取出的术式。

1.适应证

（1）患者本人有摘镜愿望,对手术效果有合理的期望值。

（2）年龄≥18周岁（除特殊情况,如择业要求、高度屈光参差、角膜疾病需要激光治疗等）;术前在充分理解的基础上,患者本人及家属共同签署知情同意书。

（3）屈光状态基本稳定（每年近视屈光度数增长不超过0.5D）时间≥2年。

（4）屈光度数:近视≤-12.00D,散光≤6.00D,远视≤+6.00D。采用仅以飞秒激光完成角膜基质微透镜并取出术式者,建议矫正屈光度数球镜与柱径之和≤-10.0D。

2.禁忌证

（1）绝对禁忌证

1）疑似圆锥角膜,已确诊的圆锥角膜或其他类型角膜扩张。

2）眼部活动性炎症反应和感染。

3）角膜厚度无法满足设定的切削深度:中央角膜厚度<450 μm,预期切削后角膜瓣下剩余角膜中央基质厚度<250 μm（建议280 μm）,预期手术后剩余中央角膜基质厚度小于术前角膜厚度50%。

4）重度干眼。

5）严重的眼附属器病变,如眼睑缺损、变形等。

6）尚未控制的青光眼。

7）影响视力的白内障。

8）未控制的全身结缔组织病变及自身免疫病,如系统性红斑狼疮、类风湿性关节炎、多发性硬化。

9）焦虑,抑郁等精神症状。

（2）相对禁忌证

1）对侧眼为法定盲眼。

2）超高度近视眼合并显著后巩膜葡萄肿、矫正视力<0.3。

3）轻度睑裂闭合不全。

4）眼眶、眼睑或眼球解剖结构异常致微型角膜刀或飞秒激光无法正常工作。

5）角膜过度陡峭（角膜曲率>47D）或过度平坦（角膜曲率<38D）。

6）屈光状态不稳定,每2年屈光度数变化1.00D以内。

7）角膜上皮黏附性差,如上皮基底膜营养不良、复发性角膜上皮糜烂等。

8）角膜基质或内皮营养不良。

9）中度干眼。

10）在暗照明情况下瞳孔直径大于计划的角膜切削直径。

11）有单纯疱疹病毒性角膜炎病史。

12）有视网膜脱离及黄斑出血病史。

13）糖尿病。

14）青光眼。

15）有结缔组织病、自身免疫病病史。

16）怀孕及哺乳期妇女。

17）发生角膜创伤高风险者。

18）正在服用某些全身药物，如糖皮质激素、雌激素、孕激素、免疫抑制剂、抗抑郁药物（异维甲酸、胺碘酮、左炔诺孕酮片、秋水仙碱等）。

19）年龄<18 周岁。

20）对手术期望值过高。

3. 术前评估　在进行各种激光角膜屈光手术之前，均应进行全面病史询问和眼部评估。

（1）病史：除询问并记录全身及眼部疾病等病史外，还需了解要求手术的原因（如摘镜、戴镜不适、上学、就业等），近 2 年屈光状态的稳定情况。配戴角膜接触镜者应停止使用直到屈光状态和角膜曲率达到稳定状态，球性软镜应停戴 1~2 周，散光软镜和硬性透气性角膜接触镜应停戴 3~4 周，角膜塑形镜应停戴 3 个月以上。

（2）常规眼部检查

1）视力单眼及双眼裸眼视力、小孔视力、近视力和习惯矫正视力（戴镜视力）。眼位和眼球运动：有无隐斜视或斜视。

2）客观验光：以电脑验光、检影验光初测小瞳孔下的屈光状态。

3）综合验光：根据最高正度数镜片致最佳视力原则确定小瞳孔下的屈光状态，必要时给予框架眼镜或角膜接触镜试戴，有调节过强或潜伏性远视眼的患者，可考虑睫状肌麻痹下验光。睫状肌麻痹下验光后应等待瞳孔恢复至正常，再进行复验光确定优势眼。

4）检查角膜地形图。

5）采用裂隙灯检查法（散大瞳孔前）排除眼前节疾病。

6）测试眼压以压平式或非接触式眼压计筛查高眼压症及青光眼患者。

7）测量瞳孔直径在明视和暗视状态下测量瞳孔直径。

8）采用裂隙灯检查法（散大瞳孔后）进一步排除眼前节和前玻璃体疾病。

9）使用直接和间接眼底镜排除眼后节疾病，必要时进行三面镜检查。

10）测量角膜厚度确定角膜中央厚度，必要时测定旁中央区角膜厚度。

（3）特殊检查项目：根据患者主诉和症状及常规检查时发现，必要时采取以下检查。

1）泪液测试泪膜破裂时间（BUT）、泪液分泌试验（Schirmer test）。

2）角膜形态检查分析角膜波前像差、角膜前后表面及角膜厚度。

3）全眼波前像差等眼部视觉质量检查。

4）对比敏感度和眩光检查。

5）A 超检查判断屈光不正度数与眼轴长度是否一致。

6）调节和辐辏功能检查。

4.知情同意

（1）手术医师有责任获得患者的知情同意。

（2）应该在术前告知患者潜在的风险、收益、替代治疗方法，以及不同屈光手术之间的差异。

（3）向患者详尽告知的内容应该包括术后预期的屈光状态、残留屈光不正度数的可能、阅读和（或）视远时仍需要矫正、有最佳矫正视力降低的可能、视功能的改变（如在暗环境里的眩光和视功能障碍）、发生感染性角膜炎的风险、发生继发性角膜扩张的可能、发生药物不良反应或其他并发症的可能。

（4）应该告知患者术后可能出现短期干眼症状，或干眼症状会有进展或者恶化的可能。

（5）应该与达到发生老视年龄的患者讨论单眼视的优点和缺点。

（6）应该记录知情同意过程，在术前使患者有机会得到所有问题的解答。

5.围手术期处理

（1）术前用药

1）广谱抗生素滴眼液点眼 3 d，每天 4 次；或者点眼 2 d，每天 6 次；或者点眼 1 d，频点。

2）若角膜有点状上皮缺损，可使用人工泪液或角膜上皮修复药物等至角膜愈合。

3）若有干眼症状，可酌情使用人工泪液。

（2）手术方法

1）术前常规清洁结膜囊，特殊患者选择泪道冲洗。

2）确认患者、手术眼、输入准分子激光计算机的参数是否准确。

3）遮盖非手术眼，对手术眼进行麻醉，放置开睑器，以尽量暴露角膜。

4）建议对角膜进行标记，以方便在手术结束时将角膜瓣复位。

5）若使用微型角膜刀制作角膜瓣，需在角膜上放置与角膜曲率相匹配的负压吸引环，确认达到有效吸力，然后用微型角膜刀制作一个带蒂的角膜瓣。使用不同的微型角膜刀可以将蒂制作在不同位置。操作前要仔细检查微型角膜刀工作状况及刀片情况。

6）若使用飞秒激光制作角膜瓣或角膜基质透镜，应选择适宜直径的角膜吸环，用负压固定眼球，设定激光分离深度，然后进行激光制作角膜瓣或制作角膜基质透镜。

7）对角膜瓣进行检查后掀开并反折，仔细检查角膜瓣和基质床的大小及规则性。若角膜瓣和角膜基质床质量足够好，准分子激光切削可以进行。若角膜基质暴露不充分或者基质床或角膜瓣不规则，则建议停止准分子激光切削，将角膜瓣原位平复。1~3 个月待角膜瓣愈合后，考虑再次行表层或板层手术。

8）以角膜顶点或视觉中心为中心对角膜基质床进行准分子激光切削，必要时切削中心需要调整移位。

9）准分子激光切削之后，将角膜瓣复位，瓣与基质床之间的界面用平衡盐水彻底冲洗，用无屑吸血海绵抚平角膜瓣，并确认角膜瓣对位良好。确认角膜瓣附着，然后将开睑器取出。

10）若进行角膜基质微透镜取出术式，即飞秒激光小切口微透镜切除术，可在角膜帽缘分离长度 2 ~ 4 mm 的切口,角膜基质透镜上方和下方进行充分钝性分离后,将角膜基质透镜完整取出,用无屑吸血海绵抚平角膜帽。

11)局部使用广谱抗生素及糖皮质激素滴眼液。

12)在患者离开前,应再次采用裂隙灯检查法检查手术眼,已确认角膜瓣的位置和外观无异常。

13)若手术过程中跟踪不上,可以取消跟踪,根据角膜顶点定位进行准分子激光切削。

(3)术后用药及处理

1)术后透明眼罩护眼。

2)抗生素滴眼液连续点眼 7 ~ 14 d。

3)糖皮质激素或新型非甾体抗炎滴眼液点眼 1 ~ 2 周,并酌情递减。

4)人工泪液或凝胶点眼。

5)术后需定期复查,复查时间通常在术后第 1 天、1 周、1 个月、3 个月、6 个月和 1 年。

6. 术后不良反应和并发症

(1)光学方面的不良反应和并发症

1)有症状的屈光度数矫正不足或过矫。

2)屈光状态回退。

3)最佳矫正视力下降。

4)视觉干扰,包括一过性或永久性眩光、光晕,尤其在夜间的视力下降。

5)对比敏感度降低。

6)产生规则或不规则散光。

7)产生屈光参差。

8)过早需要佩戴阅读镜。

(2)医学方面的不良反应和并发症

1)不良反应:①非感染性弥散性层间角膜炎,也称角膜板层间撒哈拉反应;②出现干眼症状或使原有干眼症状恶化;③角膜知觉下降;④复发性角膜糜烂;⑤单纯疱疹病毒性角膜炎复发;⑥角膜雾状浑浊、疤痕早期或延迟发生。

2)并发症:①角膜瓣并发症,如游离瓣、小瓣、碎瓣、纽扣瓣和不全瓣等,角膜上皮植入;②气体进入前房;③角膜浸润、溃疡、溶解或穿孔;④糖皮质激素诱导的并发症,如高眼压症、青光眼、白内障;⑤角膜扩张或继发性圆锥角膜;⑥眼后节病变,如视网膜裂孔或脱离。

(二)激光表层角膜屈光手术

激光表层角膜屈光手术是指以机械、化学或激光的方式去除角膜上皮,或者机械制作角膜上皮瓣后,在角膜前弹力层表面及其下角膜基质进行激光切削,包括准分子激光屈光性角膜切削术(photorefractive keratetomy,PRK)、准分子激光上皮下角膜磨镶术(laser subepithelial keratomileusis,LASEK)、机械法-准分子激光角膜上皮瓣下磨镶术(epipolis-laser in situ keratomileusis,Epi-LASIK)及经上皮准分子激光角膜切削术(trans-epithelial photorefractive keratectomy,TPRK)。

二、眼内屈光手术

眼内屈光手术是通过在眼内植入人工晶体来改变眼的屈光状态的手术,根据手术时是否保留晶状体又分为两类:一类是摘除晶状体如白内障摘除合并人工晶体植入术、透明晶状体摘除合并人工晶体植入术;另一类不摘除晶状体如前房型人工晶体、有晶体眼后房型人工晶状体。有晶状体眼人工晶状体手术仍存有原有调节功能,有利于年轻患者。

三、巩膜屈光手术

巩膜屈光手术常见的有后巩膜加固术和老式逆转手术等,后巩膜加固术适用于病理近视,该手术是利用生物或非生物材料对后极部巩膜薄弱区进行加固,阻止眼球轴性增长,同时可使后期部巩膜组织加厚,改善局部血供,从而阻止病理性近视及相关眼底疾病的进展。

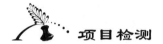 **项目检测**

扫一扫、练一练

(闫锡秋)

项目二十三
眼保健与防盲治盲

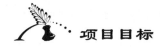 **项目目标**

1. 熟悉常见致盲性眼病的防治方法、盲和低视力康复的措施。
2. 能对不同人群进行眼保健指导。
3. 具备防盲治盲的责任感和使命感。

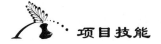 **项目技能**

指数、手动、光感
视力检查

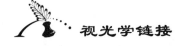 **视光学链接**

我国今后一段时间防控高度近视引起的视网膜病变致盲是防盲治盲的重点工作。

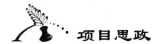 **项目思政**

盲和视力损伤对患者造成巨大痛苦和损失,也会加重家庭和社会负担,因此防盲治盲具有重要意义。提高正常人群的眼健康水平,防止盲和视力损伤的发生不仅是眼病患者及其家属关心的话题,还是包括眼视光技术专业学生在内的医学生、医务工作者乃至全社会关注的问题。我国扶贫攻坚成就之一———因贫致盲大幅度降低。

任务一　眼保健与眼病预防

一、眼保健的概念与分级

眼保健的主要内容是预防眼病、提高眼的健康水平,包括眼保健与眼病预防宣教、眼病的调查、诊断和治疗。国际上将眼保健分为 3 个级别即初级眼保健、二级眼保健和三级眼保健。我国眼保健和防盲工作的重点在乡村、学校和社区。

(一)初级眼保健

初级眼保健机构包括乡村卫生室、厂矿及学校卫生室、社区卫生服务站,以及个体诊所、眼镜店等,通过提供预防、治疗、康复和科普教育等社区群众服务而减少眼病的发病率和致盲率。初级眼保健是最基本的眼卫生保健服务,通过社会、家庭和个人的积极参与,提高全民对眼睛的自我保健意识和能力,预防潜在性致盲性眼病的发生,及时发现眼病,早期诊治,及时治疗,降低盲和视力损伤的发病率,从而提高眼的健康水平、预防和治疗可导致视力丧失的疾病。

(二)二级眼保健

二级眼保健机构包括县、区,以及市级医院、眼视光中心主要任务是接受初级眼保健机构转诊的患者,处理常见的致盲性眼病,如白内障、青光眼、眼外伤、角膜溃疡及眼内感染等,同时培训和监督初级眼保健人员的工作。

(三)三级眼保健

三级眼保健机构主要指医学院校附属医院、省级或省级以上高级医疗机构,主要任务是诊断、治疗复杂眼病、少见眼病,开展高难度的手术,同时在公共卫生和预防眼科防盲提供技术指导。

二、眼病的三级预防

一级预防主要针对无病期,消除和控制危害眼部健康的因素,开展以消除病因为主的预防措施,如合理用眼、防控近视、改善环境、消除污染、补充维生素 A、纠正偏食、充足睡眠等,增进眼部健康,防止健康人群发生眼病。

二级预防主要针对临床前期,早期发现、早期诊断、早期治疗,预防眼病的发展和恶化,防止复发和转为慢性疾病。白内障、青光眼、糖尿病性视网膜病变等应以二级预防为重点。

三级预防主要针对临床期,对已病患者进行及时治疗,防止恶化,预防并发症,减少致盲率,促进恢复劳动和生活能力。

三、正常人群的眼保健

(一) 新生儿眼保健

(1) 分娩时尽量不用器械助产,避免造成眼部损伤如视网膜出血、眼外肌损伤等。

(2) 正确处理早产儿。37 胎周以下的早产儿,尤其是体重低于 1 000 g 的早产儿,为提高存活率,通常需要给予高压力、高浓度氧治疗,可能会引发早产儿视网膜病变,因此对于缺氧、吸氧时间较长的新生儿,出生后半月至 3 个月内应定期散瞳查眼底,及时发现早产儿视网膜病变,做到尽早诊治以防止发生并发症。

(3) 预防产道感染。新生儿出生后常规使用 0.25% 氯霉素眼药水或 1% 硝酸银溶液滴眼预防结膜炎,每次 1 滴,每日滴眼 1~3 次,防止产道感染性眼病。如产妇有淋病,需全身使用青霉素,并对新生儿进行严密观察,如发生了结膜炎,则需要全身和局部应用青霉素。

(4) 注意清洁卫生,不要用脏手擦拭孩子的眼睛,新生儿用专用毛巾和脸盆,毛巾要晾晒,脸盆等用具使用前应清洗干净。

(5) 提供良好的视觉环境,促使新生儿视觉能正常发育。光线阴暗或眼部被长期遮盖,新生儿视网膜的黄斑得不到适宜光的刺激,可导致形觉剥夺性弱视;光线过强可引起视网膜损伤,可采用柔和的弱光如 25 W 的白炽灯泡或 15 W 的日光灯,灯光不要直接照射新生儿的眼睛。

(6) 开展新生儿眼病筛查,尽早发现先天性眼部异常如先天性白内障、玻璃体混浊等。

(二) 婴幼儿的眼保健

(1) 婴幼儿阶段是眼发育的关键时期,主要完成眼的结构发育,眼保健工作的重点在于早期监测视力的发育情况。应细心观察眼部的结构和功能、对光刺激的反应、注视反应以评价婴幼儿的视功能,尽早发现视力及眼位异常,及早进行光学矫正,防止发生弱视。

(2) 加强家长的安全与监护意识,预防眼外伤及眼内异物。

(3) 注意饮食营养,营养素缺乏或营养不均衡,会直接影响眼的发育和视觉功能的发育,引起眼部疾病,正确调整婴幼儿的饮食,纠正挑食、偏食的不良习惯,促进眼的正常发育。

(三) 儿童的眼保健

(1) 创造良好的视觉环境,养成良好的用眼习惯。提供适宜的自然或人工照明光线,选用能够满足读写姿势端正的舒适桌椅,读写时间不宜过长,持续 15~30 min 就应当适当地休息,放松眼部肌肉。读写用的纸张,应尽可能选用不反光、不透光的洁白纸张。

(2) 预防感染性眼病。勤剪指甲,勤洗手,饭前便后洗手,不用手揉眼,不用脏袖口擦拭双眼。

(3) 警惕电视辐射。儿童不宜长时间看电视,每次一般不超过 30 min。

(4) 保持充足的睡眠、均衡的饮食,选择健康食品,多吃蔬菜和鱼类,少吃甜食及油炸食物。

（5）定期进行视力检查，建立视觉发育档案。早期发现眼部问题，学龄前儿童应及时进行屈光检查，确定屈光状态，如有睫状肌痉挛引起的假性近视，可以采取休息、按摩、使用睫状肌麻痹剂等措施，如为病理性远视则尽早配镜。在近视倾向者采取合理的防控措施等。

（6）早期发现并治疗斜视，防止发生斜视性弱视。

（7）建立良好的安全意识、意外伤害急救处理的常识，妥善放置容易致伤的物品，如剪刀等，禁止儿童燃放烟花爆竹，防止玩刀、枪、剪刀等危险物品。

（8）维生素 A 缺乏、营养不良、消耗性疾病、麻疹和蛋白质-能量性营养不良等是引起儿童营养性盲的主要原因，应及时补充维生素 A、改善饮食习惯。

（四）青少年的眼保健

（1）严格控制近距离用眼时间，充分利用好课间 10 min 的休息时间，每天睡眠时间不少于 8 h。

（2）保持端正的读写坐姿：手离笔尖一寸，胸部距离桌子一拳，书本离眼一尺，两足着地。不要在行走、坐车或躺卧时阅读。

（3）保证充足的照明。读写的适宜照度为 100 ~ 200 lx（勒克斯），相当于 40 W 的白炽灯或 8 W 荧光灯的台灯，光源应来自左前方。

（4）每天保持 1 h 以上的户外运动，如打乒乓球、羽毛球、踢足球、跳跃运动等。

（5）合理饮食，注意营养搭配。多摄入含铬的食物如粗粮、红糖、蔬菜、水果等；经常进食硬质食物；减少甜食摄入。

（6）合理使用托吡卡胺和阿托品，以解除视疲劳，缓解睫状肌痉挛，预防近视眼或阻止近视加深，但可诱发急性闭角型青光眼，需定期进行眼科检查。

（7）验配角膜塑形镜，减缓近视进展的速度。

（五）中年人的眼保健

（1）合理饮食，控制热量摄入，预防肥胖及其相关疾病。增加纤维素摄入，防止便秘，预防诱发急性闭角型青光眼的发作。

（2）注意休息，保持充足的睡眠。适当的运动，维持良好的环境湿度，控制烟酒，养成良好的用眼卫生习惯。

（3）老视者需要及时验配近用眼镜。

（4）防治全身性疾病，积极处理糖尿病、高血压、高脂血症、动脉硬化等可能危及眼部健康的全身性疾病。

（5）定期眼科检查每年至少 1 次，早期发现青光眼、白内障及视网膜病变等。

（六）老年人的眼保健

（1）增加维生素 C 的摄入，控制饮酒，避免辛辣或煎炒油炸食物，预防球结膜下出血、视网膜出血的发生。

（2）维持良好的环境湿度，预防干眼，可以使用人工泪液来补偿基础泪液分泌量的减少。

（3）保持充足的室内环境光线亮度，保持良好的心理状态，防止诱发急性闭角型青光眼发作。

（4）适当的眼部按摩，可以缓解眼袋，减少眼睑内翻或外翻的形成，但按摩不适当可以导致皮下出血及角膜上皮损伤。

（5）防治全身性疾病，早期发现、适当治疗可以减缓疾病的发展速度，降低眼部受累的风险。

四、常见致盲性眼病的预防与保健

常见的致盲性眼病主要有高度近视、白内障、角膜病、青光眼、沙眼、眼外伤及视网膜病变等。

（一）高度近视

低、中度近视要积极采取措施控制其发展，多到户外活动、减少近距离用眼时间、少食甜食、定期检查视力并建立视觉发育档案，配戴离焦眼镜或角膜塑形镜以减缓近视进展，避免发展为高度近视。

高度近视有发生眼底出血、视网膜脱离等内眼疾病的风险，日常生活中要注意防范，尽量不做剧烈体育运动、不从事重体力劳动、保持大便通畅等以免诱发严重内眼疾病导致失明。

（二）白内障

避免过度的紫外线照射，禁止近亲结婚，妇女孕前注射预防性风疹病毒疫苗，避免吸烟，注意合理用药，避免长期接触糖皮质激素、氯丙嗪、三硝基甲苯等药物，当长期接触红外线、X 射线、微波时，应戴防护眼镜，补充维生素 A、维生素 C、维生素 E 和抗氧化剂。

（三）角膜病

防止发生角膜外伤，锻炼身体，提高抵抗力，避免感染病毒性角膜炎或减少复发。戴角膜接触镜者应注意卫生，及时更换清洗液，不要戴镜过夜。眼睑闭合不全者应保持眼表的湿润，使用人工泪液和眼膏。腹泻和营养不良者应补充维生素 A。

加强角膜病相关知识教育，初级眼保健机构应了解角膜病的紧急处理原则，做到及时转诊。二级眼保健机构应能根据不同的角膜病变，选择正确的药物治疗与手术治疗。进行科普教育，加强眼库建设，形成全国眼库网络，为角膜移植手术的顺利开展创造条件。

（四）青光眼

青光眼不能预防，但如果得到早期诊断、合理治疗，可以得到有效的保护。其保健为大力宣传、推广、普及青光眼知识，对家族中有青光眼患者的危险人群，要经常随诊，避免在暗室内逗留过久，或在暗光下阅读，避免短时间内大量饮水。注意生活卫生，避免情绪波动和过度用眼。注意劳逸结合，避免长期应用糖皮质激素。加强开展青光眼筛查工作，早期诊断是防治青光眼的关键。重视对青光眼患者依从性教育，使其长期坚持随诊，青光眼是一种终身性疾病，无论经过何种治疗，无论患者的眼压是否已经正常，都要坚持长期随访观察并严格遵医嘱用药。

（五）沙眼

沙眼的发生与社会经济状况和卫生习惯等有关，其预防和保健工作主要有广泛进行卫生宣传教育，大力开展沙眼普查和防治工作；加强公共事业、集体生活单位的卫生管理，搞好家庭个人卫生，养成良好的卫生习惯，经常洗手，不用脏手揉眼，不与别人共用毛巾等。医务人员在治疗检查患者后应彻底洗手；加强对沙眼并发症的处理。眼保健人员应重视治疗有睑内翻和倒睫的沙眼患者，以降低沙眼的致盲率；大力推广 SAFE（surgery，antibiotic，facialcleaniness and environmental improvement，即手术，抗生素，清洁脸部，改善环境）战略，其主要内容包括睑内翻和倒睫的外科矫正、急性感染时的抗生素应用、充分的洗脸即面部清洁、改善环境等，SAFE 战略实施是成功控制沙眼致盲率的关键。

（六）眼外伤

眼外伤是单眼致盲的主要原因，大多数的眼外伤是可以预防的。应加强宣教，增强爱眼意识，普及眼外伤防范知识。对儿童应重点预防，禁止儿童玩弄危险的玩具、放鞭炮、射弹弓等。节假日期间，加强对爆竹等爆炸危险品的生产、销售和使用方面的管理。加强生产防护措施，加强安全教育，严格遵守操作规程，完善防护措施，从而有效地减少眼外伤。

（七）视网膜病变

糖尿病可并发糖尿病性视网膜病变、新生血管性青光眼，晚期严重损害视力，造成不可恢复盲，所以及时防治十分重要。严格控制血糖是防治糖尿病性眼病的根本措施，患者应定期检查眼底，一旦出现增殖性视网膜病变或大于 5 PD 的无灌注区，及早进行激光光凝治疗，可以防止进一步出现新生血管等并发症，保护有效视力。

老年性黄斑变性的预防措施包括减少日光暴露、戒烟、补充微量元素锌剂和抗氧化剂如维生素 E、维生素 C 及胡萝卜素等，消除氧自由基，延缓老年化病程。对家族中年龄相关黄斑变性患者的高危人群密切观察，定期随访检查眼底和视功能。

任务二　防盲与治盲

一、盲和视力损伤的标准

世界卫生组织（World Health Organization，WHO）于 1973 年提出了盲和视力损伤分类标准（表23-2-1），这一标准将视力损伤分为 5 级，其中 1、2 级视力损伤为低视力，3、4、5 级视力损伤为盲。该标准还考虑到视野状况，指出无论中心视力是否损伤，如果以中央注视点为中心，视野半径≤10°、但>5°时为 3 级盲，视野半径≤5°时为 4 级盲。

表 23-2-1　盲和视力损伤的分类(WHO,1973)

视力损伤		最好矫正视力	
类别	级别	较好眼	较差眼
低视力	1	<0.3	≥0.1
	2	<0.1	≥0.05(3 m 指数)
盲	3	<0.05	≥0.02(1 m 指数)
	4	<0.02	光感
	5	无光感	

二、世界防盲治盲的状况

盲和视力损伤是世界范围内的严重公共卫生、社会和经济问题。目前,全世界视力损伤的人群约为 1.8 亿,其中,盲人占 4 000 万 ~ 4 500 万,90% 的盲人生活在发展中国家。全世界盲人患病率为 0.7%。全世界盲的发病具有以下一些特点:①不同经济地区的盲患病率明显不同。盲患病率在发达国家约为 0.3% 左右,而在发展中国家为 0.6% 以上。②不同年龄人群中盲患病率明显不同,老年人群中明显增高。发展中国家老年人群盲患病率增高更为明显。③低视力患病率约为盲患病率的 2.9 倍。如果不认真防治低视力患者,盲人数将会急剧增加。④不同经济地区盲的主要原因明显不同,经济发达地区为老年性黄斑变性、糖尿病性视网膜病变等,而发展中国家以老年性白内障和感染性眼病为主。⑤由于世界人口的增长和老龄化,盲人数将继续增加。

三、我国防盲治盲的状况

我国曾是盲和视力损伤十分严重的国家之一。新中国成立之前,人民生活贫困,卫生条件极差,眼病非常普遍,以沙眼为主的传染性眼病、维生素 A 缺乏、眼外伤和青光眼是致盲的主要原因。沙眼患病率高达 50% ~ 90%。1984 年国家成立全国防盲指导组,统筹全国防盲治盲工作,制定了《1991—2000 年全国防盲和初级眼保健工作规划》。1996 年卫生部等国家部委发出通知,规定 6 月 6 日为"全国爱眼日"。1999 年,世界卫生组织(WHO)联合国际防盲协会发起了"视觉 2020"倡议,我国是西太平洋地区第一个启动"视觉 2020"行动的国家。在我国政府的领导下,中国防盲工作坚持以政府为主导,多部门协作,全社会参与的眼病防治工作模式开展,建立县、乡、村三级初级眼病防治网络,将防盲治盲工作纳入到初级卫生保健,发挥各级眼病防治人员的作用,在降低主要眼病致盲率方面取得了显著进展。

随着国家防盲治盲,以及眼健康工作的推进,我国在消除可避免盲和实现普遍的眼健康方面取得了显著进展。然而,也面临一些新的挑战。我国老龄化问题日趋严重,65 岁及以上人口占比从 2010 年的 8.87% 增长至 2019 年的 12.57%。随着社会竞争压力增加,人民生活方式的改变,糖尿病性视网膜病变等代谢致盲性相关性眼病的患病人数也呈上升趋势,主要致盲性眼病由传染性眼病转变为代谢性和年龄相关性非传染性眼病,因此,今后的防盲治盲工作要以提高全民眼健康水平为主要目标,制定我国眼健康规划,争取将眼病管理纳入到我国慢性非传染性疾病管理当中,以应对疾病谱的变化。

任务三 盲和低视力康复

一些眼病患者虽经积极治疗,仍处于盲和低视力状态。对于这些患者的眼病并不意味着已经毫无希望,应当采取康复措施,尽可能使这些患者能正常生活。眼科医生的责任不仅在于诊断、治疗和预防那些治盲眼病,而且应当关注处于盲和低视力状态患者的康复。

盲人适应生活的能力可因盲发生的年龄、患者的性格、受教育程度、经济状况及其他因素而有很大差别。老年盲人可能会较平静地接受盲的事实,而对青壮年来说,盲的状态常会对他们的职业和社会生活造成巨大冲击。出生时就失明的人或视力是逐渐而不是突然丧失的人会相对平静地接受盲的事实。不同类型的盲人会有不同的需求,因此盲人的康复应根据具体情况采取个体化实施。老年盲人可能最需要适应家庭生活方面的训练,而年轻的盲人则需要适应社会生活、教育、工作等比较全面的训练,包括盲文方面的训练。

对于仍有部分视力的盲人和低视力患者来说,应当采用光学助视器和非光学助视器来改进他们的视觉活动能力,使他们利用残余视力工作和学习,以便获得较高的生活质量。

目前使用的助视器有远用和近用两种。常用的远用助视器为放大 2.5 倍的 Galileo 式望远镜,以看清远方景物,这种助视器不适合行走时配戴。

近用的助视器有:①手持放大镜,是一种凸透镜,可使视网膜成像增大。②眼镜式助视器,主要用于阅读,其优点是视野大,携带方便。③立式放大镜,将凸透镜固定于支架上,透镜与阅读物之间的距离固定,可以减少透镜周边部的变形。④双合透镜放大镜,由一组消球面差正透镜组成,固定于眼镜架上,有多种放大倍数,可根据需要选用。其优点是近距离工作时,不需用手扶持,但焦距短、照明的要求高。⑤近用望远镜,在望远镜上加阅读帽而制成。其优点是阅读距离较一般眼镜式助视器远,便于写字或操作。缺点是视野小。⑥电子助视器,即闭路电视,包括摄像机、电视接收器、光源、监视器等,对阅读物有放大作用。其优点是放大倍数高、视野大,可以调节对比度和亮度,体位不受限制、无需外部照明,更适用于视力损伤严重、视野严重缩小和旁中心注视者,但价格较贵,携带不便。⑦光学助视器包括大号字的印刷品、改善照明、阅读用的支架、导盲犬等。许多低视力患者常诉说对比度差和眩光,戴用浅灰色的滤光镜可减少光的强度,戴用琥珀色或黄色的滤光镜片可帮助改善对比敏感度。

现代科学技术的进步会给盲人带来方便。声呐眼镜、障碍感应发生器、激光手杖、字声机、触觉助视器等虽然不能给盲人获得正常人那样的影像,但明显提高了他们的生活质量。人工视觉研究的进展有可能使盲人重建视觉。

盲人的教育和就业也是一个很重要的问题。我国主要通过民政部门和残疾人联合会开展工作,很多地方设立了盲童学校,进行文化和专业技术培训。国家对吸收盲人的单位给予优惠政策,有助于全社会都来关心盲人,使他们能像普通人一样幸福地生活。

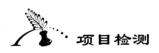 **项目检测**

扫一扫、练一练

（闫锡秋）

附 录

眼科新进展举例

眼科新进展
举例彩图

举例一 │ 人工视觉的研究

一、人工角膜

角膜盲是我国第 2 位致盲性眼病,目前我国有 300 余万角膜盲患者,角膜移植手术是其主要的复明方法。成分角膜移植术已在临床广泛开展,超过 80% 角膜盲患者可以通过常规角膜移植手术复明。但是,临床还有约 15% 角膜盲患者为严重眼烧伤(化学烧伤、热烧伤)、多次常规角膜移植手术失败、实质性干眼、严重神经营养性角膜病变、眼部类天疱疮、Stevens-Johnson 综合征和瘢痕性角结膜疾病等高危角膜移植患者,用常规角膜移植手术难以成功,人工角膜移植手术是其唯一的复明希望。美国波士顿(Boston)人工角膜在 1992 年获得美国食品和药品监督管理局批准,在全世界多个国家应用,是目前人工角膜的主流产品。随着我国领扣型人工角膜(仿 Boston Ⅰ 型人工角膜)完成临床试验和注册审评,国产人工角膜将给我国终末期角膜盲患者带来复明机会。

目前人工角膜的类型有以下几种。

(一)领扣型人工角膜

由光学镜柱(又称前板)、后板和 C 型钛环 3 个部分组成。镜柱材料为透明医用聚甲基丙烯酸甲酯(PMMA),后板和钛环材料分别是医用钛和钛合金。后板和 C 型钛环将载体角膜固定在镜柱与后板之间,装配后形状似领扣样结构。镜柱具有角膜光学区和人工晶状体的屈光功能,植入无晶状体眼时,可以根据患眼眼轴长度选择镜柱的屈光度数(见二维码附彩图 1)。

(二)米赫(Miok)人工角膜

Miok 人工角膜(仿俄罗斯 Micof 人工角膜)由透明的医用 PMMA 光学镜柱和钛金属

支架 2 个部分构成。镜柱直径为 2.5 mm，长度范围为 2.2～2.4 mm，高度为 0.5～2.5 mm，可根据患者眼表情况调整和选择。镜柱和钛支架采用螺旋式方法固定（见二维码附彩图 2）。

（三）Boston Ⅱ型人工角膜

与 Boston Ⅰ型类似，但在光学镜柱前表面多出一段颈样结构，以供放置眼睑或软骨，加固其后方的人工角膜（见二维码附彩图 3）。

国产人工角膜将给我国终末期角膜盲患者带来复明机会。成功的领扣型人工角膜或 Miok 人工角膜移植术，须基于详尽的术前评估、周密的围手术期计划和对并发症及时准确处理。手术需要术者具有穿透性角膜移植术的经验，并对眼部状态具有整体把控能力。术后定期随访对维持人工角膜稳定至关重要。

二、人工晶状体

人工晶状体为人工合成材料制成的眼内透镜，人工晶状体植入术是白内障摘除术后无晶状体眼和（或）屈光不正眼的常用矫正方法。近年来，随着屈光性白内障摘除手术及精准医疗理念的普及，人工晶状体的材质、形状设计和功能不断改良、更新和多样化。

按照中国人工晶状体分类的专家共识，将人工晶状体做如下分类。

（一）无晶状体眼人工晶状体的分类

此类人工晶状体是白内障或晶状体摘除后，为替代人眼晶状体所设计的人工眼内透镜。可按照材质、形状设计、植入眼内固定位置及方式、光学区功能进行分类。

1. 基于人工晶状体材质的分类

（1）硬性人工晶状体：聚甲基丙烯酸甲酯（PMMA）人工晶状体，为疏水性不可折叠型。

（2）软性人工晶状体：可折叠型丙烯酸酯人工晶状体、疏水性可折叠型硅凝胶人工晶状体、亲水性可折叠型水凝胶人工晶状体、表面修饰的人工晶状体。

2. 基于人工晶状体形状设计的分类

（1）根据人工晶状体光学部和襻是否为一体，可分为一片式和三片式。

（2）根据人工晶状体支撑襻的数量，可分为双襻式、三襻式、四襻式人工晶状体；根据襻的形状则可进一步分为 C 形襻、L 形襻、平板襻、环形襻等。

3. 基于人工晶状体植入眼内固定位置及方式的分类

（1）囊袋内固定型人工晶状体（最常用）。

（2）通过襻顶端缝隙将虹膜组织嵌于其中固定的虹膜固定型人工晶状体。

（3）固定于晶状体前囊膜前睫状沟位置的睫状沟固定型人工晶状体。

（4）依靠襻膝部的设计孔或隆起，用缝线固定于睫状沟的悬吊型人工晶状体。

（5）完全固定于虹膜前并由房角组织支撑的前房角固定型人工晶状体（基本不用）。

4. 基于人工晶状体光学区功能的分类　屈光性白内障摘除手术理念推动了各类新型功能性人工晶状体相继出现并应用于临床。

（1）潜在保护黄斑功能滤蓝光人工晶状体分无色、黄色和变色。

（2）减少术后球差人工晶状体分球面和非球面。

（3）满足不同距离视物功能的人工晶状体分单焦、双焦、三焦，连续视程人工晶状体光学区的功能改良包括具有潜在保护黄斑功能（人工晶状体）、减少术后球差功能（非球面人工晶状体）、满足不同距离视物功能（多焦点人工晶状体或称老视矫正型人工晶状体）及矫正散光功能（散光矫正型人工晶状体）。

5. 其他类型的人工晶状体 如带虹膜隔、黄斑疾病专用和 Add-on 人工晶状体。

（二）有晶状体眼人工晶状体

此类专为有晶状体眼进行眼内屈光矫正手术设计，在矫正高度近视和散光方面具有明显优势。

1. 有晶状体眼房角固定型人工晶状体 多采用硬性 PMMA 材质，将人工晶状体固定于前房角，但易并发前房角堵塞继发性青光眼和角膜内皮细胞损伤。目前临床已很少使用。

2. 有晶状体眼虹膜固定型人工晶状体 通过将虹膜组织嵌于人工晶状体硬质襻顶端的缝隙加以固定。缺点为瞳孔活动可能导致其滑脱，且不适用于青光眼、虹膜睫状体炎、浅前房、角膜内皮细胞数量不足等患者。

3. 有晶状体眼后房型人工晶状体 固定在正常晶状体前表面和虹膜后表面之间的后房空间，采用悬浮或睫状沟固定。该人工晶状体不接触晶状体及角膜内皮，眼内稳定性好。临床常用可植入式胶原眼内镜和有晶状体眼屈光镜。

三、人工虹膜

虹膜缺损通常是钝性或穿孔性眼外伤后的继发性损伤。虹膜缺损的范围从持续性外伤性瞳孔散大到虹膜部分丧失到完全无虹膜。除了眩光、景深降低和对比度降低之外，受影响的人通常还会出现视觉障碍。除虹膜缺损外，常伴有其他损伤，如青光眼、无晶状体、屈光不正和角膜或视网膜瘢痕。在仅瞳孔重建的情况下，视力改善不是治疗的主要目标。带有虹膜隔的人工晶状体植入在临床上已经有比较成熟的手术方式，一些患有先天性无虹膜或双侧虹膜疾病的患者甚至需要双侧虹膜重建。订制型不透明的、可灵活修剪的人造虹膜也在国外多家医院开始使用。这种虹膜可以独立于人工晶状体使用，由硅胶制成，可以改善对眩光的敏感反应，同时具有良好的美学效果。根据对侧眼或受伤眼残留虹膜的照片，前表面使用不同颜色的硅胶单独建模，背面由光滑、黑色和不透明的硅胶层组成，直径为 12.8 mm，包括 3.35 mm 的固定瞳孔直径，材料厚度从瞳孔边缘（0.4 mm）到外围边缘（0.25 mm）减小，植入物也可选择嵌入组织内（见二维码附彩图 4）。

四、人工玻璃体

玻璃体替代物作为眼内填充剂可以支撑玻璃体腔、维持眼内压、使视网膜色素上皮与神经上皮贴附，在复杂玻璃体视网膜手术中发挥重要的作用。随着硅油依赖眼患者数量的逐渐增加，对玻璃体替代物的要求也越来越高，理想的人工玻璃体一直是研究的目标，并已成为当前眼科研究领域的热点。理想的人工玻璃体需满足以下标准：①无菌，无毒，无化学及生物学活性，生物相容性好；②密度及折光率接近人玻璃体；③持久保持无色、透明；④不会被吸收或生物降解，能长期维持玻璃体腔的容积；⑤持久保持黏弹性，表面张力高，能有效顶压视网膜又不会对视网膜产生牵拉作用；⑥可通过小型针管注射，或通过小切口植入，植入玻璃体腔后其性质不变；⑦允许离子和电解质的交换，维持一定浓度的氧、乳酸、抗坏血酸等物质，参与代谢产物及蛋白质与周围组织相互转运，不影响代谢过程；⑧高亲水性，又不溶于水。

目前已经用于临床的玻璃体替代物大致分为气体和液体两大类。

（一）气体

用作玻璃体替代物的气体有空气、膨胀气体六氟化硫（sulphur hexafluoride，SF_6）、全氟丙烷（perfluoropropane，C_3F_8）等。气体特别是膨胀气体表面张力高，玻璃体腔内填塞效果好，是目前临床较常用的短期玻璃体填充物。但气体折光率低，在玻璃体腔内存留时间短，密度低、术后需要特殊体位，并能引起白内障、角膜损伤及视网膜中央动脉阻塞等并发症，不适用作长期玻璃体替代物。

（二）液体

1. 硅油　无色透明，毒性小，不溶于水，是目前广泛应用于临床的眼内填充物。但硅油密度低，术后需要特殊体位，折光率高，需屈光矫正，会发生乳化，能导致白内障、青光眼、产生角膜变性，且大部分需要二次手术取出，不适用作长期玻璃体替代物。

2. 全氟化碳液（perfluorocarbon liquid，PFCL）　是一种无色无味、透明的液体，折光率接近人玻璃体，在玻璃体手术中主要用作辅助展开和固定视网膜。但 PFCL 密度高、其机械作用能引起视网膜组织细胞的不可逆性损伤，能发生乳化，导致青光眼、产生角膜毒性，不适合用作玻璃体替代物。

3. 半氟化烷烃（semifluorinated alkanes，SFA）　又称部分氟化烷（partially fluorinated alkanes，PFA），由碳氟化合物和碳氢化合物组成，是一种无色无味、透明均质的液体，无理化活性，不溶于水，表面张力大，密度偏高，折光率接近人玻璃体。在玻璃体手术中，SFA 最初用作硅油清洗剂、辅助展开视网膜。SFA 容易乳化，能引起白内障，并能促进视网膜前膜的产生，并不适合用作玻璃体腔填充物。

4. 重硅油（heavy silicone oil，HSO）　由硅油与 SFA 聚合形成，是一种无色、透明、均质的液体，密度大于水，折光率接近人玻璃体，眼内组织相容性良好，已批准用于临床的HSO 有 Densiron 68、HWS 46-3000 和 Oxane HD 3 种。HSO 黏弹性好、性质稳定、眼内组织对其耐受良好。根据其特点，目前 HSO 主要用于治疗下方孔源性视网膜脱离和复发性黄斑裂孔性视网膜脱离等复杂性视网膜脱离，治疗成功率高。但研究显示，玻璃体腔内植入 HSO 能诱发白内障、产生眼内轻-中度炎症反应及增加眼内压等不良反应；并且HSO 密度大，取出困难，视盘表面强力吸出 HSO 可造成医源性视盘损伤。可用作短期玻璃体替代物治疗累及下方的视网膜脱离，但并不适用作长期玻璃体替代物。

（三）实验阶段的玻璃体替代物

1. 水凝胶　是一种具有交联结构的水溶性三维交联聚合物，遇水膨胀又不溶于水。目前，应用于体内的水凝胶按来源可分为天然水凝胶和合成水凝胶两大类。

合成水凝胶主要是模拟玻璃体的光学功能并保留其三维结构，目前研究较多的主要包括：聚乙烯醇［poly（vinyl alcohol），PVA］、聚丙烯酰胺（polyacrylamide，PAA）、聚1-乙烯-2吡咯烷酮［poly（1-vinyl-2-pyrrolidone），PVP］、聚乙二醇［poly（ethylene glycol），PEG］。

（1）聚乙烯醇：物理、光学、化学性质与天然玻璃体相似，但其长期生物相容性、体内存留时间及对视网膜复位的有效性方面还需进一步研究。

（2）聚丙烯酰胺：丙烯酰胺本身有毒性并能致癌，但其完全聚合产生的聚合物生物相容性良好，需要进一步研究其长期生物相容性，同时延缓其体内降解率。

（3）聚1-乙烯-2吡咯烷酮：常用作血浆替代物，注入人眼引起的炎症反应比空气及生理盐水轻，生物相容性良好，但是眼内存留时间短。通过改变交联技术可延长PVP在眼内的存留时间。研究表明，在兔玻璃体腔内注入PVP不会产生视网膜损伤，但会引起玻璃体混浊，并经炎症细胞的吞噬作用发生降解。

（4）聚乙二醇：作为一种人工合成的水溶性凝胶，经FDA批准，并广泛应用于医学领域，如果能应用交联技术延长其存留时间，PEG有望成为理想的人工玻璃体。新近研究的十八烷基封端的聚乙二醇水凝胶E10KDC18无色、透明，无生物学、化学活性，折光率与天然玻璃体相似，能产生有效的顶压作用，并能通过小针管注射，但还需进一步研究证实其长期生物相容性，以及注射过程可能导致的凝胶物理及机械性质改变。

（5）智能水凝胶：是一类相对较新的刺激敏感性水凝胶，能对pH值、温度、光能、压力、电磁场和化学等一系列信号变化做出反应。在眼内能针对某些信号做出反应，实现自我组装并产生需要的生物活性。许多研究者一直致力于智能水凝胶的研究，使其理化性质、光学性质及功能上越来越接近人玻璃体，并能避免目前临床应用玻璃体替代物的不良反应。但是，智能水凝胶的研究仍处于初期实验阶段，其用作玻璃体替代物还需要进一步深入的研究。

2. 其他玻璃体替代物　改性聚硅氧烷弹性体制备的囊袋式玻璃体替代物也是目前研究的热点。这种囊袋式玻璃体替代物机械特性、光学性质及生物相容性良好，治疗严重视网膜脱离安全、有效。有研究将其作为药物缓释系统，含药的囊袋植入动物玻璃体腔内能够持续稳定地释放药物。

人工玻璃体应该具备玻璃体的所有功能，如透明、富有弹性、对视网膜起支撑作用、有生物相容性，并能避免随年龄增长而出现的玻璃体液化及生物降解。各种永久玻璃体替代物的可行性都未得到充分证实，还需要进一步的研究。

五、人工视网膜

人工视觉假体是一种通过刺激视觉神经系统而使失明患者获得视觉的人工器官，其原理是将载有电极芯片的装置植入到视路的不同部位，从而直接刺激功能尚存的视细胞（视网膜内层）或绕开眼球直接刺激大脑，通过信号模拟传导在大脑皮质产生视觉图像，达到从功能上取代光感受器的目的。

视网膜电刺激可以追溯到18世纪，LeRoy等通过眼球表面电刺激可引起患者闪光感，称之为光幻视，即患者看到的一系列白色、圆形或椭圆形的不同大小的光点，此后电刺激来恢复视觉的各种视觉假体研究不断发展。根据电极阵列植入位置的不同，人工视网膜可分成：①视网膜前假体,固定在视网膜的内表面;②视网膜下假体,嵌入视网膜光感受器层和视网膜色素上皮层(RPE)之间;③脉络膜上腔假体,植入脉络膜和巩膜之间。

目前完成临床试验且上市的人工视网膜产品仅有美国的 Argus Ⅱ 及德国的 Alpha-IMS。接受人工视网膜植入的盲者术后最佳视力和视觉感受与常人尚有很大差异,通过眼与头协调运动、扫描和追踪、图形的认知、视觉信息的整合、定向行走、视觉-触觉相结合等一系列康复训练,可以提高盲者独立生活的能力。尽管人工视网膜用于恢复视觉的技术还待提高,但目前已经实现了脑机接口的第一步。目前,中国的人工视网膜研究迅猛发展,国产人工视网膜也即将正式进入临床试验阶段。随着相关技术的不断迭代,对视觉原理研究的不断深入,人工视网膜技术不仅能够为盲者改善视力,还可在提高对比敏感度、改善视野等方面提供更好的视觉效果。

举例二 视光学与眼科学的交叉研究

一、近视防控的研究进展

近视是全球最常见的眼部疾病,流行病学特点是其发生的低龄化和进展为高度近视比率的增加。我国现在的近视人数已经超过 5 亿,其中高发年龄段为青少年阶段。据不完全统计,小学生发病率约 30%,初中生约 60%,高中生约 80%,大学生约 90%。各年龄段发病率呈现出发病早、进展快、程度深的趋势。近视是一个全球公共卫生健康问题,除了给国家带来严重的经济负担外,高度近视引起的视网膜脱离、黄斑部脉络膜退行性病变、未成熟期白内障和青光眼,是致盲的重要原因。随着近视度数的增长,患者发生视网膜脱离的风险大大增加。此外,黄斑部脉络膜新生血管发生的风险也随着近视发展大大增加,与正常屈光眼相比,低、中、高度近视眼发生黄斑部脉络膜新生血管的概率分别增加 2 倍、4 倍、9 倍不等。近视包括低、中度近视患者发生近视性黄斑病变、视网膜脱离、白内障和青光眼的概率(OR 比)增大,且 OR 比随近视的程度增加而增高。我国现在的近视人数已经超过 5 亿,其中近视高发年龄段为青少年阶段。据不完全统计,小学生发病率约 30%,初中约 60%,到高中约 80%,大学约 90%。各年龄段发病率呈现出发病早、进展快、程度深的趋势。

(一)近视发生的影响因素

1.近视的遗传性　近视具有遗传异质性,未暴露在危险因素下的低度数近视具有明显的遗传性。

2.户外时间　每天 2~3 h 的户外时间或学校室外活动时间能有效预防近视,但并不能减缓近视发展。

3.近距离工作　越来越多研究证明与近距离工作总的时间相比,近距离工作的强度越大,即近距离持续阅读时间越长、间歇越少,对近视的影响越大。

(二)延缓近视发展的有效措施

大量的临床观察和流行病学调查提出了许多延缓近视发展的措施。通过随机对照试验,学者们发现减缓儿童近视发展的有效干预性措施依次为阿托品、哌仑西平、角膜塑形镜,调节性周边离焦接触镜的作用较弱,渐进式附加眼镜的干预效果最小。

1. 阿托品眼水   0.01% 阿托品眼水的瞳孔散大作用最小、调节不足最小、近视力丧失最少,并且不需要配戴渐进镜。

2. 双焦镜片   动物实验发现视网膜离焦增加是近视的病理发生机制之一,而人的调节滞后增加与近视相关,由此应用双焦或多焦镜片可能能够通过减少视网膜离焦、在一定范围内获得清晰视觉,从而控制近视的发展。

3. 渐进式镜片   渐进式镜片(PAL)控制近视发展的疗效较小。临床试验分析还认为 PAL 对有明显的调节滞后伴有视近内隐斜、阅读距离较短或基线近视度数较低的近视儿童效果更为明显。

4. 角膜接触镜   有临床观察认为软性角膜接触镜和硬性透气性角膜接触镜(RGP)对控制近视发展效果不佳。RGP 延缓近视发展的作用主要是由于佩戴期间角膜曲率变得扁平,并不是真正意义上的减慢近视发展,RGP 配戴停止后,角膜曲率恢复,眼轴的增长将继续发展。

5. 角膜塑形镜(OK 镜)   是一种通过改变角膜前表面的形状使中央角膜平坦、中周部角膜陡峭,改变屈光力,达到矫正近视性屈光不正的目的的硬性透气性角膜接触镜。许多研究均已证实 OK 镜对于控制近视进展和眼轴伸长具有较为显著的作用。

6. 手术治疗   在高度近视发生发展的过程中存在巩膜扩张,通过后巩膜收缩加固术可缩短眼轴和抑制眼轴伸长,达到控制近视的作用。有研究报告显示,进行了改良 Snyder-Thompson 后巩膜加固术的儿童,在视力改善和延缓近视方面均与未手术眼之间存在统计学差异,使用 Genipin 交联的供体巩膜进行后巩膜收缩加固术使近视进展减少了 60% 。

二、高度近视的分子遗传学研究进展

随着群体遗传学、分子遗传学、免疫遗传学和分子生物学的发展,对近视的遗传因素研究越来越深入。目前倾向于认为单纯性近视是多因子疾病,遗传和环境因素同时发生作用;而病理性高度近视的发病因素中遗传起着极为重要的作用。高度近视眼中存在常染色体显性(AD)、常染色体隐性(AR)、X 连锁等 3 种方式,其中最多见的是常染色体隐性遗传,最少见的是 X 连锁遗传,而且各种遗传模式中均具有高度的遗传异质性。

从 1990 年发表的 *MYP*1 基因,染色体定位在 Xq28 上 1.25 cm 区域,可能的候选基因为 *OPN*1*W*,到 2015 年已发现的高度近视相关 MYP 系列基因 21,有编码的以 MYP 命名的高度近视基因位点共 15 个。2011 年利用连锁分析研究伴有其他疾病的高度近视致病基因突变有 *ZNF*644 基因;2013 年发现 *CCDCl* 11 基因突变、*LRPAPl* 基因突变;2015 年报道了 *P4HA2* 基因突变等。近年来全基因组关联分析(genome wide association study,GWAS)为高度近视遗传学研究带来了新进展。GWAS 指在人类全基因组范围内找出存在的序列变异,从中筛选出与疾病相关的基因序列,这些研究将帮助我们找到许多从前未曾发现的基因,以及染色体区域,为研究高度近视的发病机制提供了更多线索。

三、视光学的应用研究

眼球兼具光学属性和生物属性的特点,目前眼球光学及视觉质量的特征性研究已广泛开展,包括眼球光学成像与光学像质、眼球屈光界面形态与视觉质量等,这些研究与屈光矫正和屈光手术等直接相关,还延伸到人工晶状体、角膜接触镜和框架眼镜的视觉质量研究中。

由于眼球的光学属性,目前在视觉科学领域中已经充分运用了光学和光学生物成像领域研究内容。自适应光学在眼科的应用、眼底共焦显微镜、眼用 OCT 等创新成果频出,例如:在白内障的诊治中利用自适应光学消像差方法探索个性化人工晶状体设计;利用 OCT 前房角光学成像实时动态检测为青光眼前房手术建立崭新技术平台;从眼球光学和视觉科学结合角度,研究儿童硬性角膜接触镜个性化的合理设计……

在国家的公共卫生研究领域,与眼视光学有关的内容也受到各级政府和研究机构的重视,主要有儿童早期视力普查、青少年近视防治、防盲治盲等。国家及各省市从公共卫生和社会服务角度出台不少研究专项来推动这些领域的研究工作,以促进儿童视觉健康、社会性防盲、低视力康复、老年眼保健和知识人群的视觉疲劳问题。

我国的眼视光学科学研究呈现空前活跃和繁荣,国家建立了眼科和视光产业技术创新战略联盟、眼视光行业标准化研究和创新公共平台、科技部眼镜行业科技创新公共平台等,加强研究成果创新和推动人才队伍建设。

举例三 | 眼科新技术

一、屈光手术的进展

现代屈光不正手术发展至今已经过 40 余年的发展,屈光手术的技术和发展取得巨大进步,患者术后视觉质量显著提高,不适症状明显减少,其安全性得到了有力的佐证,从而被广大屈光不正患者所接受。目前屈光不正手术主要分为两大类,即角膜屈光手术与晶状体植入类手术。角膜屈光手术,其原理是通过飞秒激光或准分子激光对角膜进行切削,使角膜中央变平或者变陡来改变角膜屈光力,从而达到矫正屈光不正。晶状体植入类手术,其原理是通过向眼内植入一枚特殊设计的人工晶状体来达到矫正屈光不正。

(一)角膜屈光不正手术

目前主要有 3 种:全飞秒、半飞秒(瓣飞秒)、表层角膜屈光手术,各种术式都有其特点。

1. 全飞秒角膜屈光手术[飞秒激光小切口角膜基质透镜取出术(SMILE)] 其原理是应用飞秒激光在角膜基质层间进行两次不同深度的扫描,从而制作出一个基质透镜,在制作基质透镜的同时,应用飞秒激光在透镜边缘做一个 2～4 mm 的弧形切口,最后在透镜层间做分离,将透镜取出。全飞秒手术因为在角膜层间操作,所以环境温度及湿度对手术的影响较小,其准确性更高;同时因为其切口小,所以术后角膜的稳定性更好。

2. 半飞秒(瓣飞秒)角膜屈光手术[飞秒激光辅助的准分子激光原位角膜磨镶术(FS-LASIK)]　其原理是应用飞秒激光在角膜基质层间进行扫描切削,制作一角膜瓣,然后将角膜瓣掀开,再利用准分子激光对角膜基质床进行切削,从而改变角膜屈光力达到矫正屈光不正的效果。飞秒激光的应用大大提高了制作角膜瓣的准确性和安全性,准分子激光的应用充分发挥了准分子激光光学切削面平整的优势,从而保证了良好的视觉质量,同时可以通过 Q 值引导、地形图引导达到个性化切削的目的,从而极大地改善了术后视觉质量。

3. 经上皮准分子激光角膜切削术(TransPRK)　是表层手术中目前最主流的一种。采用准分子激光同时去除角膜上皮、前弹力层和前部角膜基质层,改变角膜形态,达到矫正屈光不正的目的。TransPRK 将上皮和透镜切削一次性完成,上皮损伤少,修复快,较少形成 haze,术后具有更好的稳定性,且无角膜瓣相关的并发症,手术操作简单。

(二)眼内屈光手术

眼内屈光手术是在晶状体和前房施行手术以改变眼的屈光状态的一种手术方式,包括透明晶状体置换术(clear lens extraction,CLE)和有晶状体眼的人工晶状体植入术。CLE 用于治疗近视,术后可能会增加视网膜脱离的危险性,导致术眼调节力的丧失,此外,年轻患者晶状体上皮细胞再生能力强,后囊膜混浊的发生率较高,是该术式难以克服的并发症,故 CLE 不作为年轻患者近视矫正的首选手术方式。有晶状体眼 IOL 植入术治疗近视则克服了前一种手术的局限,且具有可逆性和保留眼部调节力等优点。根据 lOL 植入位置的不同可分为前房型和后房型两大类。有研究表明中、高度近视患者行有晶状体眼后房型人工晶体植入术(implantable contact lens,ICL)具有长期的有效性和安全性,在低度近视和早期圆锥角膜治疗中依然安全有效。

ICL 术因不切削角膜组织,故术后视力恢复快。ICL 术后角膜前表面曲率无明显改变,角膜基质的光学特性及角膜生物张力也不发生改变。与角膜屈光手术相比,ICL 术后可提升视力至 BCVA,提高视觉质量,改善对比敏感度,且术后屈光度稳定,高阶像差小,具有较明显的光学优势。

(三)巩膜屈光手术

巩膜屈光手术包括巩膜扩张术和巩膜加固术(posterior scleral reinforcement operation,PSR),这类手术通过缩短巩膜或用异体、自体组织加强巩膜的方法,达到缩短眼轴、降低眼球屈光度、防止近视度数加深的效果,从而改善视网膜及脉络膜的血液循环,进一步提高视功能,防止或减少玻璃体混浊、视网膜脱离及黄斑变性等严重并发症的发生。目前主要用于治疗发展迅速的进行性近视和伴有后巩膜葡萄肿的高度近视。

二、眶周及眼整形手术的进展

几十年来,随着眼科学和整形外科学的发展,作为学科交叉的眼整形手术技术取得快速发展。

计算机辅助设计、三维成像、3D 打印技术、计算机手术导航软件、人工智能影像等技术在眼眶手术的影像学领域的探索研究与应用,推动了眼眶外科手术技术的发展。

慢性泪囊炎是最常见的泪道疾病,以往的治疗方法通常为泪囊鼻腔吻合术。随着内镜技术在眼科的应用,内镜下泪囊鼻腔吻合术逐步成为主流,与传统手术方法相比,具有无皮肤瘢痕、泪液虹吸效果理想、复发率低等优点。

随着大众生活水平提高,眼美容手术也向微创、损伤小、恢复快方向发展。重睑成形术除了传统切开法和埋线法,三点式微创重睑术、轮匝肌-上睑提肌内固定重睑术等创新术法逐步被应用。眼袋矫正术主要通过皮肤切口或结膜穹窿切口两种途径,从单纯去除膨隆的眶隔内脂肪到脂肪转位和泪沟填充,手术方式不断改进。上睑下垂手术方式不断向微创和功能化方向发展,从原来的眉部辅助切口、术后瘢痕明显的额肌瓣手术改进为单纯重睑切口的额肌瓣手术;上睑提肌缩短术也不再需要在结膜穹窿做辅助切口。

眼周微美容技术亦在迅速发展,主要包括肉毒杆菌毒素祛皱、玻尿酸或自体脂肪注射填充。填充剂材料不断进步,从液态硅胶、聚甲基丙烯酸甲酯等不可降解材料逐渐向以玻尿酸为主的可降解填充剂发展。自体脂肪注射及填充近 10 年在临床得到广泛应用,主要用于眼周年轻化及眼周组织凹陷修复,也可用于填充眶内容积以矫正眼球凹陷。在眼睑缺损重建及眼窝畸形整复手术中,通常需要切取自体健康供区组织。羟基磷灰石、同种异体脱细胞真皮等修复和填充材料的研发及应用,为眼睑重建及眼窝畸形整复手术带来了新的发展。

三、眼底病治疗的进展

眼底病是不可逆盲的首位病因,患者占到了全部致盲眼病患者的一半以上,严重威胁着人类的健康和生活质量,是世界卫生组织防盲行动中的重点。在我国,目前眼底病已严重威胁人们的眼部健康。

糖尿病性视网膜病变(diabetic retinopathy,DR)是最常见的眼底血管性疾病,目前对于 DR 的防治已经从单一眼科治疗转向整体治疗。利用远程医疗和自动分级系统实现 DR 社区筛查和早期综合防控,寻找 DR 发生、发展的早期预警生物学标志物和指标,通过有效的筛检途径早期发现、计算机软件技术辅助快速读片、有效控制血糖和血压的早期干预,以及研发延缓病变发生进展的药物,是防控 DR 有效的途径。"眼底一张片"是眼科临床工作的基础,多光谱眼底成像、Enface OCT 和 OCT 血管成像等新技术已成为临床最新亮点。多种设备和技术的融合,以及检查结果的相互印证,是临床诊断的发展趋势。综合影像和功能检查技术在各种眼底病诊断中的应用,可加深对疾病本质的全面认识。如何有效利用各种影像检查技术的优势,无创、简便、快捷,以最低成本和代价获取有助于疾病诊断的基本、可靠信息,逐步建立中国人自己的生理学标准,是值得我们不断思考和不断解决的重大课题。应用新设备、新技术进行信息采集、储存、分析、报告等方面规范操作,提高应用质量和诊断水平,使检查、诊断结果可真正满足"同认互认"的要求,是目前眼底病影像检查诊断领域面临的一个重大问题。

早产儿视网膜病变(retinopathy of prematurity,ROP)、视网膜母细胞瘤(retinoblastoma,RB)对儿童视觉和生命健康危害极大。我国小儿视网膜疾病诊疗规范的兴起与推广已达到国际水平,新生儿眼病的筛查理念亦已成为业界共识。利用超广角成像技术设备联合荧光素眼底血管造影检查对小儿视网膜疾病进行诊断和指导治疗,不仅有助于眼科医师更为直观地观察眼底疾病,而且能监测治疗后的反应并记录预后情况。单纯玻璃体腔注射抗 VEGF 药物或者联合激光治疗急进性后部型 ROP 的疗效分析、晚期处于血管活动期 ROP 患儿术前使用抗 VEGF 药物的研究,以及 Coats 病患儿激光或玻璃体手术联合眼内注射抗 VECF 药物的疗效分析均显示,抗 VEGF 药物可以使患眼尽早得到手术的机会,并减少术中出血,缩短手术时间,进而提高手术成功率,有助于患儿远期视功能的恢复。目前对 RB 的研究主要集中局部治疗,如激光光凝、冷冻、巩膜放射敷贴器放射治疗、卡铂单抗或联合贝伐单抗玻璃体腔注药、眼动脉介入化学药物治疗等方面。未来,还需对 RB 和 ROP 的国际分期和治疗的规范、改变认识误区的改变、早期诊断率的提高、新型治疗药物的应用,以及合理掌握选择性眼动脉化学治疗 RB 的适应证等问题展开深入的研究。

微创玻璃体切除手术的开展,使传统的玻璃体切除手术进入微创甚至无创时代。手术方式由最初的 17G(1.5 mm)到 20G(0.9 mm)减少到目前 23G、25G 乃至更小的 27G。微创玻璃体切除手术不需要剪开球结膜和缝合巩膜切口,减少了术后结膜瘢痕和干眼的发生,减轻了患者术后的不适感,对于多次手术及需要保持结膜完整性的青光眼滤过手术患者尤为适宜;缩短了手术操作时间,减轻了术后眼前后节的炎症反应;固定巩膜套管的应用,减少了由于器械进出眼内所引起的相关手术并发症;部分患者可在表面麻醉下进行手术,减少了麻醉相关并发症;减少了手术所引起的角膜散光;减少了围手术期抗生素的使用、缩短了住院时间等,减少了患者的疾病痛苦和经济压力。

举例四　眼科转化医学

随着生物医学研究的深入,以及研究领域的细化特殊化和复杂化,人们在实验室中获得了丰硕的研究成果。然而将实验室研究转化成临床实践则是一个十分艰难而缓慢的过程,基础医学的科学家与临床医师之间需要一个所谓的"翻译者",或者称之为"转化者",21 世纪初"转化医学"的概念逐渐形成。转化医学是将临床医疗中发现和提出的问题转化为基础研究方向,由基础研究人员进行深入研究,然后再将基础科研成果快速转向临床应用,基础与临床科技工作者密切合作,以提高医疗总体水平。包括从实验室到病床,再从病床到实验室两个方面,简称为"B-to-B"。转化医学是实验室与临床研究之间双向转化的研究体系,它是一个双向、不断循环向上的永无止境的研究过程,最终目的是更好地促进人类健康。转化医学常规 3 阶段研究模式:一期主要是基础研究专家、临床专家,以及企业参与的双向基础科研与临床试验;二期是基于人群制定策略或措施,进行人群干预;三期是有决策者参与,进行公共政策和制度安排。

一、转化医学在视网膜疾病诊治中的应用

糖尿病性视网膜病变、黄斑变性、视网膜中央静脉阻塞等是导致视力丧失最主要的一类眼底疾病。尽管其发病机制和病程各有不同,但视网膜、脉络膜新生血管形成是其最终共同的病理过程。基础研究显示参与新生血管形成的分子很多,其中血管内皮生长因子(vascular endothelial grouth factor, VEGF)是最重要的调控因子之一,细胞试验和动物实验均表明抑制 VEGF 的表达能有效抑制新生血管的形成,有关 VEGF 的研究也是眼科转化医学最成功的范例。由我国制药企业独立开发、具有自主知识产权、专门治疗眼底新生血管的新型抗 VEGF 融合蛋白生物药物——康柏西普(Conbercept, KH902)的临床应用,填补了我国在血管增生抑制因子生物制药领域的空白。

二、转化医学在角膜缘干细胞和人工角膜的应用

角膜病是我国致盲的重要眼病之一。角膜因其特殊的"免疫赦免"地位而成为移植手术成功率最高的器官。现代手术器材、药物的发展使角膜移植手术得以广泛开展,但角膜供体的缺乏严重阻滞了角膜移植手术的开展。组织工程角膜的发展为角膜疾病的治疗开辟了新的途径。人工角膜是由光学特性优良、物理化学性质稳定的透明材料制成,具有很好的光学效应,没有角膜移植后的严重散光等并发症,无溶解性,适用于常规角膜移植失败者。但是,人工角膜由于其价格高昂和晚期并发症,在临床的应用受到一定限制。随着技术的不断更新,人工角膜可能同人工晶体一样普及,为更多的视力障碍患者带来福音。

干细胞由于其无限的增生能力和多向的分化潜能,为心血管疾病、糖尿病、神经系统疾病、肝脏疾病等重大疾病治疗和组织修复再生带来新希望。近年来,研究人员对多种干细胞进行了向眼部细胞诱导分化的实验,成功获得了光感受器细胞、视网膜色素上皮细胞、视网膜神经节细胞等主要神经元;同时,研究者对多种眼疾动物模型(小鼠、大鼠、犬类、猪、灵长类)进行了细胞移植治疗实验,对长期安全性和有效性进行了较为详尽的评估。自 1986 年角膜缘干细胞理论提出后,异体或自体角膜缘干细胞移植已经成为治疗干眼症、翼状胬肉等疾病的重要手段,如何准确有效地识别干细胞直接决定了治疗效果。生物标志物是转化医学最重要的手段之一,它通过测定和评价一个生理、病理或治疗过程中特征性的生化指标,获知机体当前所处的生物学进程,因而对于疾病的早期诊断及预防都具有重要意义。目前,角膜缘干细胞常用的标志物包括生长因子受体、细胞骨架蛋白、p63、整合素和 ABCG2 等。标志复合体是一种新的角膜缘干细胞标记法,对区分角膜缘干细胞群和其他上皮以及角膜缘干细胞的定位具有重要意义。

三、转化医学在眼眶骨折修复重建中的应用

随着现代工业和交通的发展,眼眶骨折的发病率迅速上升。眼眶骨折造成患者眼球内陷等面部畸形外,还可以引起复视、视力下降等视功能损伤。利用计算机技术,术前测量眼眶容积,为手术中植入材料大小的选择提供重要参考。计算机辅助制造与设计技术重建三维实体模型,实现眼眶及软组织结构的计算机立体动态测量,进行术前塑模及模

拟眼眶手术,使手术的设计更为精确。术中通过计算机导航在虚拟坐标系和实际坐标系之间建立准确的对应关系,追踪手术器械的位置,对手术过程中器械进行引导和精确定位,从而提高手术精度、减少损伤、缩短恢复时间等优点。同时,组织工程骨具有良好的生物相容性,支架材料可以进行三维结构的预测,能降解,可被自体骨完全代替,能够很好地解决眼眶骨缺损修复组织缺乏的难题。

四、转化医学在眼科的其他应用

利用纳米技术制成的胶体载药系统因其具有的靶向性、控释性和跨生物膜给药等优势,在青光眼、眼内炎和感染等疾病的治疗上有极大的应用潜力。匹罗卡品的纳米制剂可以明显延长缩瞳和降低眼内压的时间;纳米引流植入物能有效减低眼内压,抑制青光眼的进展。纳米颗粒容易向炎症部位扩散,角膜穿透性强,能较长时间在角膜表面和前房内维持较高的药物浓度,因而也成为抗生素和抗病毒药物的有效载体。

人工视觉,即由微电极设备制作的视觉假体。其原理为将外部的视觉信号转换为电信号,刺激视觉传导通路上不同部位的神经元或神经组织,诱导其发生反应,产生视觉,最终帮助盲人恢复或部分恢复功能性视力。人工视觉是医学生物工程学、材料科学、电子工程学及视觉科学等多学科联合研发的产物,再应用回临床,解决严重致盲眼病患者无有效治疗方法的问题。

医学的发展最终是要顺应患者的需求及健康的需求,而转化医学为眼科从基础走向临床提供了新契机。科研的根本目的是以患者的需求、临床的需求为核心,研究工作的根本路径应当是从临床需求出发,凝练科学问题,使之成为基础研究的方向;通过基础研究创造临床行之有效的方法,并在临床实践中进一步归纳和总结存在的难题,及时修正研究方向,解决临床实际问题,最终提高对疾病诊断、治疗和预防水平,这是一个不断循环向上的、永无止境的研究过程。

（马 宇）

参考文献

［1］李凤鸣,谢立信.中华眼科学［M］.3 版.北京:人民卫生出版社,2014.

［2］赵堪兴,杨培增.眼科学［M］.8 版.北京:人民卫生出版社,2013.

［3］徐国兴.眼科学基础［M］.2 版.北京:高等教育出版社,2014.

［4］徐国兴.激光眼科学［M］.北京:高等教育出版社,2011.

［5］贾松,崔云.眼科学基础［M］.北京:人民卫生出版社,2012.

［6］王斌全,黄健.眼耳鼻喉口腔科学［M］.8 版.北京:人民卫生出版社,2020.

［7］葛坚,王宁利.眼科学［M］.3 版.北京:人民卫生出版社,2015.

［8］赵家良.我国防盲与眼健康事业的发展历程［J］.眼科,2020,6(5):321-325.

［9］魏文斌,卿国平.眼部裂隙灯生物显微镜图谱［M］.北京:北京科学技术出版社,2017.

［10］崔浩,王宁利.眼科学［M］.2 版.北京:人民卫生出版社,2014.

［11］KANSKY J.临床眼科学［M］.徐国兴,主译.福州:福建科学技术出版社,2006.

［12］李绍珍.眼科手术学［M］.北京:人民卫生出版社,2005.

［13］惠延年.眼科学［M］.北京:人民卫生出版社,2019.

［14］刘祖国.眼科学基础［M］.3 版.北京:人民卫生出版社,2018.

［15］瞿佳,吕帆.眼视光学［M］.北京:人民卫生出版社,2018.

［16］管怀进.眼保健与眼病预防［M］.北京:高等教育出版社,2005.

［17］王勤美.屈光手术学［M］.2 版.北京:人民卫生出版社,2011.

［18］褚仁远.眼病学［M］.2 版.北京:人民卫生出版社,2011.

［19］赵家良.我国防盲与眼健康事业的主要成就［J］.眼科,2020,29(6):409-413.

［20］黎晓新,王宁利.眼科学［M］.北京:人民卫生出版社,2016.

［21］周文炳.临床青光眼［M］.2 版.北京:人民卫生出版社,2000.

［22］李美玉.青光眼学［M］.北京:人民卫生出版社,2004.

［23］王宁利,欧阳洁,周文炳,等.中国人闭角型青光眼房角关闭机制的研究［J］.中华眼科杂志,2000(1):42-47,81-82.

［24］葛坚,刘杏.2021 眼科学精选习题集［M］.北京:人民卫生出版社,2020.

［25］张旭东.实用眼科学［M］.北京:科学出版社,2015.

［26］FEINER L,PILTZ-SEYMOUR J R.Collaborative initial glaucoma treatment study:a summary of results to date［J］.Current Opinion in Ophthalmology,2003,14(2):106-111.

［27］The Collaboiative Normal-Tension Glaucoma Intervention Study Group.The effectiveness of intraocular pressure reduction in the treatment of normal-tension glaucoma［J］.Am J Ophthalmol,1998,126:498-505.

［28］WANG B,CONGDON N G,WANG N,Dark room provocative test and extent of angle closure:an anterior segment OCT study［J］.Journal of Glaucoma,2010,19(3):183-187.